中西医结合诊疗丛书

中西医结合肿瘤治疗学

主审——李维廉
主编——王华庆　王凤玮
副主编——张苗　孔凡铭

天津出版传媒集团
天津科技翻译出版有限公司

图书在版编目(CIP)数据

中西医结合肿瘤治疗学 / 王华庆, 王凤玮主编. 天津 : 天津科技翻译出版有限公司, 2025. 6. -- ISBN 978-7-5433-4630-7

Ⅰ. R730.59

中国国家版本馆CIP数据核字第2025JK3922号

出　　版:天津科技翻译出版有限公司
出 版 人:方　艳
地　　址:天津市和平区西康路35号
邮政编码:300051
电　　话:(022)87894896
传　　真:(022)87893237
网　　址:www.tsttpc.com
印　　刷:雅迪云印(天津)科技有限公司
发　　行:全国新华书店
版本记录:787mm×1092mm　16开本　19.75印张　348千字
2025年6月第1版　2025年6月第1次印刷
定价:138.00元

(如发现印装问题,可与出版社调换)

主编简介

中西医

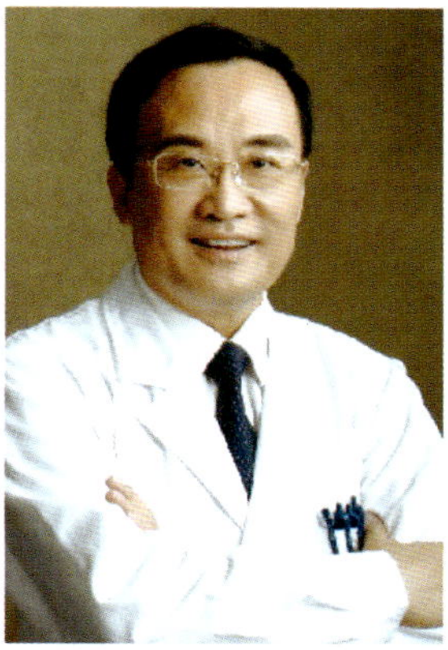

王华庆

医学博士，主任医师，教授，博士生导师，南开大学第一附属医院（天津市人民医院）肿瘤诊疗中心主任，国家药物临床试验机构主任，国家食品与药品监督管理局新药评审专家，天津市医学重点学科（肿瘤学专业）学术带头人，首届“天津名医”称号获得者。现任/曾任天津市中西医结合肿瘤研究所所长，中国抗癌协会临床化疗专业委员会副主任委员，中国抗癌协会第四届淋巴瘤专业委员会主任委员，中国临床肿瘤学会（CSCO）全国常务理事，中国抗癌协会（CACA）全国理事，中国抗癌协会肿瘤靶向治疗专业委员会常务委员，天津市中西医结合学会肿瘤专业委员会主任委员，天津市医学会肿瘤专业委员会副主任委员等。

从医40余年，主要从事恶性肿瘤内科临床诊治与转化研究，主攻方向为恶性肿瘤的药物治疗、恶性淋巴瘤的基础和临床研究、抗肿瘤新药的药代动力学和临床试验。主持和参与国家自然科学基金项目3项和省部级科研项目5项，获得省部级科学技术进步奖一等奖和二等奖各1项、三等奖2项，荣获中国抗癌协会科学技术进步奖1项。担任《中华肿瘤学杂志》《中国肿瘤临床》《白血病·淋巴瘤》《癌症》等7家期刊的常务编委或编委，累计发表论文240余篇，其中SCI收录40余篇，单篇最高影响因子达40.3。主编、主译专著8部，参编专著6部，指导硕士生及博士生近40名。

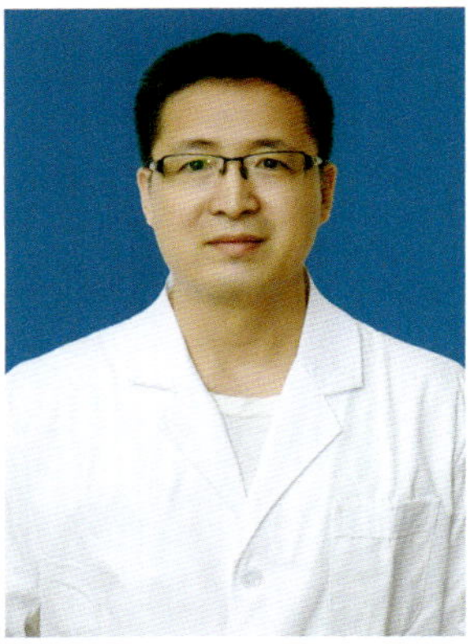

王凤玮

主任医师，肿瘤学博士，硕士生导师，南开大学第一附属医院（天津市人民医院）肿瘤2科、中西医结合肿瘤科主任。曾任天津市中西医结合肿瘤研究所所长，兼任中国抗癌协会肉瘤专业委员会常务委员，中国医师协会肿瘤规范化治疗委员会常务委员，天津市医学会中西医结合肿瘤专业委员会主任委员，天津市整合医学学会肿瘤心血管病专业委员会副主任委员，中国抗癌协会天津市肿瘤放射治疗学分会常务委员，中国抗癌协会传统医学分会委员，国家自然科学基金委员会课题评审专家等。曾以访问学者身份在美国MD Anderson癌症中心放疗科进行学习交流，在美国Mayo Clinic癌症中心攻读博士后。

作为课题负责人，主持多项国家自然科学基金和市级科研课题，并在国内外核心期刊发表论文50余篇。主编《中西医结合病案分析》《中西医结合肿瘤防治与康复百问百答》《常见痛点速疗手册》等图书，主译《循证肿瘤放射治疗学要点精编》《肿瘤转化研究与免疫疗法》等图书，参编《软组织肿瘤学》等图书。其中《中西医结合肿瘤防治与康复百问百答》入选“2020年农民喜爱的百种图书”，《常见痛点速疗手册》入选“2021年度‘医界好书’”。

副主编简介

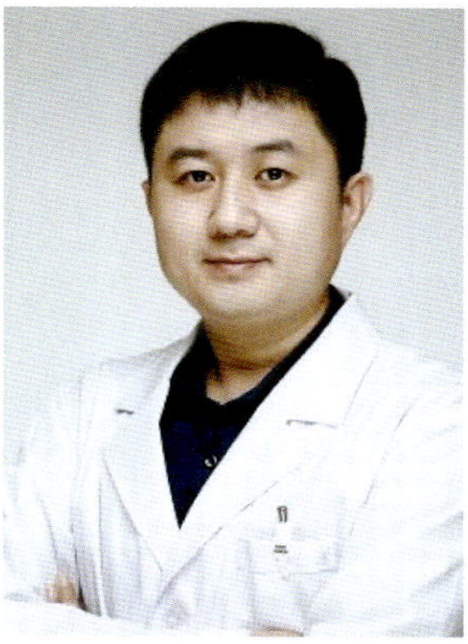

张苗

医学硕士，副主任医师，硕士生导师，南开大学第一附属医院（天津市人民医院）肿瘤3科行政副主任。兼任天津市药品监督管理局专业化药品检查员，天津市中西医结合肿瘤专业委员会委员，天津市整合医学学会胃肠道肿瘤急腹症专业委员会委员，中国人体健康科技促进会肿瘤个体化精准医疗专业委员会委员。

主要从事肿瘤内科综合治疗（包括化学治疗、分子靶向治疗及中西医结合治疗）、乳腺癌及甲状腺癌外科治疗等相关工作。主要研究方向为肿瘤发生、发展相关机制，以及抗肿瘤药物临床试验。从microRNA、基因等角度多层面开展了较为深入的肿瘤生物学研究，熟练掌握动物实验、免疫组织化学、Western Blot、rt-PCR等基础实验技术、生物信息学分析及科研统计软件。主持并参与了多项课题基金研究。通过学习及工作期间系统的科学训练，具备了良好的科研素养及科研思维，获得了GCP证书，参与了多项国内外多中心Ⅱ、Ⅲ期药物临床试验，熟练掌握了临床回顾性/前瞻性研究、肿瘤细胞分子生物学、生物信息学等相关科研技术。

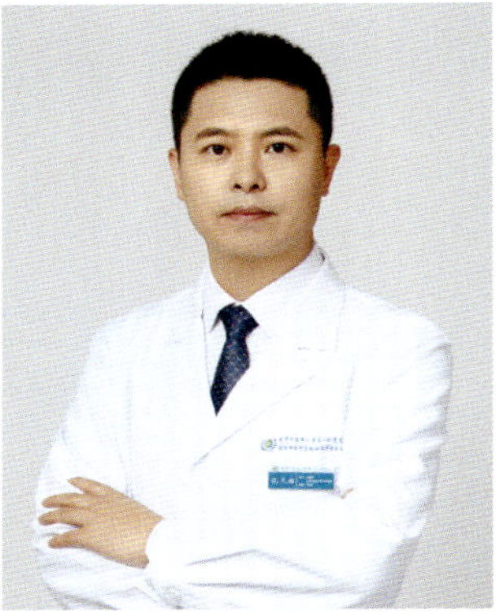

孔凡铭

博士，教授，博士生导师，博士后合作导师，主任医师，天津中医药大学第一附属医院肿瘤科主任，学科带头人，天津市中医肿瘤研究所常务副所长。全国中医药院校优秀青年，国家中管局第七批全国名老中医药专家贾英杰教授学术经验继承人，美国康奈尔大学访问学者，天津市首批西学中高级人才研修项目人选，天津市首批卫生计生行业高层次人才选拔培养工程人才计划（青年医学新锐），天津市“131”创新型人才培养工程人选。兼任中华中医药学会肿瘤专业委员会常务委员，中国抗癌协会中西整合肺癌专业委员会常务委员，中国抗癌协会中西整合前列腺癌专业委员会常务委员，中国中西医结合学会肿瘤专业委员会青年委员，天津市抗癌协会肿瘤传统医学专业委员会副主任委员兼候任主任委员，天津市抗癌协会肿瘤免疫治疗专业委员会副主任委员，世界中医药学会联合会肿瘤专业委员会理事。

主要从事肺癌、消化道肿瘤、乳腺癌等常见肿瘤的中西医结合治疗，针药并用加速肿瘤术后康复，缓解放化疗所致不良反应等临床及基础研究工作。担任 *Traditional Chinese Medicine* 及《中国肿瘤临床》青年编委，近年来，在国内外学术刊物上发表论文100余篇，出版专著4部。主持/参与国家自然科学基金项目3项，主持国家重点项目子课题1项，主持现代中医药海河实验室科技项目、天津市科技重大专项与工程等项目6项。荣获天津市科学技术进步奖二等奖1项（排名第4）、三等奖1项（排名第3）。获得国家发明专利3项、授权2项。

编者名单

中西医

主　审

李维廉　南开大学第一附属医院（天津市人民医院）

主　编

王华庆　南开大学第一附属医院（天津市人民医院）
王凤玮　南开大学第一附属医院（天津市人民医院）

副主编

张　苗　南开大学第一附属医院（天津市人民医院）
孔凡铭　天津中医药大学第一附属医院

编　者（按姓氏汉语拼音排序）

蔡玉梅　南开大学第一附属医院（天津市人民医院）
曹　磊　南开大学第一附属医院（天津市人民医院）
陈　昊　天津中医药大学第一附属医院
陈　亮　天津中医药大学第一附属医院
崔　宇　南开大学第一附属医院（天津市人民医院）
崔瑞雪　南开大学第一附属医院（天津市人民医院）
单丽珠　天津市中西结合医院（天津市南开医院）
邓欣欣　南开大学第一附属医院（天津市人民医院）
付　瑛　南开大学第一附属医院（天津市人民医院）
付文政　南开大学第一附属医院（天津市人民医院）
高　明　南开大学第一附属医院（天津市人民医院）
孔凡铭　天津中医药大学第一附属医院
郎　亮　南开大学第一附属医院（天津市人民医院）
李　琳　南开大学第一附属医院（天津市人民医院）
李　想　南开大学第一附属医院（天津市人民医院）

李凤娥　　南开大学第一附属医院(天津市人民医院)
李虎子　　天津中医药大学第一附属医院
李书苹　　南开大学第一附属医院(天津市人民医院)
李晓宇　　南开大学第一附属医院(天津市人民医院)
李学娜　　南开大学第一附属医院(天津市人民医院)
刘　艳　　南开大学第一附属医院(天津市人民医院)
刘茹雪　　天津中医药大学中西医结合学院
吕　亮　　南开大学医学院
马春华　　南开大学第一附属医院(天津市人民医院)
梅汉玮　　天津市中西结合医院(天津市南开医院)
孟宪洋　　南开大学第一附属医院(天津市人民医院)
牟睿宇　　天津中医药大学第一附属医院
齐　霄　　南开大学第一附属医院(天津市人民医院)
秦　海　　南开大学第一附属医院(天津市人民医院)
邱鸣寒　　南开大学第一附属医院(天津市人民医院)
石　涛　　天津中医药大学第一附属医院
史哲新　　天津中医药大学第一附属医院
宋　腾　　南开大学第一附属医院(天津市人民医院)
孙　振　　南开大学第一附属医院(天津市人民医院)
孙宁宁　　南开大学第一附属医院(天津市人民医院)
田艳萍　　天津中医药大学第一附属医院
万春友　　天津大学天津医院
王　强　　天津中医药大学第二附属医院
王凤玮　　南开大学第一附属医院(天津市人民医院)
王宏磊　　天津市中西结合医院(天津市南开医院)
王华庆　　南开大学第一附属医院(天津市人民医院)

王倩烨　　南开大学第一附属医院(天津市人民医院)

王晓群　　天津中医药大学第一附属医院

王雅芸　　天津中医药大学中西医结合学院

王艳松　　天津中医药大学第一附属医院

吴　珊　　南开大学第一附属医院(天津市人民医院)

信　文　　天津中医药大学第一附属医院

薛志杰　　南开大学第一附属医院(天津市人民医院)

杨　鑫　　南开大学第一附属医院(天津市人民医院)

杨　臻　　南开大学第一附属医院(天津市人民医院)

翟梦婷　　南开大学医学院

张　晶　　天津中医药大学第一附属医院

张　龙　　南开大学第一附属医院(天津市人民医院)

张　萌　　南开大学医学院

张　苗　　南开大学第一附属医院(天津市人民医院)

张春泽　　南开大学第一附属医院(天津市人民医院)

张诗武　　南开大学第一附属医院(天津市人民医院)

张文华　　南开大学第一附属医院(天津市人民医院)

赵　可　　南开大学第一附属医院(天津市人民医院)

赵春杰　　南开大学第一附属医院(天津市人民医院)

赵林林　　天津中医药大学第一附属医院

赵永捷　　南开大学第一附属医院(天津市人民医院)

郑程程　　南开大学第一附属医院(天津市人民医院)

周远达　　南开大学第一附属医院(天津市人民医院)

朱锦虹　　南开大学医学院

邹丹丹　　南开大学第一附属医院(天津市人民医院)

序一

在医学领域，肿瘤治疗一直是全球医学界关注的焦点。近年来，我国在肿瘤防治方面取得了显著成果，其中中西医结合的治疗模式尤为引人注目。我们有幸推荐一部由南开大学第一附属医院（天津市人民医院）肿瘤诊疗中心王华庆、王凤玮两位教授带队编写的《中西医结合肿瘤治疗学》，这部著作无疑为肿瘤治疗领域带来了新的启示。

《中西医结合肿瘤治疗学》是一部深入探讨中西医结合治疗肿瘤的学术著作。王华庆、王凤玮两位教授凭借深厚的理论基础和丰富的临床经验将中医与西医相结合，为肿瘤治疗提供了全新的视角和方法。

本书首先对肿瘤的病因、病机进行了详细阐述，既包括西医的病理生理机制，又涵盖中医的病因、病机理论。在此基础上，作者结合临床实践，系统介绍了中西医结合治疗肿瘤的各种方法，包括药物治疗、手术治疗、放射治疗、生物治疗等。书中不仅详细介绍了各种治疗手段的原理和操作方法，还针对不同类型的肿瘤提出了个体化治疗方案。

值得一提的是，本书在阐述中西医结合治疗肿瘤的同时，还关注了患者的心理、饮食、锻炼等方面，体现了整体观念和个体化治疗相结合的原则，对于提高肿瘤治疗效果、改善患者生活质量具有重要意义。本书不仅为临床医生提供了宝贵的经验和借鉴，也为广大肿瘤患者带来了新的希望。相信这本书的出版，将推动我国肿瘤治疗事业的发展，为中西医结合治疗肿瘤提供更为广阔的空间。

最后，我要向王华庆、王凤玮两位教授表示衷心的祝贺和感谢，他们奉献了一部极具价值的学术著作。希望《中西医结合肿瘤治疗学》能为广大读者带来启示和帮助，为我国肿瘤防治事业做出更大贡献。

谨此序。

吴咸中

中国工程院院士

国医大师

2024年12月

序二

天津市是我国中西医结合领域的学术重城，中华人民共和国成立后，先后成立了中西医结合急腹症研究所（吴咸中院士牵头成立）、中西医结合危重症急救研究所（王金达教授牵头成立）、中西医结合骨科研究所（尚天裕教授牵头成立）、中西医结合皮肤病研究所（边天羽教授牵头成立）和中西医结合肿瘤研究所（李维廉教授牵头成立），号称“五朵金花”，其学术成绩斐然。

《中西医结合肿瘤治疗学》一书是南开大学第一附属医院（天津市人民医院）肿瘤诊疗中心、天津市中西医结合肿瘤研究所多年工作经验的总结，作者整理了祖国医学对现代西医治疗恶性肿瘤的增效减毒，以及多靶点协同增效，中医单体、组方抗肿瘤作用机制等方面的学术成果，特别是疗效肯定的中药组方及片剂，现汇编成书，值得祝贺！

此书由南开大学第一附属医院（天津市人民医院）肿瘤诊疗中心王华庆、王凤玮两位教授共同主编，并邀请了天津市数十位专家学者共同编撰而成。其内容涵盖肺癌、消化道肿瘤、头颈部肿瘤、乳腺癌、泌尿生殖系肿瘤、妇科肿瘤、骨软组织肿瘤及淋巴血液系统肿瘤的流行病学、发病机制、诊断和最新治疗模式。本书从现代西医和中医“双视角”对肿瘤的认识加以展开，既进行西医临床、分子生物学基因调控和现代西医的研究与分析，又以中医辨证论治整体观点研究肿瘤，配以肿瘤诊疗中心20年来的成功方剂、组方加以示范，进而实现了中西医结合诊疗的“双叠效”。

王华庆和王凤玮两位教授临床经验丰富，研教并重，繁忙的临床工作之余仍笔耕不辍，引领尚进之气，是南开大学第一附属医院（天津市人民医院）优秀专家代表，值得鼓励与褒扬。乐见其风，并期创造更多医学新质生产力，故欣然为之作序。

南开大学第一附属医院（天津市人民医院）党委书记、院长
中国抗癌协会头颈肿瘤及甲状腺肿瘤专业委员会主任委员
中华医学会肿瘤分会副主任委员　中国抗癌协会常务理事
首届国家杰出医师

2024年12月

序三

中西医

中国孕育了具有辉煌文明历史和历久弥新的中医学，也接纳融合了日新月异的现代医药学。中华人民共和国成立以来，我国积极推进中西医优势互补、共同进步，中西医结合不仅是我国医疗卫生事业的基本工作方针，也是我国长期施行的基本国策。特别对于恶性肿瘤这类难治性疾病，中西医结合的诊疗方案是现代医学体系应对全球健康挑战的必然选择。

我的同道挚友王华庆教授等主编了《中西医结合肿瘤治疗学》，书濒脱稿，邀我作序，我诚感荣幸而应。这本书较为全面地阐释了各类恶性肿瘤的病因、诊断、中西医症状特征和中西医治疗方案，将中医和西医在肿瘤治疗上的优势进行互补，突出辨病与辨证相结合，治疗手段更加多样。书中还增加了肿瘤防治的内容，贴近实际临床应用，有助于开拓诊疗思路，具有较高的学术价值，是一部全面且实用的学术著作。

王华庆教授是切实从临床走出的“大家”，我们相惜相扶数十载，有着共同的理想与信念——发展中西医结合肿瘤学事业。恰逢王华庆教授行医四十载之际，得见《中西医结合肿瘤治疗学》的问世，倍感欣喜。清代医家程钟龄曾言：“殊觉此道精微，思贵专一，不容浅尝者问津；学贵沉潜，不容浮躁者涉猎。”中医药事业的发展、中西医结合道路的探索与实践需要真正视野开阔的有志有为的引领者，他们潜心钻研、仁心仁术，具有夯实的中医、西医专业基础和丰富的临床经验，为解除患者病痛而不断探索。本书主编王华庆教授就是其中的佼佼者之一。在本书编纂的过程中，编者团队付出了大量心血，相信本书的问世必将为肿瘤的中西医结合治疗带来更多的指导和启示，对提高肿瘤的理论研究和临床诊疗水平具有积极的促进作用。中国工程院院士、国医大师张伯礼曾言：“中西汇通是医学发展的必由之路”，而《中西医结合肿瘤治疗学》一书就是“走一条适合中国医学发展道路”的积极探索与实践。

全国名中医

中国抗癌协会肿瘤传统医学专业委员会前任主任委员

中国中医肿瘤防治联盟副主席　天津市中医肿瘤研究所所长

甲辰年十二月于天津

前言

众所周知，中西医结合或称中西医并重医治肿瘤是具有我国特色的恶性肿瘤综合治疗模式。为了总结南开大学附属第一医院（天津市人民医院）肿瘤诊疗中心、天津市中西医结合肿瘤研究所20余年的工作经验，特别是中医中药在现代医学治疗恶性肿瘤中的增效减毒、多靶点抗癌机制、减轻放化疗毒性反应、中药单体和组方的扶正祛邪疗效等学术成果，在天津市中西医结合肿瘤研究所成立20周年之际，由我们牵头，以中心医学同道联合天津中医药大学第一附属医院、天津中医药大学第二附属医院、天津市中西医结合医院（天津市南开医院）、天津大学天津医院的部分专家共同编写了这本《中西医结合肿瘤治疗学》。

天津市中西医结合肿瘤研究所成立于2003年1月6日，挂靠在南开大学附属第一医院（当时称天津市人民医院）肿瘤诊疗中心，由肿瘤中心名誉主任、中西医结合肿瘤治疗专家李维廉教授担任首任所长，经过20余年的辛勤耕耘，先后历经朱思伟教授、王凤玮教授、王华庆教授、高明教授等几任所长的接棒传递，学术成果丰硕，先后中标国家自然科学基金、天津市科学技术委员会（现为天津市科学技术局）重点项目、天津市卫生健康委员会课题数十项。发表包括SCI收录中华系列和国家核心期刊论文近百篇，出版专著6部。肿瘤中西医结合专业成为天津市医学重点建设专科，南开大学医学院和天津中医药大学中西医结合学院的博士生授予点和博士生导师单位，天津医科大学和天津中医药大学的硕士生培养专科。春去秋来，盛夏寒冬，我们培养了一批又一批中西医结合人才。

回顾历史，我国中西医结合防治肿瘤研究，萌芽于20世纪50年代，开展于60年代，蓬勃发展于80年代，代表性研究包括女贞子、黄芪的免疫调节研究，薏苡仁复方方剂康莱特的抗癌扶正研究，山慈菇中秋水仙碱的乳腺癌治疗效果研究，人参皂苷RG3在血液系恶性肿瘤造血干细胞移植后的造血功能重建和免疫功能恢复中的研究，清热解毒中药有效成分靛玉红、斑蝥素、喜树碱等的抗癌作用等，不一而足。近年来，在肿瘤的分子靶向药物和免疫检查点抑制剂成功应用于临床并取得令人惊艳的疗效的同时，不同于细胞毒药物的特殊毒性反应，用祖国医学的中药组方或单体进行预防和减毒的研究，靶向协同增效研究更加深入。

本书共分13章，详细叙述了常见恶性肿瘤的流行病学、发病机制、临床诊断和最新治疗方法。其中西医部分由王华庆教授团队编写，中医部分由王凤玮教授团队编写，力图从现代西医和祖国医学两个角度来认识肿瘤，既包括肿瘤的基因异常、表观遗传学改变、分子生物学变化特点、临床诊断、化学治疗、靶向治疗、免疫治疗，同时阐述了中医的整体观念、辨证论治，并配以疗效较好的方剂、组方加以示范，希冀对从事肿瘤防治专业的同道有所借鉴和裨益。

恶性肿瘤的治疗倡导整合、多学科协作，中西医结合是恶性肿瘤综合治疗的重要组成部分，本书在此方面做出了尝试。

金无足赤，本书难免存在谬误之处，希望读者们本着他山改错之念，批评指正。

我们还要感谢在本书成稿过程中给予巨大帮助的天津市肿瘤医院的徐婷婷博士，以及天津科技翻译出版有限公司。

王华庆 王凤玮

2024年11月

目录

中西医

特别开篇

中西医结合、扶正祛邪治疗恶性肿瘤之我见

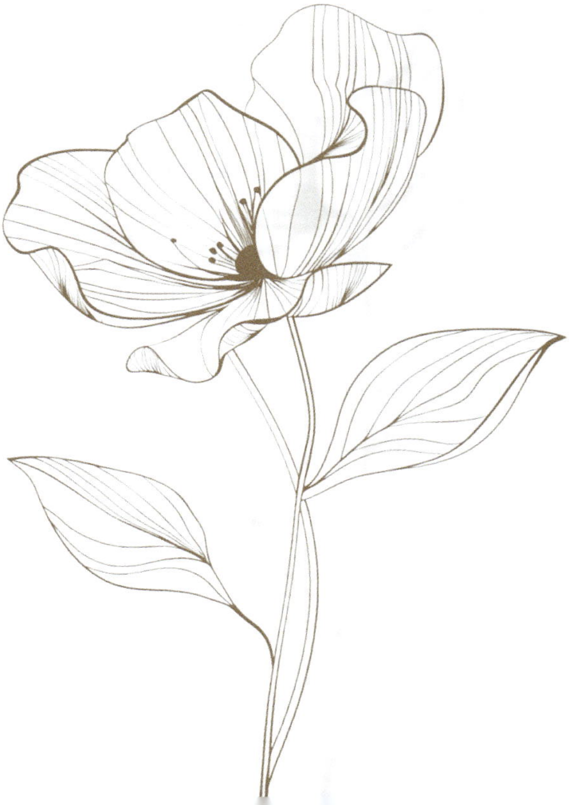

恶性肿瘤是当前危害人们生命健康的常见多发病和重大公共卫生问题。国家癌症中心(中国医学科学院肿瘤医院)的流行病学报告显示,2022年我国恶性肿瘤新发病例为482.47万例,男性高于女性(209.61/10万对197.03/万)。其中肺癌、结直肠癌、肝癌、乳腺癌、胃癌、食管癌、甲状腺癌等居于发病前列。我国恶性肿瘤负担日益加重,城乡差异较大,地区分布不均衡,肿瘤防控任务艰巨。如何降低肿瘤的发病风险和提高治愈率,除了扩大肿瘤筛查范围、早诊早治、临床治疗规范化和同质化外,中医药也占有重要地位。基于肿瘤治疗水平的不断提高,很多癌症患者获得了长期生存。世界卫生组织(WHO)已把肿瘤列入慢性病的范畴。

多年来,人们往往立足于"除癌务尽"的目标,致力于将所有癌细胞完全消灭,从而"根治"肿瘤。然而,事实上对某些患者来说,有些治疗超越了病变累及的范围和患者的耐受能力。目前,我们越来越认识到肿瘤的发生、发展、转移是一个慢性过程,它与机体内稳态失衡导致癌基因与抑癌基因失控有关。然而,现代医学的治疗肿瘤手段主要作用在细胞层面,且多数属于抑制杀伤和对抗型,难免在治疗过程中会损伤正常细胞、组织、器官,因此导致患者抗病能力减弱、生活质量下降。这时我们往往又将患者列入"不治"范畴。当前,不少慢性病,不用做到除病务必去"根",特别是对那些已复发、转移的中晚期恶性肿瘤,通过各种适宜的治疗方法可减少肿瘤负荷,最大限度地提高患者的抗病能力,与治疗其他慢性病一样,能够使患者长期保持良好的生存质量,不断延长其生存时间。中西医结合是具有我国特色的综合治疗模式,是祖国医学发展的必然,也是现代医学发展的突破点。

纵观医学发展史,中医和西医均是劳动人民在长期与疾病抗争过程中发展起来的,虽然两者学术观点不同,思维方式各异,分属于两种不同的医学体系,但两者都对人类的健康事业做出了卓越的贡献。与西医相比,中医更重视从整体和宏观角度去认识疾病发生、发展和转化的条件,重视从信息层面来看待生命问题,其基本思维方式是整体动态平衡论,《黄帝内经·素问》中记载"阴平阳秘,精神乃治,阴阳绝离,精神乃绝"。对肿瘤发生的病因,中医不但重视病邪(外因)的致病作用,还特别重视机体内在的原因,提出"邪之所凑,其气必虚",认为正气内虚,气血虚损,阴阳失衡,脏腑失调,易引起机体内环境失去稳定,从而导致肿瘤的发生、发展。中医诊断方法有望、闻、问、切,进而辨证分型、辨证施治。在治疗肿瘤的过程中,中医比较重视个体化治疗,所采用的主要手段不是以杀灭、对抗为主，而是更重视使用调控手段，侧重于对病理生理过程的调节，调整失去平衡的阴阳气血等，例如《黄帝内经·素问》所记载的“谨察阴阳所在而调之，以平为期”，并按“对立统一”这一宇宙的普遍规律，将矛盾双方调整到新的平衡。中医药在抗癌治疗中不伤或少伤患者的正常组织器官，有利于改善宿主（机体）抗病能力与肿瘤毒力间的比势，对重建骨髓、免疫功能等有其优势，有利于提高患者的生活质量，引起医源性疾病也较少见。

然而，单纯中医药也存在着抑制清除癌细胞的针对性不强、力度不够、抗癌疗效重复性较差、剂型使用不方便，以及对疗效的认同上等不足。西医基本思维方式偏重于从还原论出发，倾向于把整体视为局部的总和，但与中医相比，西医更能吸取现代科学技术的新成就，并重视基础与临床相结合的研究，不断深入到机体微观深处（细胞、亚细胞、分子基因水平）探究疾病的发生、发展和变化的规律，诊治疾病较重视病变组织和器官的局部微观方面的病理、病因诊断，辨病比较准确，重视循证医学、规范化及标准化工作，西医应用化学药物及侵入性方法治疗癌症有一定优势。目前西医治疗肿瘤主要有手术治疗、放射治疗（简称“放疗”）、化学治疗（简称“化疗”）、靶向治疗、免疫治疗、细胞治疗等，对病灶治疗针对性较强。对早期癌症患者，尚无远处转移之前，针对局部病灶进行手术切除有一定优势，但目前到医院就诊的肿瘤患者大多数病情已发展到中晚期，需要采用手术、化疗、放疗等进行综合治疗。这些治疗方法虽都有较好的近期疗效，但往往会导致患者正气进一步虚损，抗病能力进一步下降。例如，术后患者常会出现卫表不固，动辄汗出乏力；或出现脾胃虚弱，腹胀、食欲减退；亦可出现阴液亏损，手足心热、心烦、大便秘结等症状。又如化疗近期疗效虽较明显，但最大不足是在杀伤细胞的同时，亦会导致机体正常细胞、组织、器官有不同程度的损伤，特别是骨髓造血功能及细胞免疫功能的进一步下降。再如放疗，放射线属火热之毒，火灼热易伤阴津，日久又可耗损元气，临床常见热毒伤阴后出现肝肾阴虚、气阴两虚等证候；也会导致血象下降、免疫功能进一步下降等毒性反应。

可见中医之优势恰是西医之不足，西医之优势也恰是中医之不足，在诊治肿瘤方面中医、西医有良好的互补性。多年来我们采用西医辨病、中医辨证，用西医的手术、化疗、放疗等方法祛邪，并以中医药扶正培本治则为主，辅以清热解毒、活血化瘀、软坚散结等治法，对术后复发、转移及中晚期肿瘤患者进行综合治疗，多数均取得优于单用西医或中医药治疗的效果，增强了我们对中西医结合取长补短综合治疗肿瘤的信心。

扶正培本是中医药治疗肿瘤的重要治则，是我们在肿瘤临床实践中最常用的治则，属于补法范畴，但又不等同于补法，也不同于一般的支持疗法。基于祖国医学对肿瘤形成的认识，认为主要是由于正气的不足，正如《医宗必读·积聚篇》记载"积之成者，正气不足，而后邪气踞之"，说明正气虚损是形成积聚、癥瘕（肿瘤）的内在根据。扶正培本治则的主要作用在于调控体内的阴阳、气血和脏腑的病理生理功能，进一步调动人体内在的抗癌能力。这与现代医学应用生物反应调节剂（BRM）对肿瘤患者进行调理，所指的细胞免疫功能有某些相似之处。20世纪70年代以来，随着现代生物技术的迅猛发展，免疫学家已逐渐认识到机体的免疫功能不只限于防御感染，人和高等动物免疫系统还具有识别机体内自身分裂、增殖、分化生长出的细胞是属于"自我"还是"非我"的能力，引发免疫应答，执行和维持机体自身免疫内环境稳态的功能。20世纪70年代，科学家在自然界发现一大类物质，其中包括不少具有扶正作用的中草药，它不仅能干扰细胞生长、癌变和转移，并能通过激活免疫系统的效应细胞及其所分泌的细胞因子抑制或杀伤机体内存在的肿瘤细胞。美国国立癌症研究所（NCI）提出将该类物质称为BRM。此后使用BRM这一名称的研究会在全球各地相继成立，20世纪80年代，国际免疫药理会议把BRM作为大会讨论的主题，认为肿瘤的发生、发展和转移主要是机体内稳态出现诸多失衡，如癌基因与抑癌基因失衡、细胞增殖与凋亡失衡、机体免疫抗病能力与肿瘤细胞侵袭能力间的比势失衡，并已被越来越多的专家所认同。美国Micheal教授对BRM曾做了较具体的界定，指出一种物质只要具备以下5个条件之一就可称为BRM：①能直接增强宿主抗肿瘤反应，刺激宿主免疫系统，增加效应细胞数量或活性或增加可溶性中介物质的产生，如各种细胞因子；②通过减少抑制免疫机制，间接增强宿主对肿瘤的反应；③增强宿主对细胞毒物易致损伤的耐受能力；④改变肿瘤细胞膜的特性，以增强其免疫原性，使癌细胞对免疫杀伤更敏感；⑤逆转或促进不成熟细胞成熟。

目前BRM涵盖下列种类：①某些菌类及其有效成分，如卡介苗（BCG）、溶血性链球菌毒素（OK-432）、短小棒状杆菌（CP）等；②植物药，其中包括不少扶正中草药的有效成分，如黄芪多糖、扶正女贞素（主要成分为齐墩果酸）、香菇多糖等；③天然或基因重组的细胞因子，如干扰素（IFN）、白介素-2（IL-2）、肿瘤坏死因子（TNF）等；④抗肿瘤的各种体细胞和辅助性造血干细胞等，如LAK细胞、CIK细胞、外周血或脐带造血干细胞等；

⑤肿瘤疫苗;⑥细胞分化诱导剂;⑦分子合成剂,如左旋咪唑等。

我国中西医结合防治肿瘤研究,萌芽于20世纪50年代,开展于60年代,发展于80年代,由于思路开阔、方向正确,无论从基础到临床、预防到治疗都显示了其独特的优势和潜在的威力,不但获得国内公认,在国际上也有较大影响。大量科学研究资料表明,中医药治疗肿瘤的优势主要体现在以下几点:①中医药可减轻肿瘤患者手术后的不良反应及减少并发症的发生;②放疗、化疗期间应用中医药,可起到减毒增效的作用;③手术、放疗、化疗后长期坚持服用中药,可稳定病情,提高远期效果,减少复发与转移的可能;④能预防和治疗癌前病变;⑤对晚期不能接受手术、放疗及化疗的患者,中医药可改善症状、提高生存质量、延长生命等。

调控是抗癌治疗的重要组成部分。近些年,肿瘤的实质是细胞周期失控病,随着生物技术的迅猛进展,已取得细胞生物学家的共识,并清楚地认识到一个细胞在生长中要经历G1、S、G2、M 4个时相,每个时相分别由大量不同分子参与作用,从作用上看这些分子群实际上可分两大类:一类是以周期蛋白Cyclin和周期蛋白依赖激酶(CDK)两大家族成员为主的正调分子,它们推动细胞周期循环,促进细胞分裂;另一类是以周期蛋白依赖激酶抑制因子(CKI)家族为主的负调分子,它抑制细胞生长分裂,阻滞细胞周期前进。正负分子平衡调节,维持细胞正常生长。正负平衡一旦失控,必然导致细胞周期运转混乱,最终导致癌变。细胞周期调节控制研究的进展,大大缩短了中医、西医理论认识上的距离,癌变理论的实质可视为正负平衡失调所致,治疗的着眼点主要应通过生物免疫调节,纠正正负分子间的平衡关系,中医阴阳平衡理论与其近似。

肿瘤内科药物治疗与其他学科相比还是较年轻的学科。数十年来,药物研制的发展主要集中在细胞毒性、杀伤癌细胞上,虽然继蒽环类(阿霉素、表柔比星)、铂类(顺铂、卡铂)之后又有很多强有力的化疗药物,如紫杉醇、多西他赛、白紫、吉西他滨、伊立替康、草酸铂、培美曲塞、依托泊苷等问世,并在各类肿瘤的治疗中发挥重要作用,但其性质仍然属于不能分辨肿瘤细胞和正常细胞的药物,临床应用常因其毒性反应而受限。

进入21世纪后,抗肿瘤药物的发展建立在继续深入研发细胞毒性药物的基础上,同时若干分子靶向性药物问世,既有单克隆抗体,又有小分子口服TKI,有关靶点的生物调节治疗,它针对肿瘤细胞特异性分子改变作为治疗靶点,在发挥更特异的抗肿瘤活性的同时,减少对正常细胞的毒性,引发了抗癌治疗理念的变革。新型分子靶向药物,如格列卫、利妥昔单抗、赫赛汀、易瑞沙、特罗凯、爱必妥、贝伐珠单抗等已纷纷在临床实践中取得了显著的疗效，表明了分子靶向治疗理论的正确性与可行性，把癌症治疗推向了一个前所未有的新阶段。随着2018年诺贝尔医学奖授予美国的爱力森教授和日本的本庶西教授，奖励他们在肿瘤免疫检查点上的发现，免疫治疗迎来新的里程碑。近年又有Car-T细胞治疗的问世，也使中西医结合治疗有可能像治疗其他慢性病一样，通过调控，最大限度地提高机体的抵抗力，减少肿瘤的负荷，控制和减少肿瘤对机体的危害，长期使患者保持良好的生活质量，与肿瘤“和平相处”。

有如异军突起的靶向治疗和免疫治疗，在临床治疗已取得了很好的疗效，应该说这是一个巨大的进步，也是未来治疗肿瘤的发展方向，它的兴起对我国学者具有特殊的意义。多年来全球学术界都认识到，祖国医学在慢性病的调控上具有独特作用，而靶向治疗和免疫治疗也属于调控治疗，所不同的是中医是从病理生理过程根据辨证分型施治调整阴阳、寒热、虚实；而靶向治疗是调控基因、受体、免疫和激酶。多年来我们致力于应用扶正中药调控细胞免疫功能，已证明可起到改善患者的生活质量和远期生存率。随着肿瘤发生、发展，特别是到中晚期阶段，多数是多种基因的异常改变叠加后的非常复杂结果，以致相同病理类型的个体间分子生物学基础也不尽相同，目前病理学诊断尚难以鉴别个体间不同的分子基础，而肿瘤的分子分型诊断则应是今后个体化治疗的基础，临床实践显示，靶向治疗效果的提高与个体化敏感患者的选择密切相关，例如，对于未经选择的乳腺癌患者，用靶向药物曲妥珠单抗治疗的有效率仅为11%~26%，而对HER2阳性患者的有效率可达34%。因此，深入探讨肿瘤病理的分子分型，推出一种评估技术，可在临床治疗前提供明确的报告，指明被治个体是否对该药物敏感。今后通过中西医结合，中医辨证调控阴阳、气血、虚实，西医辨清病理分子分型，有望进一步提高肿瘤治疗的效果。

如何实践中西医结合治疗恶性肿瘤？中医辨证施治扶正治疗方法有很多种，常用的有健脾益气法、养阴生津法、滋阴补血法、温肾壮阳法等，在实践应用中我们有以下几点体会。①扶正培本属于补法范畴，但并不限于补法，它主要作用在调控机体内阴阳、气血和经络，脏腑的生理功能，从而调动患者体内的抗病能力，因此治疗中必须根据辨证施治的原则，分辨阴阳、气血盛衰、脏腑虚实，分别对待。以“正气虚损”为例，必须根据患者的临床症状、脉象、舌苔等表现，辨别其属于阴虚或阳虚或气虚或血虚等不同情况，分别运用滋阴、助阳、益气、补血等扶正治法与药物。②肿瘤患者邪正抗争的矛盾常贯穿于整个病程的始终，我们是以西医“攻”、中医扶正为主的中西医结合治疗。即使单用中医治疗，也不应仅限于扶正，还应着眼于兼顾祛邪。扶正是为祛邪创造条件，祛邪也是为了更好地保存正气，扶正与祛邪在临床实践中应是相互关系的，问题在于应根据正邪双方力量的比势，以中医辨证施治的原理和方法来权衡扶正与祛邪之间的轻重缓急，决定是先攻后补、先补后攻还是攻补兼施的治疗程序。在正虚为矛盾的主要方面时，宜采用扶正为主、抗癌为辅的治疗原则；在邪盛为矛盾的主要方面时，宜采用抗癌为主、辅以扶正的治疗原则。此外，应重视对患者进行适宜的治疗，避免扶正过度反而助邪，以及祛邪过度导致伤正。③脾为后天之本，气血生化之源，肾阴、肾阳为其他脏腑阴阳的根本，其他内脏之阴，非此不能滋；其他内脏之阳，非此不能发，故其他内脏的阴阳失调，日久必然及肾，因此在扶正治疗中，应特别重视健脾益气、温肾阳、滋肾阴等治疗。如肾阳虚或脾肾不足之症，临床上常表现畏寒、肢冷、脉沉、乏力等，常用肉桂（或桂枝）、淫羊藿、仙茅、补骨脂、苁蓉、巴戟天等药。根据祖国医学“阴阳互根”的理论，运用补肾阳药，也可适宜加用熟地黄、龟板、菟丝子、山萸肉等益肾精、补肾阴的药。明朝杰出医学家张景岳曾在使用补阳法的经验时提出“善补阳者，必于阴中求阳，阳得阴助，而生化无穷”，这个经验在临床上具有指导意义。

中医药在肿瘤治疗中的应用

中医药的给药方式适合肿瘤恢复期的长期伴随治疗。随着老龄化社会的到来，中老年常见的慢性非传染疾病日益增多，其形成多是由不良生活习惯、不良精神状态、不良生活环境等因素长期缓慢作用导致的。其治疗多数也需要长期、缓慢的综合调理，评价这些疾病也不可能是求得全部、彻底地消灭癌细胞，特别是一些中晚期患者已无手术、放疗、化疗指征，治疗目标应定位在如何提高生存质量、减轻痛苦的基础上延长生存时间，甚至寻求较长期的带瘤生存。此外，社会上还存在大量手术、放疗、化疗后体质较虚弱的患者，需较长时间不断调整用药，纠正机体某些失调，祛除复发及转移因素，从而显示长期伴随治疗的必要，这也是中医药治疗的重要组成部分。中医药有以下特点适于较长期伴随治疗：①大多数中药无明显的副作用，一般不会因长期应用引起骨髓抑制、蓄积中毒及肝肾功能障碍；②中医用药辨证施治，可根据患者分期、症状变化随证加减，改变治疗肿瘤“千篇一律”的治疗模式，这种因人、因证而异的个体化用药特点，对提高肿瘤姑息性治疗是有益的；③中药剂型多样、用药方便且多数无严格疗程限制，随着制药工业的发展，传统的丸、散、膏、丹剂型已减少，注射剂、胶囊剂、冲剂、糖衣片、口服液等大大方便了患者用药，一些抗瘤谱广、副作用低的静脉注射剂，如艾迪、榄香烯、复方苦参、康莱特等注射液已广泛应用于临床，煎药机也已广泛应用，减少了煎药麻烦，为中药较长期临床应用提供了方便。

中医药药理作用适于肿瘤治疗

中药的多层次、多环节、多靶点的作用机制有利于整体治疗，古老传统的中医学整体观符合现代医学的生物学模式，把人与自然融为一体，注意四季变化及生存环境对机体的影响。此外，疾病被视为全身失调的局部表现，因而单一成分、单一作用靶点的治疗手段常难达到更好的效果。因此，强调治病求本，标本兼治，多方入手，整体调整。中药组方复杂，一味中药也由多种成分组成，本身也是一个复方，一个方剂成分更多，从而达到“三多作用”机制，以单味人参为例，其成分中含三萜类近30种，以及有机酸、氨基酸、多肽生物碱、微量元素等。近年又发现人参皂苷RG3。近年抗癌制剂含人参者甚多，如康塞迪胶囊、艾迪注射液、参芪注射液、参一胶囊等。

中药双向调节有利于整体治疗。中医的哲学思想支持有科学基础的整体医学发展，在治疗方面重视整体动态平衡论，中药的作用不同于某些西药，要么“升高”、要么“降低”，作用单向，中药的作用具有升高和降低的双重作用，以便把“不足”和“过剩”调整到正常水平。不少抗肿瘤药具有扶正祛邪、相辅相成的作用，在肿瘤姑息性治疗阶段具有控制肿瘤及维持机体“正气”不衰的疗效。以单味药百合为例，它既有润肺、安神、益智、养五脏等补虚损作用，现代研究证实，其还有增强免疫功能、抗疲劳、抗缺氧等强壮作用，同时有秋水仙碱样抗癌作用，许多制剂往往把扶正药和祛邪药共同组方，并注意“祛邪不伤正”和“扶正不助邪”的治疗原则，如艾迪、榄香烯等。

补气养血类中药具有免疫增强剂的类似效果。祖国医学认为“积之成者，其气必虚，而后邪气踞之”，把正气虚损视为肿瘤形成的内因之一，与现代医学认为免疫失调为肿瘤病因的论述相似，免疫增强剂的某些疗效与中药补气养血类中药相似，并对延长生存时间有一定作用，如贞芪胶囊、参芪注射液、灵芝及银杏叶提取物等补益中药多具有提升免疫功能的作用，可活化T淋巴细胞，调节其亚群比例，提高NK及LAK细胞活性，诱导IL-2、IFN产生保护造血干细胞以减轻放疗、化疗反应，我国和日本学者已有多篇关于人参荣养汤、六味地黄丸、十全大补汤等提高血象、调节免疫功能的报道。

孙燕院士提出了在肿瘤发生、发展过程中正虚占主导地位。中医的虚像是比较广的范畴，根据辨证可进一步分成许多类型，如免疫功能缺陷，造血功能低下，肾上腺、甲状腺功能失调，能量代谢蛋白质合成低下，抑癌基因失活都与虚像有关。所以在治疗过程中扶正祛邪应是最根本的治则，中医"虚"的范畴也很广且十分深入，是西方医药所不及的，我们能从症状、舌诊、脉象上认识阴虚、阳虚、气虚、血虚，以及肾阳虚、肾阴虚、脾阳虚、脾阴虚等。而西医中则只有一个"weak"（软弱）的描述，有苍白、气促、消化不佳等表现的描述也就很多了，所以阐明中医所说虚的本质及上述气血阴阳及脏器虚实的本质，特别是用现代科学技术加以说明会促进现代医学的发展，如能进一步结合中药治疗的效果，一定会为更多患者带来裨益，使得西医不再不辨阴阳，一味补充营养，以致给一部分患者带来相反的效果。

中医药治疗肿瘤的基本治则

中药治疗肿瘤多用在手术、放疗及化疗之后，而且用药时间相对较长，并具有同病异治的特点。同一种病可应用活血化瘀、软坚散结、清热解毒、以毒攻毒等治则，现代医学研究抗肿瘤中药有多种作用机制，如抑制细胞增殖，促进癌细胞分化、凋亡，调控细胞周期，抑制血管新生，抗转移，调节血液高凝状态，补充微量元素等。活血化瘀治则是针对血瘀病机的，中医对肿瘤形成有气滞血瘀之说，现代医学也证实血液高凝状态与肿瘤发生关系密切，活血化瘀中药可改变高凝状态，如川芎、当归、三七、丹参、莪术等。动物实验证明，川芎、当归、红芪等组成的益气消癥方可降低小鼠自发肺转移，一些活血化瘀的中成药也相继问世，如以五灵脂、干漆组成的平消胶囊，以莪术、马钱子、山慈菇等组成的慈丹胶囊。软坚散结治则主要针对肿物聚结成块、坚硬如石的现象，中医对癥瘕积聚、无名肿毒等有"坚者消之""结者散之"，常用中药有牡蛎、鳖甲、昆布、瓜蒌、八月札等，中成药有以蟾蜍皮为主的安替可胶囊，以鳖甲、重楼为主的治疗肝癌的肝复乐，以黄药子、夏枯草等组成的抗癌乙丸。清热解毒治则应用较广，适宜于毒邪内蕴，或情志不畅、久郁化火，以及放化疗引起的热毒伤阴、感染引起的内热郁结等，这类药多具有直接或间接抑制多种肿瘤的作用。如山豆根、半枝莲、白花蛇舌草、白英、冬凌草等；有些已提取出有效成分，如长春碱、靛玉红、斑蝥素、喜树碱、冬凌草甲素、苦参碱等；有些已制成注射剂，如鱼腥草注射液、冬凌草注射液等；口服剂有半边莲、苦参、山豆根等制成的参莲胶囊，野菊花、龙胆草、夏枯草等组成的鼻咽清毒剂，山豆根、拳参等组成的增生平。

现代医学认为，对晚期不能治愈的癌症患者，可行的办法是研究姑息性治疗的策略。对症治疗，一方面应用于根治性治疗后留下的临床症状和放化疗引起的毒性反应；另一方面则是对无法根治的患者延缓转移、复发、进展的时间，减轻及预防临床症状，维持及提高生活质量并达到延长生命的目的。随着医学模式的转变，治疗中心已由“治病”发展为“治人”，心理精神状态已成为疗效评价的重要指标之一。《医宗金鉴》记载：“若患者果能清心涤虑，静养调理……治疗得法可带病终天。”提示：身心并治的中西医结合对症支持治疗，可改善肿瘤患者的生活质量，延长患者的带瘤生存时间。

李维廉
南开大学第一附属医院（天津市人民医院）肿瘤中心名誉主任

第一章

头颈部肿瘤

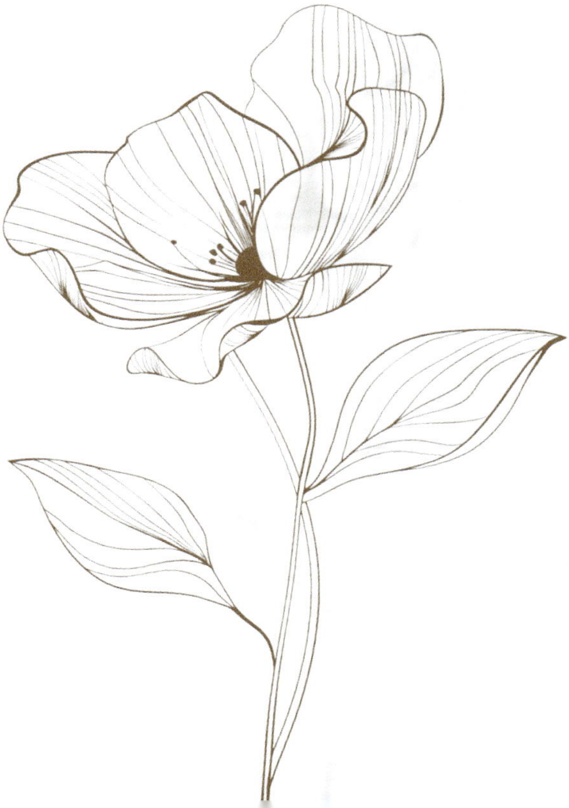

头颈部肿瘤是常见的恶性肿瘤之一。头颈部肿瘤是指从颅底到锁骨上、颈椎前的解剖范围内的所有恶性肿瘤，但一般不包含颅内、颈椎及眼内的恶性肿瘤。头颈部肿瘤组织学类型复杂多样，但90%的组织学类型为鳞状细胞癌，早期治疗手段以手术、放疗为主。随着现代医学的进步与发展，以及更多有效抗癌药物的出现，尤其是随着分子靶向药物及免疫药物的广泛应用，头颈部肿瘤患者的生存质量也得到极大改善。头颈部肿瘤的治疗应根据肿瘤的部位及临床分期决定，同时还要结合影响预后的各种因素及患者的耐受能力，治疗的关键为延长患者的生存期及提高生活质量。

第一节 甲状腺癌

甲状腺癌是最常见的内分泌恶性肿瘤，其占内分泌恶性肿瘤的90%以上。女性发病率为男性的2~3倍，甲状腺癌是女性常见的恶性肿瘤之一。全球范围内的甲状腺癌发病率均呈明显上升趋势，我国甲状腺癌的发病率增长迅速。甲状腺癌好发于我国东部地区，城市地区比农村地区发病率高，女性为高发人群，长期接触电离辐射的人群更易患病，有该病家族史或碘摄入量过高的人群也是高发人群。甲状腺癌的病理亚型中最常见的是乳头状癌和滤泡状癌，而髓样癌和未分化癌的发生率较低。除髓样癌外，绝大部分甲状腺癌起源于滤泡上皮细胞。

一、病因学研究

（一）碘摄入情况

碘是人体所必需的微量元素，一般认为，碘缺乏是地方性甲状腺肿的发病原因，碘缺乏导致甲状腺激素合成减少，促甲状腺激素（TSH）水平升高，刺激甲状腺滤泡增生肥大，发生甲状腺肿大，使甲状腺癌发病率增加，目前意见尚不一致，但多为甲状腺滤泡状癌，不是甲状腺癌最多见的病理类型——甲状腺乳头状癌。而在非地方性甲状腺肿流行地区，甲状腺乳头状癌占分化良好甲状腺癌的85%，碘盐预防前后甲状腺癌的发病率无明显变化。实施有效的碘盐预防后，甲状腺乳头状癌的发病比例增加，含碘高的食物摄取较多,因此高碘饮食可能增加甲状腺乳头状癌的发生率。

(二)电离辐射

目前,电离辐射是甲状腺癌已明确的致病因素,甲状腺癌的发生与射线暴露、接触史有关。无论是接受过放疗,还是放射性暴露,均与甲状腺癌发病有明显的关联性。临床研究表明,甲状腺癌的发生与射线作用有关,婴幼期因胸腺肿大或淋巴腺样增殖而接受上纵隔或颈部放疗的儿童尤其易发生甲状腺癌,这是因为儿童和少年的细胞增殖旺盛,射线是一种额外刺激,易引发肿瘤形成。

(三)促甲状腺激素慢性刺激

甲状腺滤泡高度分化,有聚碘和合成甲状腺球蛋白的功能,TSH还通过cAMP介导的信号传导途径调节甲状腺滤泡细胞的生长,血清TSH水平增高,诱发结节性甲状腺肿,从而可能发生甲状腺癌。给予诱变剂和TSH刺激后,可诱发甲状腺滤泡状癌。临床研究表明,分化型甲状腺癌手术后TSH抑制治疗发挥重要的作用,但TSH刺激是否是甲状腺癌发生的致病因素仍有待证实。

(四)性激素的作用

在分化良好的甲状腺癌患者中,女性明显多于男性,因此性激素与甲状腺癌的关系受到重视。临床上比较分化良好的甲状腺癌的肿瘤大小时发现,通常年轻患者的肿瘤较老年患者大,年轻患者发生甲状腺癌的颈淋巴结转移或远处转移也比老年患者早,但预后却好于老年患者。但10岁后女性的发生率明显增加,可能是雌激素分泌增加与年轻患者甲状腺癌的发生有关。因此,有人研究了甲状腺癌组织中的性激素受体,并发现甲状腺组织中存在性激素受体,即雌激素受体(ER)和孕激素受体(PR),但性激素对甲状腺癌的影响至今尚无定论。

(五)生甲状腺肿物质

动物实验证实,长时间服用生甲状腺肿物质既可诱发甲状腺癌,也可阻碍甲状腺激素的合成,使TSH分泌增多,刺激甲状腺滤泡增生,并可能产生甲状腺的新生物,并伴有甲状腺弥漫性肿大，从而引起甲状腺肿瘤。

（六）基因

甲状腺癌与原癌基因序列的过度表达、突变或缺失有关，其受不同癌基因的影响，包括BRAF突变、RAS突变、PET/PTC和TRK重排等。部分基因突变发生在生殖细胞上且会遗传给下一代，但大部分基因突变是辐射导致的，这类突变不具有遗传性。

（七）性别与年龄

甲状腺癌发病性别差异较大，女性发病率明显高于男性，甚至可达3倍。甲状腺癌可发生于任何年龄段，但高发于女性的40~50岁、男性的60~70岁。

二、病理类型

甲状腺癌的病理分型相对复杂，尤其是世界卫生组织（WHO）的ABC分型，最常见的分型方法是根据病理类型将其分为甲状腺乳头状癌、滤泡状癌、髓样癌和未分化癌。

（一）甲状腺乳头状癌

甲状腺乳头状癌占甲状腺癌的85%左右，多见于40岁左右女性，其恶性程度较低，约80%的肿瘤为多中心性的，约1/3的肿瘤可累及双侧甲状腺。虽然其可能较早出现颈淋巴结转移，但预后较好。

（二）甲状腺滤泡状癌

甲状腺滤泡状癌是甲状腺癌的第二大常见分型，多见于50岁左右人群。其肿瘤生长速度较快，属于中度恶性，有血管侵犯的倾向，约1/3的肿瘤可经血运转移到肺、肝、骨及中枢神经系统。其预后不如甲状腺乳头状癌。

（三）未分化癌

未分化癌约占甲状腺癌的8%，多见于老年人。其恶性程度高，进展迅速，约一半病例早期有颈淋巴结转移。该病易侵犯气管、喉返神经、食管，还能经血运转移至肺、骨等。预后较差,患者平均存活不到半年,1年存活率仅为10%左右。

(四)髓样癌

髓样癌比较少见,来源于滤泡旁降钙素分泌细胞,无乳头或滤泡结构,呈未分化状细胞排列,通常为巢状或囊状;瘤内有淀粉样物沉积,可有颈淋巴结侵犯和血行转移。预后不如甲状腺乳头状癌,但较未分化癌好。

三、临床特点

(一)西医症状描述

甲状腺癌的主要症状是甲状腺肿大或结节、吞咽困难、呼吸困难、局部疼痛,后期可发生远处转移。部分患者还有腹泻、心悸、内分泌失调等表现,严重者会发生重度呼吸困难、窒息等。

1.甲状腺肿大或结节

大部分患者起病时表现为无痛的甲状腺肿块,其后可因肿块增大而感到颈部压迫。淋巴结肿大最常见于颈深上、中、下淋巴结,体表可触及。随着病程进展,肿块逐渐增大、质硬,可随吞咽上下移动,吞咽时肿块移动变小。

2.声音嘶哑

当甲状腺肿块压迫喉部或侵犯喉返神经时,患者可发生声音嘶哑。

3.吞咽困难、呼吸困难

癌肿增大压迫气管可造成气管移位,导致不同程度的呼吸障碍;癌肿侵犯气管可导致呼吸困难或咯血;癌肿压迫或浸润食管,可引起吞咽困难。

4.霍纳综合征

极少数情况下,甲状腺肿块侵犯颈交感神经丛可导致霍纳综合征。

5.疼痛

颈丛浅支受侵犯时,患者耳、枕、肩等处可出现疼痛。

6.远处转移

甲状腺乳头状癌颈部淋巴结转移灶发生率高、出现早、范围广、发展慢,可有囊性变。

甲状腺滤泡状癌易发生远处转移，以血行转移为主，常转移至肺和骨。颈部淋巴结转移在未分化癌中发生较早，可出现颈部淋巴结肿大，少数患者甲状腺肿块不明显，因转移灶就医时应考虑甲状腺癌的可能。远处转移多见于扁骨（颅骨、椎骨、胸骨、盆骨等）和肺。

7.其他症状

髓样癌除有颈部肿块表现外，因其能产生激素样活性物质（5-羟色胺、降钙素等），还可导致患者出现腹泻、心悸、面部潮红、多汗、血钙降低等类癌综合征。合并家族史者，可能存在内分泌失调表现。

8.并发症

（1）重度呼吸困难：分化型甲状腺癌相对来说病情进展较为缓慢，极少出现并发症。而未分化型癌进展迅速，严重时可引起重度呼吸困难。

（2）窒息：是甲状腺癌最危急的并发症，多发生于术后48小时内。多因手术时血肿压迫气管、喉头水肿、气管塌陷、声带麻痹等引起，患者出现呼吸频率增快，呼吸费力、三凹征，甚至窒息死亡。

（3）甲状旁腺功能减退：多因手术时甲状旁腺被误切、挫伤或血液供应受累，导致甲状旁腺功能减退、血钙浓度下降、神经肌肉应激性显著升高，从而引起手足抽搐。多数患者临床表现不典型，起初仅有面部、唇部或手足部的针刺感、麻木感或强直感，症状轻且短暂。严重时面部肌肉和手足可伴有疼痛的持续性痉挛。

（4）电解质紊乱：髓样癌因其产生激素样活性物质，可导致患者出现腹泻症状，严重的腹泻、脱水可导致机体出现电解质紊乱。

（二）中医症状描述

中医一般将甲状腺肿瘤称为痰瘀互结，常表现为正气虚弱、肝郁气结、肝郁化火等。患者经常会出现颈部肿块，可能伴有疼痛。

1.心肾阴虚证

甲状腺肿物术后或放疗后复发，常表现为心悸气短、五心烦热、口干、乏力、自汗盗汗、头晕目眩、精神萎靡、食欲减退、二便失调、舌暗红少苔、脉沉细数无力。

2.气滞血瘀痰凝证

颈前肿物坚硬如石，胀痛压痛，推之不移，胸闷气憋，心烦易怒，头痛目眩，呼吸、吞咽不适，舌紫暗，苔白腻，脉弦数。

3. 毒热蕴结证

颈前肿物生长迅速，灼热作痛，头颈部疼痛，咳嗽咳黄痰，声音嘶哑，呼吸、吞咽不适，时有恶心，大便干，小便黄少，舌绛，苔黄，脉滑数。

4. 痰凝毒聚证

颈前肿物质坚硬固定，时有胀痛，逐渐增大，咳嗽多痰或颈部瘰疬丛生，舌灰暗，苔厚腻，脉弦滑。

四、治疗方式

（一）甲状腺乳头状癌或滤泡状癌

1. 手术

（1）甲状腺全切术：适用于甲状腺肿块>1cm的分化型甲状腺癌或肿块侵及甲状腺外。

（2）甲状腺叶切除术：适用于甲状腺肿块≤1cm或单发的滤泡状病灶。

（3）甲状腺全切术联合改良颈部淋巴结清扫术：适用于区域淋巴结转移。

2.TSH 抑制治疗

（1）甲状腺癌细胞的生长由TSH控制，因此通过使用甲状腺素来抑制TSH的分泌可降低癌症的复发率和改善生存率。

（2）无论采取何种手术方式及后续治疗，所有甲状腺癌患者均应常规使用左甲状腺素。

（3）对于中高危患者，TSH目标水平应<0.1mIU/L；对于低危患者，目标水平应为0.1~0.5mIU/L。

3. 碘-131

（1）手术后给予碘-131治疗的作用。

1）可清除残留的甲状腺组织，增加随后碘-131全身扫描及血清甲状腺球蛋白检测的敏感性，从而有助于发现复发的肿瘤。

2）可清除颈部及远处残留的微小甲状腺癌。

3）可降低疾病相关死亡率、肿瘤复发率及远处转移率。

(2)手术后给予碘-131治疗的指征。

1)没有完全切除肿瘤。

2)虽然肿瘤被完全切除,但存在复发高危因素,包括:年龄<16岁或>45岁,组织学亚型为高细胞、柱状细胞、弥漫硬化型乳头状亚型、广泛浸润型或低分化乳头状亚型或Hürthle细胞癌,原发肿瘤巨大、延伸至甲状腺包囊外或存在淋巴结转移。

3)手术3个月后甲状腺球蛋白水平升高。

4)手术后发生远处转移。

4.化疗

通常情况下,化疗在甲状腺癌治疗中的作用有限。多柔比星被认为是最主要的药物,60~75mg/m^2,静脉滴注(缓慢),第1天,每3周重复1次。其他有效药物包括依托泊苷(VP-16)、顺铂、卡铂。

5.靶向治疗

近期,针对血管内皮生长因子的小分子酪氨酸激酶抑制剂在晚期分化型甲状腺癌治疗上已取得一定疗效。约一半的甲状腺乳头状癌具有BRAF基因突变,BRAF基因是一个潜在的治疗靶点。针对放射性碘治疗失败的患者,索拉非尼或仑伐替尼与安慰剂相比显著延长了晚期分化型甲状腺癌患者的无进展生存期,因此获得美国食品药品监督管理局(FDA)的治疗适应证批准,而我国也于2017年批准了索拉非尼的适应证。索拉非尼400mg,口服,每天2次,连续服用。该方案适用于不摄取碘或碘-131治疗失败的甲状腺乳头状癌患者。

6.放疗

放疗在甲状腺癌治疗中的作用有限,其适应证包括手术切除不完全及肿瘤组织不摄取碘-131。

(二)髓样癌

手术通常采用甲状腺全切术及中央淋巴结清扫术。髓样癌不摄取碘-131,且化疗和放疗的作用有限。化疗方案:达卡巴嗪+5-氟尿嘧啶(5-FU),达卡巴嗪250mg/m^2,静脉滴注,第1~5天;5-FU 450mg/(m^2·d),静脉滴注,第1~5天,每4周重复。由于多数髓样癌具有RET基因突变或高表达,RET抑制剂成为有希望的治疗候选药物。

（三）未分化癌

未分化癌进展迅速且预后凶险。如果有手术指征，应进行甲状腺全切术，术后常规给予放疗。化疗的作用有限，紫杉醇相对有效。紫杉醇单药175mg/m^2，静脉滴注（3小时），第1天，每3周重复。

（四）中医治疗

甲状腺癌的发病机制以痰毒干犯为主，七情肝郁往往为诱发因素，而气滞血瘀常为演变结果。如《诸病源候论·瘿候》记载："瘿者，由忧恚气结所生"。中医治疗常根据心肾阴虚型、气滞血瘀型、毒热蕴结型、痰凝毒聚型等进行辨证施治。

1.分证论治

（1）心肾阴虚型：养阴清热。

【方药组成】太子参、黄精、天花粉、白花蛇舌草各15g，麦冬、五味子、旱莲草、菖蒲各10g，沙参、女贞子、生石膏各20g，淫羊藿、生地黄、钩藤各15g，海藻25g。

【中成药】犀黄丸等。

（2）气滞血瘀型：理气化痰，行瘀散结。

【方药组成】川芎、黄芩、天花粉、莪术、胆南星各10g，当归、海藻、干蟾皮各15g，丹参、龙葵各15g，白英、夏枯草各20g。

（3）毒热蕴结型：清热解毒，散结消瘿。

【方药组成】芦荟、青皮、旋覆花、猪牙皂各10g，七叶一枝花、山豆根、鱼腥草、瓜蒌、天花粉、野菊花、白花蛇舌草各20g，黛蛤散、代赭石各30g。

（4）痰凝毒聚型：化痰软坚，消瘿解毒。

【方药组成】海带、昆布、猫爪草、海藻、川贝母各15g，陈皮、川芎、黄药子各10g，半夏、青皮各12g，葎草30g。

2.常用中药方剂

（1）软坚汤。

【方药组成】夏枯草、莪术、白芍各12g，生牡蛎30g，风栗壳、黄药子、土鳖虫、何首乌、浙贝母、生蛤壳各12g，甘草6g。

【用法】每日1剂，分2次煎服，每周4~5剂，1个月为1个疗程。

（2）消瘿汤。

【方药组成】夏枯草、海藻、玄参、牡蛎各30g，黄药子、三棱、莪术、炮山甲各10g，土贝母、僵蚕、白芥子、当归、小茴香各12g。

【用法】每日1剂，分2次煎服。

（3）活血化瘀汤。

【方药组成】当归、海藻各15~30g，川贝母、半夏、炒山甲、黄药子各9~12g，牡蛎、桃仁各9~15g，赤芍15~30g。

【用法】每日1剂，分2次煎服，30天为1个疗程。

（4）海藻玉壶汤。

【方药组成】海藻、昆布、海浮石、夏枯草、黄药子各15g，当归、赤芍、藿香、半夏、陈皮、郁金、浙贝母各12g，牡蛎30g。

【用法】每日1剂，分2次煎服。

（5）甲瘤丸。

【方药组成】夏枯草、当归、珍珠粉、生牡蛎各30g，昆布、丹参各15g。

【用法】上方共研细末，加蜜制丸，每丸重9g。每日2次，每次1丸，3个月为1个疗程。

五、小结

甲状腺癌常表现为无痛性颈部肿块或结节，一般手术是最主要的治疗方法，多数甲状腺癌预后良好。甲状腺癌的确切病因目前尚未明确，因此无确切预防方案，但可通过定期体检和筛查及早发现，以提高患者的治愈率和生存率。避免射线暴露、合理控制碘摄入量和适当锻炼可减少甲状腺疾病的发生。

甲状腺癌患者的预后与疾病的分型、分期和患者身体情况有关。未分化癌的预后较差，生存时间较短，手术患者术后复发率高，应终身随诊，尽早发现并给予及时治疗。研究发现端粒酶反转录酶（TERT）通过核糖体生物合成途径（非经典端粒酶反转录酶活性）促进甲状腺癌进展的机制，而且靶向核糖体RNA转录可有效抑制甲状腺肿瘤的生长，同时增强TERT激活型甲状腺癌的碘摄取能力，这为TERT重新激活癌种及碘治疗抵抗的TERT激活型甲状腺癌患者提供了治疗策略。

第二节 鼻咽癌

鼻咽癌是我国最常见的头颈部恶性肿瘤之一，占全世界鼻咽癌发病率的80%，在我国呈南高北低的发病趋势，主要集中在广东省。鼻咽癌早期症状以涕血、鼻塞、耳鸣、听力下降为主，早期治疗采用单纯放疗，晚期治疗采用以放疗为主的综合治疗。鼻咽癌具有家族高发倾向，男女发病率为(2~3)∶1。

一、病因学研究

(一)遗传易感性

鼻咽癌具有明显的地区性、人群易感性及家族聚集现象，这表明遗传因素在鼻咽癌发病过程中起重要作用。鼻咽癌患者之间具有相同的组织相容性复合物谱。

(二)Epstein-Barr病毒感染

大量文献资料显示，Epstein-Barr病毒(EBV)感染与鼻咽癌关系密切，EBV DNA复制增多与肿瘤预后有关。

(三)咸鱼和腌制食品

咸鱼和腌制食品含有已知的致癌物亚硝胺及其前体，目前被证实为鼻咽癌最危险的发病因素之一。

(四)职业暴露

甲醛的暴露与鼻咽癌的发生呈显著的正相关，并有剂量反应关系。

（五）微量元素

研究发现，鼻咽癌高发区的米、饮水和头发中镍的含量明显高于低发区，鼻咽癌患者体内的镍也高于正常人。同时还发现，微量元素锌、铬与鼻咽癌发病呈正相关，而镁、钙、锶与鼻咽癌呈负相关。

二、病理类型

鼻咽癌根据肿瘤表现可分为结节型、菜花型、溃疡型和黏膜下浸润型。

根据显微镜表现可分为以下几种类型。

（一）鳞状细胞癌或角化性鳞状细胞癌

该类型有明确的鳞状分化特征，主要表现为癌细胞有细胞间桥和（或）角化珠及单个细胞角化现象。该类型占鼻咽癌的5%~10%。

（二）非角化性鳞状细胞癌

该类型根据细胞的分化程度分为分化型及未分化型。该类型与EBV关系密切。

1.分化型

该类型肿瘤细胞多呈复层和铺路石状排列，丛状生长，肿瘤细胞鳞状分化不明显，但有某些成熟上皮分化的特征，细胞边界清楚，可见胞界。

2.未分化型

该类型较为常见。肿瘤细胞呈大的合体细胞样，细胞边界不清，核呈椭圆形或圆形，部分核呈空泡状，染色质少，集中于核膜，核仁清晰，位于中央。

（三）基地样鳞状细胞癌

该类型肿瘤细胞为小圆形细胞，胞质稀少，或紧密连接，或细丝状相连，间有黏液样背景，肿瘤的中间有典型的鳞状细胞癌结构。免疫组织化学（简称“免疫组化”）染色同普通鳞状细胞癌。

（四）鼻咽癌的其他上皮性恶性肿瘤

鼻咽癌的其他上皮性恶性肿瘤包括乳头状腺癌、涎腺型腺癌等，但相对少见。

三、临床特点

（一）西医症状描述

因鼻咽位置隐匿，早期不易被发现，患者首次就诊时多已发展至晚期。鼻咽为呼吸通道，因此鼻咽癌的早期症状多为肿瘤增大引起的生物“占位效应”，后期症状多为肿瘤扩张侵犯邻近组织引起。

1.涕血

涕血约占初发症状的28.5%，由于原发癌的浸润、侵袭，瘤体表面黏膜发生溃破、感染及水肿导致涕血。

2.耳鸣及听力下降

耳鸣及听力下降约占初发症状的28.2%。病灶位于咽隐窝或咽鼓管圆枕区，肿瘤浸润、压迫咽鼓管，使鼓室形成负压导致耳鸣及听力下降。

3.鼻塞

鼻塞约占初发症状的12.5%，由肿瘤侵犯至后鼻孔区发生机械性堵塞所致。

4.头痛

头痛约占初发症状的23.2%，可能是肿瘤导致局部炎症或侵犯骨质及三叉神经引起疼痛。

晚期鼻咽癌可侵犯眼球和眼眶，导致复视、眼球活动受限、视力受损、视野缺损等改变；若侵犯颅底及脑神经，可引起不同的症状，如侵犯嗅神经导致嗅觉丧失，侵犯三叉神经引起头痛。晚期鼻咽癌可转移至颈部淋巴结，导致上腔静脉综合征，远处转移多为骨、肝、肺，患者可出现骨痛、肝功能异常、呼吸困难、胸痛等表现。

（二）中医症状描述

鼻咽为呼吸通道，与肺密切相关。肺主气，开窍于鼻，肺气通于鼻。热邪内蕴于肺脏则致上焦肺气不宣，故见鼻塞、咳嗽。火热上蒸，灼液成痰，痰浊外泄则见鼻涕腥臭，热伤脉络，迫血离经则出现涕血或鼻出血。若情志内伤，肝郁气逆，热毒内阻，肝胆热毒循经上扰，则出现鼻流腥臭，甚至可产生头痛、耳鸣、耳聋等少阳经症状。

1.邪热灼肺证

症见鼻塞，回涕带血，微咳，涕黄，口苦咽干，时有头痛，胃纳如常，尿黄便结，舌淡红或红，舌苔薄白或薄黄，脉浮而数。

2.肝郁痰结证

症见胁肋胀满，口苦咽干，烦躁易怒，头晕目眩，鼻塞，时有涕血，发热痰黄，舌淡红，舌边红，舌苔薄白、白腻或黄腻，脉弦或滑。

3.气滞血瘀证

症见头晕、头痛，痛有定处，视物模糊或复视，面麻舌歪，心烦不寐，舌暗红、青紫或见瘀点、瘀斑，舌苔薄白、薄黄或棕黑，脉细涩或细缓。

4.阴阳双亏证

症见口咽干燥，咽喉不适，间有涕血，耳鸣耳聋，气短乏力，口渴喜饮，舌红或红绛，苔少或无苔或有裂纹，脉细或细数。

四、治疗方式

鼻咽癌公认的有效的根治性治疗手段为放疗或以放疗为主的综合治疗，早期采用单纯放疗，中晚期采用综合放化疗、手术、中医药治疗、免疫治疗、靶向药物治疗等方法。

（一）治疗原则

1.鼻咽癌的初始治疗

（1）早期（Ⅰ期）：单纯放疗，包括外照射或外照射+腔内近距离放疗。

（2）Ⅱ期及局部中晚期（Ⅲ期，Ⅳa、b期）：Ⅱ期T2N1具有较高的远处转移率，因此更适合同步放化疗，而局部中晚期鼻咽癌多采用同期放化疗。

（3）有远处转移的病例（Ⅳc期）：以化疗为主，辅以放疗、靶向药物治疗、免疫治疗等。

2. 鼻咽癌复发的治疗

(1)放疗后1年内鼻咽癌局部复发:可选择手术、化疗、靶向药物治疗、免疫治疗及近距离放疗或调强适形放疗。

(2)放疗后1年以上鼻咽癌局部复发:可选择再程放疗、化疗、靶向药物治疗、免疫治疗等。

(3)放疗后仅颈部淋巴结复发者可采用颈部淋巴结清扫术,不能手术者可采用化疗联合靶向药物治疗或免疫治疗。

(二)手术治疗

鼻咽癌局部残留或复发且病灶局限不适合放疗的患者可采用手术治疗,放疗后单纯颈部淋巴结复发者可考虑淋巴结清扫术,或放疗后3个月淋巴结残留者可进行淋巴结切除术。

手术并发症:手术一般创伤性较大,并发症包括声音嘶哑、吞咽异常、脑脊液漏、耳闷、听力下降等。

(三)放疗

鼻咽癌易向周围组织浸润,形状常不规则,位置较深,且外周血管神经丰富,故难以对鼻咽癌施行手术治疗,且手术治疗损伤及后遗症较大。鼻咽癌对放射敏感,早期可通过放疗治愈,包括外照射及近距离放疗。调强适形放疗为鼻咽癌的首选放疗方式,剂量通常GTV为70Gy/33f,高危区CTV为60Gy/33f,低危区CTV为50.4Gy/28f。

(四)化疗

鼻咽癌对化疗药物有较高的敏感性。

1. 化疗方式

(1)诱导化疗:放疗前应用化疗,可在短时间内减轻肿瘤负荷,改善血供,提高放疗敏感性,对微转移灶有消灭作用。诱导化疗一般为2~3个疗程。

(2)同期化疗:指放化疗同步进行,化疗药物直接杀灭肿瘤细胞的同时增强放疗的敏感性。一般为顺铂单药,若采用双药或以上方案,则应根据患者的耐受性,对剂量强度进行相应调整。

(3)辅助化疗:放疗后进行的化疗为辅助化疗,旨在杀灭放疗后局部区域残留的肿瘤细胞及全身转移的微小病灶。应在患者身体恢复后进行,以2~3个疗程为最佳。

(4)姑息性化疗:对发生远处转移或复发不能进行放疗或手术治疗的患者,姑息性化疗可延长患者的生存期。

2.化疗药物

常用化疗药物有顺铂、卡铂、奥沙利铂、氟尿嘧啶、紫杉醇类、吉西他滨、长春瑞滨、卡培他滨、阿霉素、甲氨蝶呤等,以铂类为主的联合化疗方案疗效较好。

(五)靶向药物及免疫治疗

研究发现,与鼻咽癌预后相关的基因包括表皮生长因子受体(EGFR)、人表皮生长因子受体-2(HER2)及血管内皮生长因子(VEGF),目前广泛应用于临床并取得较好疗效的多为西妥昔单抗及尼妥珠单抗。

免疫检查点抑制剂是针对相应免疫检查点的一些单克隆抗体药物,以发挥阻断肿瘤细胞对免疫细胞的抑制作用,从而治疗肿瘤。FDA已批准特瑞普利、卡瑞利珠、替雷利珠单抗用于二线及以上复发或难治性鼻咽癌的治疗。

1. EGFR单克隆抗体

EGFR广泛分布于包括肿瘤细胞在内的某些细胞表面。大多数鼻咽癌患者存在EGFR过表达,这往往提示预后不佳。EGFR已成为鼻咽癌靶向治疗的关键靶点之一。EGFR受体的单克隆抗体能特异阻断EGFR通路,阻止肿瘤的生长、侵袭,从而发挥抗肿瘤的作用。

(1)西妥昔单抗在2006年被FDA批准用于治疗头颈部鳞状细胞癌,其可联合放疗一线治疗局部晚期不能手术的患者,亦可单药二线治疗铂类药物化疗失败的复发或转移性癌的患者。

(2)尼妥珠单抗是我国第一个自主研发用于治疗恶性肿瘤的单抗药物,也是全球首个以EGFR为靶点的单抗药物。联合放疗治疗晚期鼻咽癌的总有效率可达90%以上,2008年在国内获准上市,主要适用于与放疗联合治疗EGFR阳性表达的Ⅲ/Ⅳ期鼻咽癌。

2. VEGF单克隆抗体

肿瘤的发生、发展均有赖于血管新生，而VEGF及其受体VEGFR的相互结合又在肿瘤血管生成的过程中起到至关重要的作用。研究发现，VEGF在67%的鼻咽癌患者中过表达，且与患者的远处转移及预后不良有关。VEGF或VEGFR也是鼻咽癌治疗研究中的干预靶点，主要代表药物有贝伐珠单抗，其是VEGF单克隆抗体。

2012年，Lee NY报道，在局部晚期鼻咽癌患者的标准放化疗过程中加入了贝伐珠单抗，结果显示2年总体生存率为90.9%，未见严重的出血，为贝伐珠单抗在鼻咽癌中的应用提供了重要依据。

3. PD-1单克隆抗体

程序性死亡受体-1（PD-1）是一种免疫受体，结合程序性死亡配体1（PD-L1）和程序性死亡配体2（PD-L2）负责负向调控免疫反应。回顾性分析发现，鼻咽癌细胞PD-L1的表达与肿瘤的进展相关，PD-L1阳性表达者预后不良。

（1）派姆单抗是一种PD-1单克隆抗体。2006年已被FDA批准用于经铂类化疗后复发或转移性头颈部鳞状细胞癌。

（2）纳武单抗也是一种结合PD-1的单克隆抗体，2016年被FDA批准用于经铂类化疗后复发或转移性头颈部鳞状细胞癌。

（六）中医治疗

1. 分证论治

（1）肺热痰凝型：清热宣肺，除痰散结。

【方药】清金化痰汤（《统旨方》）加减。

【分析】方中浙贝母、黄芩、桑白皮清热化痰，为君药；辅以山慈菇、瓜蒌加强祛痰散结之力；治痰当须先理气，气顺痰自消，辅以枳实、橘红下气消痰，为臣药；脾为生痰之源，肺为贮痰之器，佐以茯苓健脾渗湿、杏仁宣肺理气、辛夷花宣通鼻窍。

【加减】热毒内盛者可加栀子、黄连以清热解毒；痰多者加生南星、生半夏以助除痰散结之力；颈部肿块者可加山慈菇、猫爪草以增祛瘀消积之功；加入三七、僵蚕有助于通鼻窍、祛瘀毒。

（2）气郁痰瘀型：理气解郁，化痰消积。

【方药】消瘰丸(《医学衷中参西录》)加减。

【分析】方中煅牡蛎、鳖甲、薏苡仁、海带、昆布等消痰软坚,为君药;辅以三棱、莪术善理肝胆之郁,能开至坚之结,配以血竭、乳香、没药以通气活血,使气通血畅,体内积块自当渐散渐消,为臣药;佐以玄参、土贝母宣肺除痰,黄芪、党参等兼健脾益气、扶正祛邪之功。

【加减】疼痛剧烈、血瘀明显者可选加土鳖虫、三七粉以助活血通络止痛;肿块明显者可加石上柏、牛黄、山海螺以消肿散结。

(3)火毒内阻型:泻火解毒,通络止痛。

【方药】龙胆泻肝汤(《兰室秘藏》)加减。

【分析】方中龙胆草泻肝胆湿热,为君药;辅以黄芩、栀子苦寒泻火,助清肝胆湿热,为臣药;佐以柴胡疏肝理气,薏苡仁、茯苓健脾利湿,当归、地黄活血凉血;车前子、木通清热利湿,引热从小便出;桔梗引药上行,甘草解毒调味,为使药。

【加减】涕血明显者可加仙鹤草、紫草、侧柏叶以凉血止血;头痛较剧者可加辛夷花、全蝎、蜈蚣以通络止痛;口干口苦、便秘、尿黄、热象明显者可加大黄、车前子、白茅根以通腑泄热。

(4)气阴亏虚型:益气养阴,清热生津。

【方药】生脉散(《景岳全书》)合增液汤(《温病条辨》)加味。

【分析】方中党参、西洋参、淮山药健脾益气,为君药;辅以麦冬、玄参、五味子养阴清热以生津,守宫、全蝎、山慈菇除痰散结、消积止痛,共为臣药;佐以女贞子、生地黄、何首乌以补血滋阴。

【加减】阴血亏虚明显者可加当归、鸡血藤、白芍等以滋阴养血;气虚明显者可加黄芪、酒萸肉、菟丝子以健脾益气;虚火痰凝、肿块明显者可加浙贝母、猫爪草以助除痰散结。

2. 常用中药方剂

(1)桃红活血汤:益气补血,活血化瘀。主治鼻咽癌。

【方药组成】黄芪15g、赤芍10g、当归10g、川芎10g、桃仁10g、红花10g、鸡内金12g、葛根15g、陈皮6g、丹参15g,水煎服。

(2)二草双花汤:清热解毒。主治鼻咽癌。

【方药组成】人参9g、金银花30g、白花蛇舌草30g、夏枯草20g,水煎服。

(3)白山桃花汤：活血化瘀，解毒消肿。主治鼻咽癌。

【方药组成】赤芍9g、川芎9g、桃仁6g、当归9g、莪术6g、白芷9g、重楼10g、山豆根10g、生姜3片、大枣5枚，水煎服。

(4)三参二冬汤：益气养阴，清热解毒。主治鼻咽癌。

【方药组成】麦冬12g、天冬12g、沙参12g、玄参12g、生地黄10g、白茅根15g、玉竹9g、银花12g、白花蛇舌草20g、白毛藤30g、党参12g、茯苓10g、白术10g、炙甘草6g、丹参12g，水煎服。

(5)鼻咽灵方：养阴清热，解毒消肿。主治鼻咽癌。

【方药组成】将山豆根、麦冬、半枝莲、石上柏、白花蛇舌草、天花粉制成片剂。口服，每日4次，每次4片，15天为1个疗程。

(6)苍天山海汤：清热解毒，化痰软坚。主治鼻咽癌。

【方药组成】苍耳子15g、山豆根12g、石上柏30g、半枝莲30g、夏枯草12g、天葵子30g、昆布15g、海带15g，水煎服。另醋制硇砂15~20g，加入蒸馏水至200mL，制成溶液，滴鼻。

(7)鼻咽消肿汤：方药一能养阴清热，生津利咽；方药二能健脾益气，化痰和胃；方药三能益气养阴。主治鼻咽癌。

【方药一组成】知母9g、牡丹皮9g、茅根18g、银花12g、天花粉30g、野百合12g、天冬12g、生地黄15g、石斛15g、沙参15g、枸杞子15g、女贞子15g、丹参15g、生南星9g、生半夏10g、石上柏30g，水煎服。

【方药二组成】党参12g、白术9g、茯苓12g、山药12g、制南星12g、制半夏12g、陈皮9g、薏苡仁30g、苍术9g、川朴9g、白扁豆15g、砂仁3g(后入)、猪苓15g，水煎服。

【方药三组成】党参12g、黄芪15g、白术9g、甘草6g、沙参15g、麦冬12g、玄参15g、黄精15g、山药12g、五味子6g、女贞子15g、菟丝子15g、墨旱莲15g，水煎服。

(8)二参三子方：滋阴清热，益气利咽。主治鼻咽癌。

【方药组成】玄参30g、北沙参30g、麦冬15g、知母12g、石斛25g、黄芪25g、白术25g、女贞子15g、紫草25g、卷柏15g、苍耳子15g、山豆根10g、辛夷15g、白芷10g、淮山药10g、石菖蒲10g、菟丝子15g，水煎服。

(9)葵树白花汤：化痰软坚，解毒消肿。主治鼻咽癌。

【方药组成】牡蛎30g、葵树子30g、白花蛇舌草30g、佛手10g、生南星10g、生半夏

10g、七叶一枝花15g、穿石破30g，水煎服。

(10)双龙消瘤方：清泻肝火，化痰消肿。主治鼻侧未分化癌。

【方药组成】柴胡4.5g、龙胆草6g、炙鳖甲24g、地骨皮18g、地龙6g、土贝母12g、海藻12g、昆布12g、凤尾草12g、败酱草12g，水煎服。消瘤丸(全蝎、蜂房、龙衣各等分，研末水泛为丸)9g，吞服。

3.常用中草药

(1)山慈菇：味甘、微辛，性寒，有小毒。功能：消肿散结，化痰解毒。常用于乳腺癌、肺癌、鼻咽癌、食管癌等癌肿的治疗。《本草纲目》记载其"主疗肿，攻毒破皮。解诸毒"。常用：6~15g煎服，入丸、散剂量减半。外用：适量。

(2)石上柏：味苦，性寒。功能：清热解毒，抗癌止血。常用于肺癌、鼻咽癌、消化道肿瘤、宫颈癌等恶性肿瘤的治疗。常用：30~60g煎服。

(3)苍耳子：味甘、苦、辛，性温。功能：通鼻窍，祛风散热，解毒杀虫，止痛。常用于脑肿瘤、鼻咽癌、甲状腺癌、骨肉瘤等的治疗。《新修本草》记载其"主大风，癫痫，头风湿痹，毒在骨髓……除诸毒螫……"常用：6~15g煎服。

(4)山豆根：味苦，性寒。功能：清火解毒，消肿止痛。抗癌谱较广，用于肺癌、鼻咽癌、乳腺癌、喉癌、膀胱癌、白血病及软组织肿瘤的治疗。《开宝本草》记载其"主解诸药毒，止痛，消疮肿毒"。常用：6~15g煎服。

4.常用中成药

(1)鼻咽灵片：具有清热解毒、软坚散结、益气养阴的功效。常用于胸膈风热、痰火郁结、热毒上攻、耗气伤津之病证的治疗。症见口干、咽痛、咽喉干燥灼热，声音嘶哑，头痛，鼻塞流脓涕或涕中带血。也可用于治疗慢性咽喉炎、口腔炎、鼻咽炎，并可作为鼻咽癌放疗、化疗的辅助治疗。口服，每次5片，每日3次。

(2)鼻咽清毒颗粒：具有清热解毒、化痰散结的功效。常用于热毒蕴结鼻咽肿痛，以及鼻咽慢性炎症、鼻咽癌放疗后分泌物增多等症的治疗。每次20g，每日2次，温开水冲服，30天为1个疗程。

(3)小金丸(《外科证治全生集》)：具有散结消肿、化瘀止痛的功效。常用于阴疽初起、皮色不变、肿硬作痛、多发性脓肿、瘿瘤、瘰疬、乳岩、乳癖等的治疗。打碎后温开水送服，每次1.2~3g，每日2次。小儿酌量。

（4）硼脑膏：金银花9g、鱼脑石6g、黄柏6g、硼砂6g、冰片0.6g，共为细末，用香油或凡士林调成软膏，用棉球蘸药膏塞鼻孔内，或将药粉吹入鼻孔内，每日3次。适用于鼻咽癌痰热蕴结、鼻塞、头痛等。

（5）辛石散：白芷3g、鹅不食草3g、细辛3g、辛夷花6g、鱼脑石4块、冰片4.5g，共为极细末，每日1~2次吹入鼻窍内。适用于鼻咽癌有鼻塞、头痛较剧者。

5. 针灸治疗

【穴位】印堂、上星、通天、天鼎、足三里、合谷。

【方义】本方以局部取穴为主（腧穴所在，主治所在），远部取穴为辅（经脉所通，主治所及），配合使用，共奏疏经活络、通行气血之功。通天配印堂，善于宣发清阳，加上星通鼻窍，天鼎以疏局部经气。足三里、合谷疏调阳明经气而通鼻窍利咽。

【辨证配穴】肺热痰凝型加尺泽、丰隆以清肺化痰；气郁痰瘀型加太冲、三阴交以行气散瘀；火毒内阻型加内庭、液门以清泻火毒；气阴亏虚型加气海、照海以益气养阴。

五、小结

鼻咽癌是原发于鼻咽黏膜被覆上皮的恶性肿瘤，应着重于病因的预防，尤其是高发地区的人群需要定期筛查。应保持鼻腔卫生，戒烟酒，避免香烟吸入，合理调整饮食结构，做到定期体检。

随着现代医学的进步与发展，鼻咽癌的治疗效果有了显著提高。早期治疗病变控制率可达80%~90%，但中晚期为50%，远处转移者为30%。5年总生存率为50%~70%。鼻咽癌患者治疗后需定期随访，1年内每3个月随访1次，2年内每3~4个月随访1次，5年内每4~6个月随访1次，5年后每年随访1次。

第三节 口腔癌

口腔癌占头颈部恶性肿瘤的4.7%~20.3%，为世界第六大常见恶性肿瘤，在我国居头颈部恶性肿瘤的第2位。其早期症状比较隐匿，主要表现为疼痛及黏膜溃疡，早期以手术、放疗为主，中晚期采用以放化疗为主的综合治疗。

口腔癌的高发区为东亚、东南亚、西欧、东欧、拉丁美洲、加勒比地区及太平洋地区，其发病率随年龄增加而显著上升，男性发病多于女性。近年来，年轻男性口腔癌发病率明显上升。我国口腔癌发病率较低，口腔癌在我国以舌癌最为常见，90%的口腔癌为鳞状细胞癌。肿瘤发生转移后，患者治愈的可能性和生活质量均会严重下降。因此，早期诊断是提高口腔癌患者生存率和生活质量的关键。

一、病因学研究

（一）吸烟与饮酒

研究发现，吸烟、饮酒与口腔癌的发生存在一定的正相关性，酒精（乙醇）及烟草中的苯并芘化合物会对口腔黏膜产生直接刺激，同时吸烟时高温对口腔皮肤有灼伤，从而产生一系列反应。

（二）槟榔

槟榔中含有槟榔碱、槟榔次碱等成分，这些生物碱经硝基化可变为亚硝酸铵，具有致癌性。

（三）食物种类及加工方式

研究发现，肉类可升高口腔癌的发生危险，而富含维生素的水果、蔬菜及不饱和脂肪酸类食物可降低口腔癌的发生风险。同时习惯进食热食及油炸食品可增加患口腔癌的风险。

（四）牙列和口腔卫生

研究发现，不良牙列及不良口腔卫生可增加口腔癌的发生风险，这可能与残根、尖牙不断刺激局部组织有关。我国的一项研究发现，从来不刷牙的人群患口腔癌的概率为正常人的7倍。

二、病理类型

口腔癌可表现出不同的肿瘤类型，如乳头状型、外突型、溃疡型、浸润型。

90%以上的口腔癌来源于口腔黏膜的复层鳞状上皮，因此其病理类型以鳞状细胞癌为主，其他类型少见。临床上口腔癌一般是指鳞状细胞癌。

三、临床特点

口腔癌的初期症状与口腔黏膜病变、常见的其他口腔疾病表现极为相似，因此易被忽视，导致患者就诊时已发生淋巴结转移。

口腔癌常见症状如下。

（一）疼痛

疼痛为临床最常见的口腔癌症状，肿瘤增大继发急性炎症时可引起疼痛，或因肿瘤浸润引起局部破溃、骨质破坏等而导致疼痛。

（二）出现斑点

口腔黏膜的白斑、红斑及扁平苔藓为口腔癌的癌前病变，口腔黏膜下纤维性变与慢性光化性唇炎也是癌前状态，易发生癌变。

（三）下唇麻木

肿瘤侵犯脑神经时可出现下唇麻木。

（四）口腔肿块

口腔肿块是口腔癌患者的常见症状，可对周围组织造成浸润性破坏。

（五）溃疡和溃烂

口腔癌患者常出现溃疡表现，并且破溃逐渐加重。

（六）牙齿松动

肿瘤侵犯骨组织可使牙槽骨逐渐被破坏吸收，进而导致牙齿松动，甚至脱落。

（七）言语不清

舌癌可侵犯舌下神经，引起舌肌瘫痪，导致言语不清。

四、治疗方式

口腔淋巴循环丰富，淋巴引流首先至颈部Ⅰ区、Ⅱ区和Ⅲ区淋巴结，约30%的患者就诊时存在明显的区域淋巴结转移。早期患者以手术治疗为主，中晚期患者多采用放化疗、免疫治疗、中医药治疗、分子靶向药治疗等综合治疗。

治疗原则包括以下几方面。①早期口腔癌（Ⅰ、Ⅱ期）：首选原发灶切除术。不能耐受手术或拒绝手术者可直接选择放疗。肿瘤浸润深度>4mm，需要进行Ⅰ~Ⅲ区同侧或双侧颈部淋巴结清扫术。术后病理提示高危因素者，术后需要进行放疗或放化疗。②局灶晚期口腔癌：手术仍为主要的根治方法，颈部手术需采用改良或根治性淋巴结清扫术。若为N2c或病灶靠近或位于中线，有高危因素者需要进行术后辅助放疗或放化疗等综合治疗。不适合手术的患者可选择放疗联合化疗，或放疗联合分子靶向药物治疗等综合治疗。③复发或转移性口腔癌：对于原发病灶或颈部淋巴结复发患者，挽救性手术是常用的根治性治疗手段。同时还可进行挽救性放疗、姑息性化疗，以及应用免疫抑制剂、分子靶向药物、中医药等综合治疗。

（一）手术治疗

准确的肿瘤分期是进行恰当的手术治疗的前提。对于T1~2期病变，可经口完整地切除肿瘤，并达到切缘安全。对于局部晚期患者，手术仍是根治性治疗的主要手段。手术方法依据不同原发肿瘤的大小、位置及周围组织结构的关系，采用不同的处理方式。早期患者前哨淋巴结活检有利于指导是否进行颈部淋巴结清扫术。

手术后并发症：短期内可出现肺栓塞、胃溃疡、出血、震颤性谵妄、吸入性肺炎等，需要早期发现，及时进行干预。

（二）放疗

放疗可应用于早期和晚期的各类型口腔癌，同时对颈部淋巴结转移、神经侵犯、血管及淋巴管受侵、原发病灶安全切缘<5mm、肿瘤厚度或大小超过10mm的患者，均建议采取放疗。如果舌癌、口底癌手术切除后组织病理发现安全切缘很近，可术中进行近程放疗。

（三）化疗

1.化疗方式

（1）诱导化疗：诱导化疗可减少手术的切除范围。

（2）同步化疗：放疗同期化疗可起到放射增敏作用，并降低口腔癌的死亡风险，是中晚期口腔癌的标准治疗方式。

（3）辅助化疗：研究表明，对于存在高危病理因素的患者（T3~4期，切缘阳性或邻近切缘、神经血管或淋巴管受侵、多个淋巴结阳性、包膜外扩散），术后辅助放疗同时给予化疗，比单纯辅助放疗更能改善患者的生存质量。

（4）姑息性化疗：主要针对不适合手术或放疗的晚期、复发或转移的患者，化疗可起到姑息作用。

2.化疗药物

目前认为对口腔鳞状细胞癌有效的药物主要有博来霉素、平阳霉素、甲氨蝶呤、氟尿嘧啶、紫杉类、铂类、长春新碱、长春地辛等。多联合用药。

（四）分子靶向药物及免疫治疗

对于复发或转移的患者，姑息性治疗联合表皮生长因子受体抑制剂西妥昔单抗是最主要的治疗方案。对于一线无法耐受顺铂联合化疗的患者可采用顺铂联合西妥昔单抗，对于一线无法耐受铂类的患者可应用紫杉醇类联合西妥昔单抗。免疫检查点抑制剂相关药物在头颈部鳞状细胞癌的治疗中取得迅速发展，并得到国际上多个指南的推荐。多种PD-1单抗已被批准作为晚期或复发、转移性头颈部鳞状细胞癌的一线用药。最新的前瞻性研究显示，抗EGFR的阿法替尼在肿瘤缓解率及无进展生存期上优于甲氨蝶呤，可用于部分患者的挽救性治疗。

（五）中医治疗

口腔癌的根本病机为先天禀赋不足，后天起居失常、情志不畅、饮食失宜等导致正气亏虚，脏腑功能低下，气运乏力，痰饮水湿不化，气滞血瘀痰凝，阻结于舌而成癌。其病程发展是因虚而致实，因实而更虚，致虚实夹杂，本虚而标实。中医对本病的治疗以清热泻火、解毒散结为原则，或佐以扶正之品，能减轻痛苦、延长生存期、提高生存率。舌癌的辨证，初期以邪实为主，呈火毒结聚之证，继则虚实夹杂，晚期往往邪盛正衰，呈气血两虚状态。临床上可按病程辨证论治，并做随证加减。中医药除了辨证施治外，也可采用单方、验方、外治法等，均可提高疗效。

1.分证论治

（1）阴虚火旺，毒结咽喉：症状表现为咽喉干燥，咳嗽喉痛，声音嘶哑，吞咽困难，颈部肿胀，舌苔发黄。主要采用利咽清金汤以养阴滋肾、益气清金、解毒散结。方中有桔梗、黄芩、土贝母、生栀子、山豆根、麦冬、薄荷、金银花、金果榄、连翘、牛蒡子、马勃、白花蛇舌草、板蓝根，煎服。

（2）风寒袭肺：症状表现为畏寒，咽喉发紧，突然发作，声音嘶哑，舌苔发白。主要采用麻黄汤、麻杏石甘汤等以疏风解表、温肺散寒。方中有麻黄、杏仁、生甘草、桔梗、川厚朴、姜半夏、枳壳、黄芪、黄芩、射干等，煎服。

（3）肝气郁结：症状表现为吞咽不顺畅，咽喉疼痛，声音嘶哑，头晕目眩。可采用丹栀逍遥散以疏肝解郁、清泄肝火。方中有牡丹皮、栀子、当归、白芍、茯苓、白术、柴胡、薄荷、半枝莲、生姜、清半夏、鳖甲、白花蛇舌草，煎服。

（4）气阴两虚：症状表现为口干舌燥，咽喉疼痛，胸闷气短，声音嘶哑。主要采用冬参汤以补虚益气、润燥清音。方中有人参、西洋参、当归、赤芍、阿胶、生地黄、麦冬、天冬、诃子肉，煎服，也可加入少量梨汁及藕汁。

（5）肾虚内热：症状表现为声音嘶哑甚至失声，喉部溃烂、疼痛，饮食困难，疼痛牵扯到耳部。运用金匮肾气丸合柴胡清肝饮以滋肾培元、解郁清热。方中有附片、肉桂、桔梗、柴胡、生地黄、山药、山茱萸、通草、黄芩、连翘、川芎、人参、川楝子、牡丹皮，煎服。

（6）肺胃积热：症状表现为口干咽燥，咳嗽吐痰，恶心厌食。主要采用清咽利膈汤以清热降火、散结利咽。方中有防风、荆芥、栀子、连翘、薄荷、桔梗、玄参、金银花、竹叶、牛蒡子、生地黄、麦冬、五味子、甘草，煎服。

【证候】舌的一侧出现结块，触之较硬，或伴溃疡、糜烂，合并感染时伴灼痛，有时流涎，口气腥臭，间有烦躁、便秘、溲赤，舌红或红紫，苔薄黄，脉细弦。

【治法】泻火清火，化瘀解毒，消肿散结。

【方药一】导赤散(《小儿药证直诀》)、犀角地黄汤(《备急千金要方》)加减。

【组成】生地黄20~30g、木通6~9g、生甘草梢3g、竹叶9g、犀角3g(水牛角30g代之)、白芍12g、牡丹皮9g。

【加减】热甚者加川连、黄柏、黄芩、山栀、竹叶、山豆根、制川军等；毒盛者加七叶一枝花、白花蛇舌草、蜀羊泉、石上柏、天葵子、龙葵等以抗癌解毒；局部硬结者加夏枯草、山慈菇、贝母、海藻等以软坚散结；不寐者加炒枣仁、柏子仁、夜交藤、合欢皮；纳少者加谷麦芽、焦山楂、佛手片；便溏者加茯苓、泽泻、车前子。

【分析】导赤散为清心火、利小便的方剂，心经热盛，火炎于上则口舌生疮。方中生地黄凉血，竹叶清心，木通降心火、利小便；生甘草梢泻火。全方具有清心凉血、利水导热之功。犀角地黄汤中犀角清热凉血并能解毒(因犀角药源稀少，价格昂贵，每以水牛角代之)；白芍和营泄热；牡丹皮泻血中伏热、凉血散瘀。两方合用适用于火毒瘀结型舌癌。

【方药二】仙方活命饮(《外科发挥》)加减。

【组成】炮山甲10g、天花粉15g、白芷10g、赤芍10g、制乳香5g、制没药5g、皂角刺10g、当归尾10g、陈皮10g、金银花20g、夏枯草15g、大黄6g、山慈菇30g、生甘草5g。

【加减】热毒炽盛、溃破而成翻花状者加重楼15g、半枝莲15g、马勃3g；热毒蕴结、气滞血瘀、疼痛难忍者加全蝎3g、露蜂房10g；热毒阴虚、口干舌红、光剥无苔者加生地黄15g、玄参10g、鲜芦根20g；颈项结块者加昆布10g、海藻10g。

【分析】方中炮山甲、皂角刺消肿溃坚；当归、赤芍、制乳香、制没药活血散瘀、通络止痛；山慈菇、天花粉、夏枯草、白芷、陈皮祛风化痰、软坚散结；金银花、大黄、甘草清热解毒。全方具有消肿软坚、活血止痛、清热解毒之功，用于舌癌热毒蕴结、肿块日久或颈淋巴结转移而正气未衰者的治疗。

2.常用中药方剂

(1)桃红活血汤：益气补血，活血化瘀。主治头颈部恶性肿瘤。

【方药组成】黄芪15g、赤芍10g、当归10g、川芎10g、桃仁10g、红花10g、鸡内金12g、葛根15g、陈皮6g、丹参15g,水煎服。

(2)二草双花汤:清热解毒。主治头颈部恶性肿瘤。

【方药组成】人参9g、金银花30g、白花蛇舌草30g、夏枯草20g,水煎服。

(3)白山桃花汤:活血化瘀,解毒消肿。主治鼻咽癌。

【方药组成】赤芍9g、川芎9g、桃仁6g、当归9g、莪术6g、白芷9g、重楼10g、山豆根10g、生姜3片、大枣5枚,水煎服。

(4)三参二冬汤:益气养阴,清热解毒。主治头颈部恶性肿瘤。

【方药组成】麦冬12g、天冬12g、沙参12g、玄参12g、生地黄10g、白茅根15g、玉竹9g、银花12g、白花蛇舌草20g、白毛藤30g、党参12g、茯苓10g、白术10g、炙甘草6g、丹参12g,水煎服。

(5)葵树白花汤:化痰软坚,解毒消肿。主治头颈部恶性肿瘤。

【方药组成】牡蛎30g、葵树子30g、白花蛇舌草30g、佛手10g、生南星10g、生半夏10g、七叶一枝花15g、穿石破30g,水煎服。

(6)双龙消瘤方:清泻肝火,化痰消肿。主治头颈部恶性肿瘤。

【方药组成】柴胡4.5g、龙胆草6g、炙鳖甲24g、地骨皮18g、地龙6g、土贝母12g、海藻12g、昆布12g、凤尾草12g、败酱草12g,水煎服。消瘤丸(全蝎、蜂房、龙衣各等分,研末水泛为丸)9g,吞服。

3.常用中草药

详见本章第二节鼻咽癌。

4.常用中成药

(1)西黄丸:由体外培育牛黄、人工麝香、醋乳香、醋没药等药物组成。具有清热解毒、消肿散结的功效,可稳定口腔癌患者的病情,减轻疼痛、肿胀等。

(2)双花百合片:由苦地丁、地黄、黄连、板蓝根、紫草等中药组成。具有清热泻火、解毒凉血的功效。需要在医生指导下口服用药,部分患者可产生中度的胃部不适表现。

(3)清凉甘露饮:由茵陈、银柴胡、石斛、麦冬、甘草、生地黄、黄芩、知母、枳壳、枇杷叶、淡竹叶、灯芯草等组成。具有清热解毒、养阴润燥等功效,可用于口腔癌的辅助治疗。

(4)小金丸(《外科证治全生集》):具有散结消肿、化瘀止痛的功效。用于阴疽初起、皮色不变、肿硬作痛、多发性脓肿、瘿瘤、瘰疬、乳岩、乳癖等。打碎后温开水送服,每次

1.2~3g，每日2次；小儿酌量。

（5）硼脑膏：将金银花9g、鱼脑石6g、黄柏6g、硼砂6g、冰片0.6g，研细末，用香油或凡士林调成软膏，局部外用，每日3次。适用于痰热蕴结、水肿、疼痛等。

5. 针灸治疗

【穴位】少商、内庭、尺泽、关冲、足三里、合谷。

【方义】本方以局部取穴为主（腧穴所在，主治所在），远部取穴为辅（经脉所通，主治所及），配合使用，有疏经活络、通行气血之功。通天配印堂，善于宣发清阳、疏肝理气；足三里、合谷疏调阳明经气而通窍利咽。

【辨证配穴】肺热痰凝型加丰隆以清肺化痰；气郁痰瘀型加太冲、三阴交以行气散瘀；火毒内阻型加液门以清泻火毒；气阴亏虚型加气海、照海以益气养阴。

五、小结

口腔癌的预后与肿瘤的浸润深度直接相关。相关研究显示，手术后Ⅰ期患者的5年生存率为75%~78%，Ⅱ期患者的5年生存率为65%~66%，Ⅲ期患者的5年生存率为30%~62%，Ⅳ期患者的5年生存率为20%~50%。密切随访可明显改善患者的不良预后。除了监测肿瘤是否局部复发外，每年还需要完善胸部X线检查、头颈部检查及生物化学检查等。

虽然我国口腔癌的发病率较其他国家不突出，但因庞大的人口基数，实际患病人数仍居世界前列。在预防肿瘤的发生方面，积极做到三级预防：一级预防为病因预防；二级预防做到癌前病变的早期诊断与治疗；三级预防为预防复发或新发癌，以降低死亡率，提高生活质量。鼓励个体定期进行口腔检查，保持良好的口腔卫生习惯和健康的精神状态，以降低口腔癌的发病率。

第四节 口咽癌

口咽部恶性肿瘤的发病率占头颈部恶性肿瘤的4.2%，原发于扁桃体者居多，由于易出现淋巴结转移，初诊患者多为中晚期。早期症状不典型，后期因肿瘤进展而出现吞咽困难、吞咽疼痛，且进行性加重。早期治疗以单纯手术或放疗为主，中晚期提倡综合治疗。全球癌症统计显示，口咽癌发病率为1.6/10万，约占全身恶性肿瘤的0.5%。我国口咽癌发病率比口腔癌低，其中扁桃体癌最多，约占51.3%；舌根癌次之，约占34%；软腭癌最少，约占15%。

一、病因学研究

（一）吸烟、饮酒

吸烟、饮酒与口咽癌的发生存在一定的正相关性，酒精及烟草中的苯并芘化合物对黏膜细胞可产生直接刺激，同时烟草的高温也对口腔皮肤有灼伤，导致产生一系列反应。

（二）人乳头状瘤病毒（HPV）感染

90%以上HPV阳性的口腔癌为HPV16亚型感染导致，HPV病毒通过黏膜破损伤口种植到正常的口腔黏膜上皮，病毒DNA插入宿主细胞DNA中，从而导致正常组织细胞转化为恶性细胞。

（三）职业与环境污染

在特殊职业中，污染的空气中含有特殊的化学物质（如甲醛），具有一定的致癌性。

（四）遗传因素

有恶性肿瘤家族史的家系，呈家族聚集性发生，可能与遗传因素有关。

二、病理类型

口咽部的恶性肿瘤根据病理类型主要分为癌、肉瘤、恶性淋巴瘤等。其中90%为鳞状细胞癌。根据原发部位分为扁桃体、软腭、舌根、会厌及口咽壁的恶性肿瘤。

三、临床特点

口咽癌早期症状不典型或不明显，容易被忽视，约75%的患者就诊时已为Ⅲ、Ⅳ期。

口咽部恶性肿瘤的恶性程度较高，病程发展较快，转移出现较早，因口咽部淋巴组织非常丰富，初诊时78.5%的患者已发生淋巴结转移。颈部肿块、咽部疼痛、异物感、吞咽不畅、黏膜溃疡等是口咽癌的临床表现。相关研究显示，口咽癌的临床首发症状为间歇性咽部疼痛（40%）、颈部肿块（22%）、咽部异物感（20%）、口咽黏膜溃疡（15%）。

四、治疗方式

口咽癌首先考虑HPV感染，HPV阳性的口咽鳞状细胞癌对于放化疗更敏感，HPV阳性者应积极进行手术治疗，扩大切除肿瘤范围，以降低局部复发率。早期治疗主要采用单纯手术或放疗，中晚期提倡综合治疗。

治疗原则。①早期口咽癌（Ⅰ、Ⅱ期）：采用手术或单纯放疗的治疗模式，早期口咽癌具有隐匿性淋巴结转移的可能，需要进行同侧选择性淋巴结清扫。若原发灶位于或靠近中线，则需要考虑对侧淋巴结清扫，以确定实际分期。②局部晚期口咽癌：目前缺乏手术与同期放化疗的前瞻性研究。治疗方式的选择需要基于肿瘤大小、位置、术后功能障碍等多因素综合考虑。对于T3~4期的患者，手术造成功能缺失者，可选择同步放化疗。手术后病理提示不良指征的患者可选择辅助放疗或辅助放化疗。③复发或转移性口咽癌：对于原发病灶或颈部淋巴结复发的患者，挽救性手术是常用的根治性治疗手段。同时还可进行挽救性放疗、姑息性化疗，以及进行免疫抑制剂、分子靶向药物、中医药等综合治疗。

（一）手术治疗

手术治疗的选择取决于要切除病变的部位和大小，大部分口咽病变能借助器械通过口腔完成。对于病灶较大且邻近声门上区和喉咽区域的肿瘤，需要进行侧方喉咽切开来扩大切口，充分暴露术野。对于特别大的肿瘤，需要开放性手术，同时进行皮瓣修复，同时要根据肿瘤分期考虑是否需要颈部淋巴结清扫。

手术并发症可分为围手术期和术后并发症。围手术期并发症主要为血管和神经损伤；术后并发症主要包括咽瘘、牙关紧闭、误吸、出血、疼痛、肌肉功能障碍引起的吞咽困难等。

（二）放疗

口咽癌患者推荐进行调强放疗，以便将重要组织结构的照射剂量降至最低。放疗分为根治性放疗、预防性放疗和姑息性放疗。

1. 根治性放疗

适用于扁桃体肉瘤、未分化癌或低分化鳞状细胞癌或其他各类癌的Ⅰ~Ⅱ期病变。颈部淋巴结转移灶需要与原发灶同时照射。

2. 预防性放疗

适用于N0期病变，以及颈淋巴结清扫术后因原发淋巴结转移灶较大、数量多或转移灶的癌细胞已突破淋巴结被膜者，或一侧进行颈部淋巴结清扫术而对侧无淋巴结转移者，为避免淋巴结复发而进行照射。

3. 姑息性放疗

适用于晚期有广泛扩散、转移的病例。

（三）化疗

1. 化疗方式

（1）诱导化疗：诱导化疗可减少手术的切除范围。

（2）同步化疗：放疗同期化疗可起到放射增敏作用，并降低肿瘤的死亡风险，适用于中晚期口咽癌。

（3）辅助化疗：研究表明，对于存在高危病理因素的患者（T3~4期，切缘阳性或邻近切缘、神经血管或淋巴管受侵、多个淋巴结阳性、包膜外扩散），术后辅助放疗同时给予化疗，比单纯辅助放疗更能改善生存质量。

（4）姑息性化疗：主要针对不适合手术或放疗的晚期、复发或转移的患者，化疗可起到姑息作用。

2. 化疗药物

与其他头颈部肿瘤化疗药物选择类似，常用药物有铂类、博来霉素、平阳霉素、甲氨蝶呤、氟尿嘧啶、紫杉类、长春新碱、长春地辛等。联合用药效果更佳。

（四）分子靶向药物及免疫治疗

目前，其他头颈部肿瘤的分子靶向药物及免疫治疗的药物选择无明显区别，见前文。

（五）中医治疗

古人较早就对口咽癌有了认识，《囊秘喉书》记载："喉中有生肉，层层相叠，渐肿有孔具气者"。在传统医学中，口咽癌称谓不一。中医学将其归属于"喉痈""喉瘤""喉百时"等范畴，认为口咽癌的病机不外乎气滞血瘀、肺热火毒炽盛、痰湿热毒蕴结。外因感受风热之邪，内与肺、脾、肝、肾功能失常有关。咽喉司呼吸，为音之府，属肺、肝、肾之经络循行部位。

口咽癌的根本病机为先天禀赋不足，后天起居失常、情志不畅、饮食失宜等导致正气亏虚，脏腑功能低下，气运乏力，痰饮水湿不化，气滞血瘀痰凝，加上虚火上炎，毒湿交织，阻结于咽部而成癌。观其病程发展，是因虚而致实，因实而更虚，致虚实夹杂，本虚而标实。中医对本病的治疗以清热泻火、解毒散结为原则，或佐以扶正之品，能减轻痛苦、延长生存期、提高生存率。临床上可按病程辨证论治，并随证加减。中医药除了辨证施治外，也可通过单方、验方、外治法等提高疗效。

1.分证论治

根据口咽癌的临床表现进行辨证论治。其病多以本虚标实为特点，本属正气虚弱，肝肾阴虚，标实多以毒邪痰热蕴结络脉、血瘀为患。

（1）风寒袭肺型。

【证候】声音嘶哑，恶风恶寒，咽喉发紧，突然发作，舌苔白，脉浮紧。

【治法】疏风解表，温肺散寒。

【方药】麻朴汤加减。

【组成】麻黄6g，杏仁15g，生甘草3g，桔梗、川厚朴、清半夏各10g，枳壳12g。

【加减】如风寒兼火，声哑咳嗽，发热胸痛，咽喉干痛，舌苔黄，脉弦数，治以清肺利咽，方用加味麻杏石甘汤加减。麻黄6g、生石膏20g、苦杏仁15g、天花粉15g、桔梗10g、生甘草3g。

(2)气阴两虚型。

【证候】声音嘶哑,咽喉疼痛,气短气喘,语言低微,多汗口干,舌红少苔,脉沉细。

【治法】补虚益气,润燥清音。

【方药】冬参汤化裁。

【组成】人参10g,云茯苓、全当归、阿胶(烊化)各15g,生地黄30g,麦冬、天冬各20g,诃子肉12g,梨汁30mL。

(3)肺虚有热(肺胃积热)型。

【证候】声音嘶哑,咽干口燥,五心烦热,潮热盗汗,咽喉肿痛,喉部异物感,吞咽不利,咳嗽吐痰,痰中带血,恶心厌食,小便黄赤,大便坚涩,舌绛苔黄,脉弦数。

【治法】清热降火,散结利咽。

【方药】清咽利膈汤加减。

【组成】防风、荆芥、栀子、连翘各20g,薄荷、桔梗各6g,玄参、金银花、竹叶各12g,牛蒡子、生地黄、麦冬、五味子各15g,甘草5g。

(4)阴虚火旺,毒结咽喉型。

【证候】声音嘶哑、咽喉干燥,持续呛咳,咯血喉痛,吞咽困难,颈部肿核,舌红、干,舌苔黄,脉细滑数。

【治法】养阴滋肾,益气清金,解毒散结。

【方药】利咽清金汤加减。

【组成】桔梗、黄芩、浙贝母、生栀子、山豆根各10g,麦冬15g,薄荷、紫苏、金果榄各6g,牛蒡子、马勃各12g,板蓝根20g。另服知柏地黄丸,每次1丸,每日2次。

(5)痰结湿聚型。

【证候】声音嘶哑,咽喉疼痛,颈部肿核,恶心腹胀,大便溏泄,白带黄黏,舌淡,舌体胖有齿痕,脉沉滑。

【治法】健脾燥湿,化痰散结。

【方药】导痰汤加减。

【组成】法半夏、陈皮、白术、枳实、制南星、杏仁、浙贝母、桃仁、葶苈子各10g,茯苓、薏苡仁、半枝莲、白花蛇舌草各30g,大枣10枚。

【加减】痰郁发热者加金银花、连翘各10g;痰中带血者加白茅根、黛蛤散、仙鹤草各

30g，血余炭、藕节各10g；胸胁胀痛者加全瓜蒌、延胡索各15g，制乳香、制没药各10g。

(6)肝气郁结型。

【证候】咽喉疼痛，声音嘶哑，咳声低弱，神疲乏力，口苦咽干，吞咽不利，妨碍饮食，头晕目眩，胸胁胀痛，舌燥苔薄黄，脉弦。

【治法】疏肝解郁，清泄肝火。

【方药】丹栀逍遥散加减。

【组成】牡丹皮、栀子、当归、白芍、茯苓、白术各10g，柴胡、薄荷各6g，半枝莲15g，生姜5g，白花蛇舌草30g。

(7)肾虚内热型。

【证候】声哑失音，喉部溃烂作痛，饮食困难，痛连耳窍，痰涎壅盛，五心烦热，舌苔厚腻，脉沉数。

【治法】滋肾培元，解郁清热。

【方药】金匮肾气丸合柴胡清肝饮加减。

【组成】附片(先煎)、桂枝、桔梗、柴胡各6g，生地黄、山药、山茱萸、泽泻、茯苓、黄芩、连翘、川芎、人参各10g，牡丹皮15g。

2.常用中药方剂

(1)桃红活血汤：益气补血，活血化瘀。主治头颈部恶性肿瘤。

【方药组成】黄芪15g、赤芍10g、当归10g、川芎10g、桃仁10g、红花10g、鸡内金12g、葛根15g、陈皮6g、丹参15g，水煎服。

(2)二草双花汤：清热解毒。主治头颈部恶性肿瘤。

【方药组成】人参9g、金银花30g、白花蛇舌草30g、夏枯草20g，水煎服。

(3)三参二冬汤：益气养阴，清热解毒。主治头颈部恶性肿瘤。

【方药组成】麦冬12g、天冬12g、沙参12g、玄参12g、生地黄10g、白茅根15g、玉竹9g、银花12g、白花蛇舌草20g、白毛藤30g、党参12g、茯苓10g、白术10g、炙甘草6g、丹参12g，水煎服。

(4)葵树白花汤：化痰软坚，解毒消肿。主治头颈部恶性肿瘤。

【方药组成】牡蛎30g、葵树子30g、白花蛇舌草30g、佛手10g、生南星10g、生半夏10g、七叶一枝花15g、穿石破30g，水煎服。

(5)双龙消瘤方:清泻肝火,化痰消肿。主治头颈部恶性肿瘤。

【方药组成】柴胡4.5g、龙胆草6g、炙鳖甲24g、地骨皮18g、地龙6g、土贝母12g、海藻12g、昆布12g、凤尾草12g、败酱草12g,水煎服。消瘤丸(全蝎、蜂房、龙衣各等分,研末水泛为丸)9g,吞服。

3. 针灸治疗

【穴位】天突、风池、太渊、关冲、足三里、合谷。

【方义】本方以局部取穴为主(腧穴所在,主治所在),远部取穴为辅(经脉所通,主治所及),配合使用,共奏疏经活络、通行气血之功,可宣发清阳、疏肝理气。足三里、合谷疏调阳明经气而通窍利咽。

【辨证配穴】肺热痰凝型加丰隆以清肺化痰;气郁痰瘀型加太冲、三阴交以行气散瘀;火毒内阻型加液门以清泻火毒;气阴亏虚型加气海、照海以益气养阴。

五、小结

口咽癌的预后与肿瘤的原发部位、最初的分期和肿瘤分级显著相关。生存率取决于肿瘤局部和颈部淋巴结的复发、预防、早期发现和治疗。

在口咽癌的预防方面,积极做到三级预防,尤其是病因预防,鼓励个体定期进行口腔检查,保持良好的口腔卫生习惯和健康的精神状态,咽部不适要及时就诊,以期做到早发现、早诊断、早治疗。

第五节 下咽癌

下咽也称喉咽,其原发肿瘤较少,据统计下咽癌占我国头颈部恶性肿瘤的2.5%,占全身恶性肿瘤的0.25%。下咽癌患者早期症状不典型,确诊时60%已为局部晚期并伴区域淋巴结转移,早期以手术治疗为主,中晚期主要予以综合治疗。

下咽癌的多发年龄为60岁左右,患者以男性居多,男女比为(1.8~12.6):1。下咽癌发生部位梨状窝约占63.6%,环状软骨后占17.8%,喉咽后壁占15.7%。其中梨状窝癌、喉咽后壁癌以男性为主,环状软骨癌多见于女性。

一、病因学研究

（一）不良生活习惯

病因尚不完全清楚，可能与长期大量吸烟、饮酒有关。

（二）激素

女性患者可能与绝经期内分泌功能紊乱有关。

（三）营养不良

国外有报道下咽癌与缺铁性贫血有关。

（四）遗传因素

有恶性肿瘤家族史的家系呈家族聚集性发生，可能与遗传因素有关。

（五）病毒感染

HPV感染与头颈部肿瘤发生相关。

二、病理类型

下咽癌以鳞状细胞癌多见，约占97%，未分化癌、腺癌少见，偶见肉瘤及淋巴瘤。

三、临床特点

下咽癌患者早期症状往往不够明显，发现时多为局部晚期或发生淋巴结转移。临床上根据病灶位置分为梨状窝癌、环状软骨后癌和喉咽后壁癌。其主要临床症状如下。

（一）吞咽困难

吞咽困难为下咽癌特有症状，是肿瘤侵及梨状窝、食管入口后阻塞咽喉腔所致。

（二）咽喉疼痛

肿瘤破溃或感染或侵犯骨质时易引起剧烈疼痛。

（三）声音嘶哑

肿瘤累及喉返神经或损失声带导致声音嘶哑。

（四）颈部淋巴结肿大

颈部淋巴结肿大常为下咽癌首发症状就诊，以单侧为主，肿块常增长迅速，质硬，无触痛。

（五）远处转移

晚期可出现肝、肺、骨转移等症状。

四、治疗方式

下咽癌的治疗比较困难，不仅要彻底控制原发灶及颈部淋巴结转移灶，还要尽可能保留其正常生理功能和发音功能。手术是早期下咽癌患者的主要治疗手段，中晚期患者以综合治疗为主。

治疗原则。①早期肿瘤（Ⅰ~Ⅱ期）：早期肿瘤不需要全喉切除术，可选择手术或放疗，对于只做根治性放疗的患者，手术可清除颈部残留病灶。②局灶晚期：对于局灶晚期下咽癌患者，除处理T1期和部分T2期以外，大部分患者还需要进行全喉切除术，通常联合术后放疗或放化疗。颈部手术可采用改良性或根治性淋巴结清扫。对于原发灶T4期患者，放疗的保喉治疗效果欠佳，因此对有可能手术切除的肿瘤强烈建议采取手术治疗。对于有保喉意愿的患者放疗联合顺铂是常用模式，或放疗联合西妥昔单抗。同时诱导化疗也是一种保喉策略，化疗后肿瘤达到部分或完全缓解，患者后期可接受放疗或同期联合西妥昔单抗。③复发或转移：对于原发病灶或颈部淋巴结复发的患者，挽救性手术是常用的根治性治疗手段。同时还可进行挽救性放疗、姑息性化疗，以及应用免疫抑制剂、分子靶向药物、中医药等综合治疗。

（一）手术治疗

手术是下咽癌的主要治疗手段，应根据下咽癌的大小、部位采用不同的手术方法。手术方式可采用开放或经口入路切除原发灶，分为保喉的下咽癌切除术和不保喉的下咽癌切除术，早期下咽癌有隐匿性的颈部淋巴结转移，需要进行颈部淋巴结清扫。

手术并发症：下咽癌术后可出现呼吸困难、出血、吻合口裂开、咽瘘等并发症，应及时进行处理。

（二）放疗

放疗作为首选的单一治疗方案仅限于早期患者（如T1期、部分T2期），一般总剂量为66~74Gy。术后放疗适用于原发肿瘤，如pT3或pT4、淋巴结N2或N3、部分pT1-2N0-1、神经血管受侵、血管内瘤栓，应在手术后6周内进行，原发灶剂量为60Gy，颈部受侵淋巴结区域60~66Gy，未受侵区域44~64Gy。同期放化疗指征为淋巴结包膜受侵和（或）切缘阳性，或存在其他危险因素。

（三）化疗

1.化疗方式

（1）诱导化疗：诱导化疗可减少手术的切除范围。

（2）同步化疗：放疗同期化疗可起到放射增敏作用，并降低肿瘤的死亡风险，适用于中晚期下咽癌。

（3）辅助化疗：研究表明，对于存在高危病理因素的患者（T3~4期，切缘阳性或邻近切缘、神经血管或淋巴管受侵、多个淋巴结阳性、包膜外扩散），术后辅助放疗同时给予化疗，比单纯辅助放疗更能改善患者的生存质量。

（4）姑息性化疗：主要针对不适合手术或放疗的晚期、复发或转移的患者，化疗可起到姑息作用。

2.化疗药物

与其他头颈部肿瘤化疗药物选择类似，常用药物有铂类、博来霉素、平阳霉素、甲氨蝶呤、氟尿嘧啶、紫杉类、长春新碱、长春地辛等。联合用药效果更佳。

（四）分子靶向药物及免疫治疗

目前，其他头颈部肿瘤的分子靶向药物及免疫治疗的药物选择无明显区别，见前文。

（五）中医治疗

下咽癌的根本病机为先天禀赋不足，后天起居失常、情志不畅、饮食失宜等导致正气亏虚，脏腑功能低下，气运乏力，痰饮水湿不化，气滞血瘀痰凝，阻结于咽喉部而成癌。观其病程发展，是因虚而致实，因实而更虚，致虚实夹杂，本虚而标实。中医对本病的治疗以清热泻火、解毒散结为原则，或佐以扶正之品，能减轻痛苦，延长生存期、提高存活率。下咽癌的辨证，初期以邪实为主，呈火毒结聚之证，继则虚实夹杂，晚期往往邪盛正衰，呈气血两虚状态。临床上可按病程辨证论治，并随证加减。中医药除了运用辨证施治外，也可运用单方、验方、外治法等，可提高疗效。

1.分证论治

详见本章第三节口腔癌。

2.常用中药方剂

（1）桃红活血汤：益气补血，活血化瘀。主治头颈部恶性肿瘤。

【方药组成】黄芪15g、赤芍10g、当归10g、川芎10g、桃仁10g、红花10g、鸡内金12g、葛根15g、陈皮6g、丹参15g，水煎服。

（2）二草双花汤：清热解毒。主治头颈部恶性肿瘤。

【方药组成】人参9g、金银花30g、白花蛇舌草30g、夏枯草20g，水煎服。

（3）三参二冬汤：益气养阴，清热解毒。主治头颈部恶性肿瘤。

【方药组成】麦冬12g、天冬12g、沙参12g、玄参12g、生地黄10g、白茅根15g、玉竹9g、银花12g、白花蛇舌草20g、白毛藤30g、党参12g、茯苓10g、白术10g、炙甘草6g、丹参12g，水煎服。

（4）导赤散（《小儿药证直诀》）、犀角地黄汤（《备急千金要方》）加减。

【方药组成】生地黄20~30g、木通6~9g、生甘草梢3g、竹叶9g、犀角3g（水牛角30g代之）、白芍12g、牡丹皮9g。

【加减】热甚者加川连、黄柏、黄芩、山栀、竹叶、山豆根、制川军等；毒盛者加七叶一枝花、白花蛇舌草、蜀羊泉、石上柏、天葵子、龙葵等以清热解毒;局部硬结者加夏枯草、山慈菇、贝母、海藻等以软坚散结;不寐者加炒枣仁、柏子仁、夜交藤、合欢皮;纳少者加谷麦芽、焦山楂、佛手片;便溏者加茯苓、泽泻、车前子。

【分析】导赤散为清心火、利小便的方剂,心经热盛,火炎于上则口舌生疮。方中生地黄凉血,竹叶清心,木通降心火、利小便;生甘草梢泻火。全方具有清心凉血、利水导热之功。犀角地黄汤中犀角清热凉血并能解毒(因犀角药源稀少,价格昂贵,每以水牛角代之);白芍和营泄热;牡丹皮泻血中伏热、凉血散瘀。两方合用适用于火毒瘀结型头颈部恶性肿瘤。

(5)仙方活命饮(《外科发挥》)加减。

【方药组成】炮山甲10g、天花粉15g、白芷10g、赤芍10g、制乳香5g、制没药5g、皂角刺10g、当归尾10g、陈皮10g、金银花20g、夏枯草15g、大黄6g、山慈菇30g、生甘草5g。

【加减】热毒炽盛,溃破而成翻花状者加重楼15g、半枝莲15g、马勃3g;热毒蕴结,气滞血瘀、疼痛难忍者加全蝎3g、露蜂房10g;热毒阴虚、口干舌红、光剥无苔者加生地黄15g、玄参10g、鲜芦根20g;颈项结块者加昆布10g、海藻10g。

【分析】方中炮山甲、皂角刺消肿溃坚;当归、赤芍、制乳香、制没药活血散瘀、通络止痛;山慈菇、天花粉、夏枯草、白芷、陈皮祛风化痰、软坚散结;金银花、大黄、甘草清热解毒。全方共奏消肿软坚、活血止痛、清热解毒之功。适用于下咽癌热毒蕴结、肿块日久或颈淋巴结转移而正气未衰者。

(6)葵树白花汤:化痰软坚,解毒消肿。主治头颈部恶性肿瘤。

【方药组成】牡蛎30g、葵树子30g、白花蛇舌草30g、佛手10g、生南星10g、生半夏10g、七叶一枝花15g、穿石破30g,水煎服。

(7)双龙消瘤方:清泻肝火,化痰消肿。主治头颈部恶性肿瘤。

【方药组成】柴胡4.5g、龙胆草6g、炙鳖甲24g、地骨皮18g、地龙6g、土贝母12g、海藻12g、昆布12g、凤尾草12g、败酱草12g,水煎服。消瘤丸(全蝎、蜂房、龙衣各等分,研末水泛为丸)9g,吞服。

五、小结

早期下咽癌预后佳,但初治多为晚期患者,预后较差。目前,手术、放疗、化疗等综合治疗方法，可使晚期患者5年生存率提高至36%~60%。下咽癌的病因尚未完全明确，根据其相关危险因素，需要做到：有下咽癌家族史患者要定期进行体检；缺铁性贫血女性及时纠正贫血；保持良好的生活习惯；避免HPV感染。

第六节 喉癌

喉癌为头颈部常见恶性肿瘤之一，发病率在我国占全身肿瘤的1%~2%，占头颈部肿瘤的3.3%~8.1%，位居第2。喉癌发病年龄为50~69岁，我国东北地区发病率较高，南方发病率较低。男性明显高于女性。喉癌早期症状以咽部不适、异物感为主，晚期可出现咯血、吞咽困难、声音嘶哑等。早期治疗以手术、放疗为主，晚期采用手术、放化疗、分子靶向药物治疗、免疫治疗、中医药治疗等综合治疗。

一、病因学研究

（一）吸烟与饮酒

吸烟、饮酒已被证实与多种癌症相关。

（二）病毒感染

主要与HPV感染相关。

（三）环境污染

空气污染严重的城市喉癌发病率较高，可能与空气中的有害化学物质有关。

（四）性激素

有学者认为喉为性激素的靶器官，推测性激素在喉癌的发生、发展中起一定作用。

（五）癌基因与抑癌基因

研究表明，喉癌的发生与C-myc、RAS等癌基因突变有关。

二、病理类型

喉癌按病理形态可分为菜花型、溃疡型、结节型、浸润型。

喉癌按病理组织可分为鳞状细胞癌、腺癌、原位癌、未分化癌等，其中鳞状细胞癌最多，约占95%以上，腺癌、未分化癌次之，淋巴瘤、肉瘤很少见。

原位癌：上皮组织的全层内均为异形未成熟、分化不良、排列紊乱的细胞，但无浸润。

微浸润癌：指声带上皮基质内的癌细胞侵入基底膜深部的基质内。

深浸润癌：指癌细胞已超越基质而侵犯声带肌。

三、临床特点

喉癌按解剖部位可分为声门上、声门、声门下3种类型。其中声门型喉癌发病率最高。喉癌的症状随肿瘤的部位和病期而表现不同。

（一）声门上型喉癌

早期可无症状或有咽部不适感、异物感。随着病情的进展，可导致疼痛加剧。肿瘤进一步进展可出现声音嘶哑，晚期肿瘤增大可阻塞喉腔，导致吞咽困难和呼吸困难，易出现同侧淋巴结肿大。

（二）声门型喉癌

由于位于声带，声门型喉癌早期可出现声音嘶哑并呈进行性发展。晚期肿瘤增大时可出现喉鸣和呼吸困难，主要表现为吸气性呼吸困难。晚期也可出现喉痛、咯血等症状。但早期很少出现淋巴结转移。

（三）声门下型喉癌

早期症状不明显，后期可出现咯血、声音嘶哑、呼吸困难等症状，亦可侵犯甲状腺及颈前软组织。

四、治疗方式

喉癌治疗的总体目标为治愈患者，保留喉功能，降低死亡率。Ⅰ、Ⅱ期患者治疗可采用单纯的手术或放疗，中晚期患者多采用综合治疗手段。

治疗原则。①早期喉癌（Ⅰ、Ⅱ期）：早期喉癌可采用单纯的手术或放疗。早期声门型喉癌无须进行颈部淋巴结清扫，但声门上型喉癌需要进行双侧颈部Ⅱ~Ⅳ区淋巴结清扫，术后存在高危因素者需要辅助放疗或放化疗。②局部晚期喉癌：除T1~2期或部分T3期，大部分患者需要进行全喉切除术，然后进行辅助放疗或放化疗。颈部手术应根据淋巴结转移部位选择改良性或根治性淋巴结清扫术。对于原发灶为T4期的患者，由于放疗的保喉及治疗效果欠佳，可手术切除的患者强烈建议手术切除。同时可选择诱导化疗保喉后进行放化疗等综合治疗。③复发或转移性喉癌：对于原发病灶或颈部淋巴结复发患者，挽救性手术是常用的根治性治疗手段。同时还可进行挽救性放疗、姑息性化疗，以及应用免疫、分子靶向药物、中医药等综合治疗。

（一）手术治疗

喉癌的手术治疗除需要切除喉癌病灶外，还包括术后喉功能重建术及颈部淋巴结清扫术。基本术式为部分喉切除术和全喉切除术。对于声带原位癌和T1期肿瘤，可采用微创手术及激光手术。

手术并发症：术后感染、咽瘘、气管造瘘口狭窄、咽狭窄、进食呛咳等。

（二）放疗

放疗是喉癌的重要治疗方法之一，尤其对于早期声门型喉癌。放疗分为外照射及间质内照射两种。根据治疗目的的不同，可分为根治性、辅助性和姑息性放疗。根治性照射总剂量一般为60~70Gy，辅助性照射总剂量为40~50Gy。

（三）化疗

化疗只适用于Ⅲ、Ⅳ期患者的术前、术后及术中辅助治疗，以及晚期患者的姑息性治疗。

1. 化疗方式

(1)诱导化疗:诱导化疗可减少手术的切除范围。

(2)同步化疗:放疗时采用同期化疗,可起到放射增敏作用,并降低肿瘤的死亡风险,适用于中晚期喉癌。

(3)辅助化疗:研究表明,对于存在高危病理因素者(如T3~4期,切缘阳性或邻近切缘、神经血管或淋巴管受侵、多个淋巴结阳性、包膜外扩散),在术后辅助放疗的同时给予化疗,比单纯辅助放疗更能改善患者的生存率。

(4)姑息性化疗:主要针对不适合手术或放疗的晚期、复发或转移患者,化疗可起到姑息作用。

2. 化疗药物

与其他头颈部肿瘤化疗药物选择类似,常用药物有铂类、博来霉素、平阳霉素、甲氨蝶呤、氟尿嘧啶、紫杉类、长春新碱、长春地辛等。联合用药效果更佳。

(四)分子靶向药物及免疫治疗

与其他头颈部肿瘤的分子靶向药物及免疫治疗的药物选择目前无明显区别,见前文。

(五)中医治疗

古人较早就对喉癌有认识,《囊秘喉书》记载“喉中有生肉,层层相叠,渐肿有孔具气者”。中医学将喉癌归为“喉疳”“喉瘤”“喉百时”等范畴。中医学认为,咽喉癌的病机不外乎气滞血瘀、肺热火毒炽盛、痰湿热毒蕴结。其发病,外因感受风热之邪,内与肺、脾、肝、肾功能失常有关。咽喉司呼吸,为音之府,属肺、肝、肾之经络循行部位。

咽喉癌的根本病机为先天禀赋不足,后天起居失常、情志不畅、饮食失宜等导致正气亏虚,脏腑功能低下,气运乏力,痰饮水湿不化,气滞血瘀痰凝,加上虚火上炎,毒湿交织阻结于咽喉部而成癌。观其病程发展,是因虚而致实,因实而更虚,致虚实夹杂,本虚而标实。中医对本病的治疗以清热泻火、解毒散结为原则,或佐以扶正之品,能减轻痛苦,延长生存期、提高存活率。咽喉癌的辨证,初期以邪实为主,呈火毒结聚之证,继则虚实夹杂,晚期往往邪盛正衰,呈气血两虚状态。临床上可按病程辨证论治,并随证加减。中医药除了运用辨证施治外,也可运用单方、验方、外治法等,可提高疗效。

1.分证论治

根据喉癌的临床表现辨证论治。其病多以本虚标实为特点,本属正气虚弱,肝肾阴虚,标实多以毒邪痰热蕴结络脉、血瘀为患。

(1)风寒袭肺型。

【证候】声音嘶哑,恶风恶寒,咽喉发紧,突然发作,舌苔白,脉浮紧。

【治法】疏风解表,温肺散寒。

【方药】麻朴汤加减。

【组成】麻黄6g,杏仁15g,生甘草3g,桔梗、川厚朴、清半夏各10g,枳壳12g。

【加减】如风寒兼火,声哑咳嗽,发热胸痛,咽喉干痛,舌苔黄,脉弦数,治以清肺利咽,方用加味麻杏石甘汤加减。麻黄6g、生石膏20g、苦杏仁15g、天花粉15g、桔梗10g、生甘草3g。

(2)气阴两虚型。

【证候】声音嘶哑,咽喉疼痛,气短气喘,语言低微,多汗口干,舌红少苔,脉沉细。

【治法】补虚益气,润燥清音。

【方药】冬参汤化裁。

【组成】人参10g,云茯苓、全当归、阿胶(烊化)各15g,生地黄30g,麦冬、天冬各20g,诃子肉12g,梨汁30mL。

(3)肺虚有热(肺胃积热)型。

【证候】声音嘶哑,咽干口燥,五心烦热,潮热盗汗,咽喉肿痛,喉部异物感,吞咽不利,咳嗽吐痰,痰中带血,恶心厌食,小便黄赤,大便坚涩,舌绛苔黄,脉弦数。

【治法】清热降火,散结利咽。

【方药】清咽利膈汤加减。

【组成】防风、荆芥、栀子、连翘各20g,薄荷、桔梗各6g,玄参、金银花、竹叶各12g,牛蒡子、生地黄、麦冬、五味子各15g,甘草5g。

(4)阴虚火旺,毒结咽喉型。

【证候】声音嘶哑、咽喉干燥,持续呛咳,咯血喉痛,吞咽困难,颈部肿核,舌红、干,舌苔黄,脉细滑数。

【治法】养阴滋肾,益气清金,解毒散结。

【方药】利咽清金汤加减。

【组成】桔梗、黄芩、浙贝母、生栀子、山豆根各10g，麦冬15g，薄荷、紫苏、金果榄各6g，牛蒡子、马勃各12g，板蓝根20g。另服知柏地黄丸，每次1丸，每日2次。

（5）痰结湿聚型。

【证候】声音嘶哑，咽喉疼痛，颈部肿核，恶心腹胀，大便溏泄，白带黄黏，舌淡，舌体胖，有齿痕，脉沉滑。

【治法】健脾燥湿，化痰散结。

【方药】导痰汤加减。

【组成】法半夏、陈皮、白术、枳实、制南星、杏仁、浙贝母、桃仁、葶苈子各10g，茯苓、薏苡仁、半枝莲、白花蛇舌草各30g，大枣10枚。

【加减】痰郁发热者加金银花、连翘各10g；痰中带血者加白茅根、黛蛤散、仙鹤草各30g，血余炭、藕节各10g；胸胁胀痛者加全瓜蒌、延胡索各15g，制乳香、制没药各10g。

（6）肝气郁结型。

【证候】咽喉疼痛，声音嘶哑，咳声低弱，神疲乏力，口苦咽干，吞咽不利，妨碍饮食，头晕目眩，胸胁胀痛，舌燥苔薄黄，脉弦。

【治法】疏肝解郁，清泄肝火。

【方药】丹栀逍遥散加减。

【组成】牡丹皮、栀子、当归、白芍、茯苓、白术各10g，柴胡、薄荷各6g，半枝莲15g，生姜5g，白花蛇舌草30g。

（7）肾虚内热型。

【证候】声哑失音，喉部溃烂作痛，饮食困难，痛连耳窍，痰涎壅盛，五心烦热，舌苔厚腻，脉沉数。

【治法】滋肾培元，解郁清热。

【方药】金匮肾气丸合柴胡清肝饮加减。

【组成】附片（先煎）、桂枝、桔梗、柴胡各6g，生地黄、山药、山茱萸、泽泻、茯苓、黄芩、连翘、川芎、人参各10g，牡丹皮15g。

2.常用中药方剂

（1）桃红活血汤：益气补血，活血化瘀。主治头颈部恶性肿瘤。

【方药组成】黄芪15g、赤芍10g、当归10g、川芎10g、桃仁10g、红花10g、鸡内金12g、葛根15g、陈皮6g、丹参15g,水煎服。

(2)二草双花汤:清热解毒。主治头颈部恶性肿瘤。

【方药组成】人参9g、金银花30g、白花蛇舌草30g、夏枯草20g,水煎服。

(3)三参二冬汤:益气养阴,清热解毒。主治头颈部恶性肿瘤。

【方药组成】麦冬12g、天冬12g、沙参12g、玄参12g、生地黄10g、白茅根15g、玉竹9g、银花12g、白花蛇舌草20g、白毛藤30g、党参12g、茯苓10g、白术10g、炙甘草6g、丹参12g,水煎服。

(4)导赤散(《小儿药证直诀》)、犀角地黄汤(《备急千金要方》)加减。

【方药组成】生地黄20~30g、木通6~9g、生甘草梢3g、竹叶9g、犀角3g(水牛角30g代之)、白芍12g、牡丹皮9g。

【加减】热甚者加川连、黄柏、黄芩、山栀、竹叶、山豆根、制川军等;毒盛者加七叶一枝花、白花蛇舌草、蜀羊泉、石上柏、天葵子、龙葵等以清热解毒;局部硬结者加夏枯草、山慈菇、贝母、海藻等以软坚散结;不寐者加炒枣仁、柏子仁、夜交藤、合欢皮;纳少者加谷麦芽、焦山楂、佛手片;便溏者加茯苓、泽泻、车前子。

【分析】导赤散为清心火、利小便的方剂,心经热盛,火炎于上则口舌生疮。方中生地黄凉血,竹叶清心,木通降心火、利小便;生甘草梢泻火。全方具有清心凉血、利水导热之功。犀角地黄汤中犀角清热凉血并能解毒(因犀角药源稀少,价格昂贵,每以水牛角代之);白芍和营泄热;牡丹皮泻血中伏热、凉血散瘀。两方合用适用于火毒瘀结型喉癌。

(5)仙方活命饮(《外科发挥》)加减。

【方药组成】炮山甲10g、天花粉15g、白芷10g、赤芍10g、制乳香5g、制没药5g、皂角刺10g、当归尾10g、陈皮10g、金银花20g、夏枯草15g、大黄6g、山慈菇30g、生甘草5g。

【加减】热毒炽盛,溃破而成翻花状者加重楼15g、半枝莲15g、马勃3g;热毒蕴结,气滞血瘀、疼痛难忍者加全蝎3g、露蜂房10g;热毒阴虚,口干舌红、光剥无苔者加生地黄15g、玄参10g、鲜芦根20g;颈项结块者加昆布10g、海藻10g。

【分析】方中炮山甲、皂角刺消肿溃坚;当归、赤芍、制乳香、制没药活血散瘀、通络止痛;山慈菇、天花粉、夏枯草、白芷、陈皮祛风化痰、软坚散结;金银花、大黄、甘草清热解毒。全方共奏消肿软坚、活血止痛、清热解毒之功。适用于喉癌热毒蕴结、肿块日久或颈淋巴结转移而正气未衰者。

(6)葵树白花汤:化痰软坚,解毒消肿。主治头颈部恶性肿瘤。

【方药组成】牡蛎30g、葵树子30g、白花蛇舌草30g、佛手10g、生南星10g、生半夏10g、七叶一枝花15g、穿石破30g,水煎服。

(7)双龙消瘤方:清泻肝火,化痰消肿。主治头颈部恶性肿瘤。

【方药组成】柴胡4.5g、龙胆草6g、炙鳖甲24g、地骨皮18g、地龙6g、土贝母12g、海藻12g、昆布12g、凤尾草12g、败酱草12g,水煎服。消瘤丸(全蝎、蜂房、龙衣各等分,研末水泛为丸)9g,吞服。

3.针灸治疗

【穴位】天突、风池、太渊、关冲、足三里、合谷。

【方义】本方以局部取穴为主(腧穴所在,主治所在),远部取穴为辅(经脉所通,主治所及),配合使用,共奏疏经活络、通行气血之功,以宣发清阳、疏肝理气。足三里、合谷疏调阳明经气而通窍利咽。

【辨证配穴】肺热痰凝型加丰隆以清肺化痰;气郁痰瘀型加太冲、三阴交以行气散瘀;火毒内阻型加液门以清泻火毒;气阴亏虚型加气海、照海以益气养阴。

五、小结

喉癌的预防主要对癌前病变如声带白斑、鳞状上皮重度不典型增生及成人喉乳头状瘤进行及时诊治,要保持良好的生活习惯,有家族史的患者需定期进行体检。

喉癌的临床分期是影响预后的主要因素。喉鳞状细胞癌的5年生存率为64%,按原发部位来说,声门上型喉癌为47%,声门型喉癌为79%,声门下型喉癌为30%~50%。治疗结束后需要长期随访。

参考文献

[1] RAO SN, ZAFEREO M, DADU R, et al. Patterns of treatment failure in anaplastic thyroid carcinoma[J]. Thyroid,2017,27(5):672-681.

[2] SUBBIAH V, KREITMAN R, WAINBERG ZA, et al. Dabrafenibplus trametinib in patients with BRAF V600E-mutantanaplastic thyroid cancer: updated analysis from the phase ll ROARbasket study[J]. Ann Oncol, 2022, 33(4):406-415.

[3] WANG HY, CHANG YL, TO KF, et al. A new prognostichistopathologic classification of nasopharyngealcarcinoma[J]. Chin J Cancer, 2016:35-41.

[4] JI MF, SHENG W, CHENG WM, et al. Incidence and mortality of nasopharyngeal carcinoma: Interim analysis of a cluster randomized controlled screening trial (PRO-NPC-001) in southern China[J]. Ann Oncol, 2019, 30 (10):1630-1637.

[5] CHAN K, WOO J, KING A, et al. Analysis of plasma Epstein-Barr virus DNA to screen for nasopharyngeal cancer[J]. N Engl J Med, 2017, 377 (6): 513-522.

[6] CHEN YP, CHAN A, LE QT, et al. Nasopharyngeal carcinoma[J]. Lancet, 2019, 394 (10192): 64-80.

[7] KIM KY, LE QT, YOM SS, et al. Current state of PCR-Based Epstein-Barr virus DNA testing for nasopharyngeal cancer[J]. J Natl Cancer Inst, 2017, 109 (4):761-763.

[8] CHEN FP, HUANG XD, LV JW, et al. Prognostic potential of liquid biopsy tracking in the posttreatment surveillance of patients with nonmetastatic nasopharyngeal carcinoma[J]. Cancer, 2020, 126 (10): 2163-2173.

[9] DU XJ, WANG GY, ZHU XD, et al. Refining the 8th edition TNM classification for EBV related nasopharyngeal carcinoma[J]. Cancer Cell, 2024, 42 (3):464-473.

[10] LEI Y, LI YQ, JIANG W, et al. A gene-expression predictor for efficacy of induction chemotherapy in locoregionally advanced nasopharyngeal carcinoma[J]. J Natl Cancer Inst, 2021,113 (4): 471-480.

[11] FEI Z, XU T, QIU X, et al. Significance of boost dose for T4 nasopharyngeal carcinoma with residual primary lesion after intensity-modulated radiotherapy[J]. J Cancer Res Clin Oncol, 2021, 147 (7): 2047-2055.

[12] YOUNG K, BULOSAN H, KIDA CC, et al. Stratification of surgical margin distances by the millimeter on local recurrence in oral cavity cancer: A systematic review and meta-analysis[J]. Head Neck, 2023, 45 (5): 1305-1314.

[13] KOYFMAN SA, ISMAILA N, CROOK D, et al. Management of the neck in squamous cell carcinoma of the oral cavity and oropharynx: ASCO clinical practice guideline[J]. J Clin Oncol, 2019, 37 (20): 1753-1774.

[14] WEI W, YANG X. Comparison of diagnosis accuracy between a backpropagation artificial neural network model and linear regression in digestive disease patients: An empirical research[J]. Comput Math Methods Med, 2021, 2021:766-779.

[15] VOS JL, ELBERS JBW, KRIJGSMAN O, et al. Neoadjuvant immunotherapy with nivolumab and ipilimumabinduces major pathological responses in patients with head and neck squamous cell carcinoma[J]. Nat Commun, 2021,12 (1): 7348.

[16] HUANG Y, SUN J, LI J, et al. Neoadjuvant immunochemotherapy for locally advanced resectable oral squamous cell carcinoma: A prospective single-arm trial (illuminate trial)[J]. Int J Surg, 2023, 109 (8): 2220-2227.

[17] LEE N, UPPALURI R, WESTRA W, et al. KEYNOTE-689: A phase 3 study of neoadjuvant and adjuvant pembro-lizumab plus standard of care (SOC) in locally advanced (LA) head and neck squamous cell

carcinoma (HNSCC)[J].AACR, 2020, 80(16Supplement): CT285.

[18] SHELLENBERGER TD, WEBER RS. Multidisciplinary team planning for patients with head and neck cancer[J]. Oral Maxillofac Surg Clin North Am, 2018, 30 (4):435-444.

[19] TOWNSEND M, KALLOGJERI D, SCOTT-WITTENBORN N, et al. Multidisciplinary clinic management of head and neck cancer[J]. JAMA Otolaryngol Head Neck Surg,2017,143(12):1213-1219.

[20] LIGHTT,RASSI EE,MAGGIORE RJ, et al. Improving outcomes in veterans with oropharyngeal squamous cell carcinoma through implementation of a multidisciplinary clinic[J]. Head Neck, 2017, 39(6): 1106-1112.

第二章

肺癌

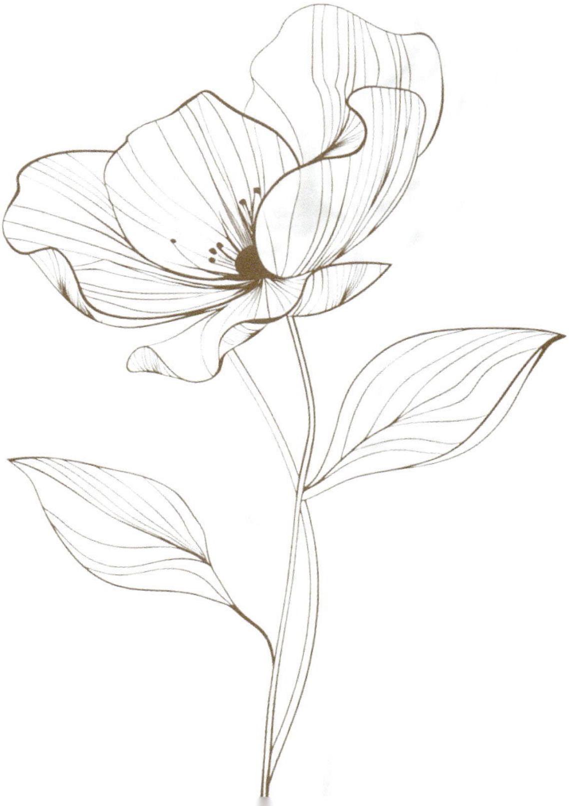

支气管肺癌简称肺癌。近年来，肺癌发病率显著增高，已成为全世界最常见的癌症之一。根据世界癌症报告2020年的数据统计，全球肺癌新发病例数约220.7万，我国肺癌发病数和死亡数分别占全球的37.0%和39.8%，高居肿瘤发病率和死亡率前列。国家癌症中心发布的数据显示，2016年我国新发肺癌病例约为82.8万例，发病率为59.89/10万，居恶性肿瘤发病率的第1位；其中男性发病率为77.64/10万，女性为41.26/10万。2016年我国肺癌死亡人数约为65.7万例，死亡率为47.51/10万，居恶性肿瘤死亡率的第1位；其中男性死亡率为64.21/10万，女性死亡率为29.99/10万。更为严重的是，凡是烟草消费大国，其肺癌新发病例仍在不断增长，肺癌成为严重危害人类健康和生命的常见病。

一、病因学研究

（一）吸烟

吸烟是肺癌最主要的致病因素。卫生部（现为卫生健康委员会）2012年公布的《中国吸烟危害健康报告》显示，我国15岁以上人群吸烟率为28.1%，成年男性吸烟率为52.9%，由此估计，全国吸烟人数超过3亿人。我国约有7.4亿不吸烟者遭受二手烟（被动吸烟）暴露的危害。所谓的被动吸烟者，是指不吸烟者每周至少有1天吸入吸烟者呼出的烟雾超过每天15分钟。20世纪60年代，英国的一项前瞻性研究证实了烟草与肺癌的关系。目前的研究已表明，85%的男性肺癌和47%的女性肺癌可归因于吸烟，并且主动吸烟和被动吸烟均为肺癌的危险因素。有文献指出，吸烟指数（每天吸烟支数×吸烟年数）>400者为肺癌的高危人群。戒烟是最好的肺癌预防措施。

（二）大气污染

大气污染包括室外空气污染和室内空气污染。室外空气污染源中的工业废气和汽车尾气含有致癌物质，尤以苯并芘的致癌作用最明显。近年来，室内装饰材料（如甲醛和氡气）被发现也可能是肺癌的危险因素。2013年10月，WHO正式将大气污染列为主要的环境致癌物，其危害程度与烟草同级。

（三）驱动基因

近年来分子生物学研究发现，一些基因的突变或融合可导致肺癌的发生，这些基因的变异同时也是药物作用的靶点，因此被称为驱动基因。目前研究发现，50%以上的肺腺癌可找到驱动基因，包括EGFR突变基因、ALK融合基因等。

二、病理类型

（一）大体分型

根据肿瘤的发生部位，肺癌在病理上大体可分为两种类型。

1.中央型

肿瘤发生在段支气管开口以上的支气管。

2.周围型

肿瘤发生在段支气管开口以下的支气管，即从次级支气管至肺泡。

（二）WHO的肺癌组织学分类

1.腺癌

腺癌占肺癌的35%~40%。腺癌包括微浸润性腺癌（MIA）、浸润性非黏液腺癌、浸润性黏液腺癌、胶样腺癌、胎儿型腺癌、肠型腺癌等。

2.鳞状细胞癌

鳞状细胞癌占肺癌的30%~35%，主要特点是癌组织具有角化、间桥或两者同时存在。按其分化程度可分为高分化（G1）、中分化（G2）和低分化（G3）三级。鳞状细胞癌以发生在气管、支气管的中央型肺癌多见，周围型鳞状细胞癌较少见。

3.神经内分泌肿瘤

神经内分泌肿瘤包括小细胞肺癌（SCLC）、大细胞神经内分泌癌、类癌和侵袭前病变。其生物学特性与其他类型的肺癌明显不同，其中小细胞肺癌恶性程度高，容易发生转移。

4.大细胞癌

大细胞癌是一种未分化非小细胞肺癌（NSCLC），在细胞形态、组织结构、免疫组化方面缺乏小细胞肺癌、鳞状细胞癌、腺癌、巨细胞癌、梭形细胞癌、多形性癌的特点，是排除性诊断。

5. 腺鳞癌

腺鳞癌是一种具有鳞状细胞癌、腺癌两种成分的癌，每种成分占全部肿瘤的比例≥10%。该型肺癌病例呈不断增加趋势。

6. 肉瘤样癌

肉瘤样癌包括多形性癌、癌肉瘤、肺母细胞瘤等。多形性癌是包含至少10%梭形细胞或巨细胞成分的NSCLC，或完全为梭形细胞癌或巨细胞癌成分。癌肉瘤是混合肉瘤成分的NSCLC。肺母细胞瘤是包含低级别胎儿型腺癌及原始间充质成分的双向分化性肿瘤。

7. 睾丸核蛋白(NUT)癌

NUT癌是一种低分化鳞状细胞癌，有15q14的NUTM1基因重排，可表达NUT，较少见，但侵袭性强，中位生存时间仅7个月。

（三）根据肺癌的生物学特性和细胞来源的不同，将肺癌分为两大类

1. SCLC

SCLC占所有肺癌的10%~15%，其临床特点是恶性程度高、容易转移，其治疗需要采取以化疗为主的综合治疗。

2. NSCLC

NSCLC是指除SCLC外的所有类型的肺癌，占所有肺癌的85%~90%。此类肺癌多采用综合治疗方法。根据基因突变情况，NSCLC可分为驱动基因阳性肺癌和驱动基因阴性肺癌。

三、临床特点

（一）西医症状描述

肺癌的临床表现因原发肿瘤的部位、大小、类型、是否侵犯或压迫邻近器官及有无转移而存在不同，常见的临床表现如下。

1.原发肿瘤引起的局部症状和全身症状

(1)咳嗽:为肺癌最常见的症状,多为刺激性干咳,无痰或有少许白黏痰。咳嗽往往是肿瘤累及各级支气管引起的症状。

(2)血痰:为肺癌最典型的症状,多为痰中带血或血丝。血痰是肿瘤侵犯支气管黏膜微细血管所致,常混有脱落的癌细胞,痰细胞学检查阳性率高。

(3)胸闷、胸痛:早期仅表现为轻度的胸闷,当肿瘤累及壁层胸膜或胸壁时,可引起该部位持续性疼痛。

(4)气促:肿瘤堵塞支气管引起阻塞性肺炎或肺不张、肿瘤所致的恶性胸腔积液是肺癌气促的常见原因。

(5)发热:阻塞性肺炎是肺癌发热的主要原因。其特点是迁延反复,时好时坏,难以治愈。此外,发热也可为癌性毒素或骨髓转移所致。

(6)非特异性全身症状:食欲减退、体重减轻、晚期出现恶病质等。

2.肺癌外侵与转移的症状

(1)上腔静脉压迫综合征:为肺癌直接侵犯或右上纵隔淋巴结转移压迫上腔静脉所致,表现为头颈部及双上肢水肿、颈部和上胸部静脉怒张、毛细血管扩张等。5%~10%的肺癌患者以此为首发症状而就诊。

(2)霍纳综合征:为肺癌或转移淋巴结累及第7颈椎至第1胸椎外侧旁的交感神经所致,表现为患侧眼球凹陷、上眼睑下垂、眼裂变小、瞳孔缩小、患侧无汗等。

(3)Pancoast综合征:又称肺尖肿瘤综合征。在霍纳综合征的基础上,肿瘤进一步破坏第1、2肋骨和臂丛神经,引起上肢疼痛。

(4)其他常见外侵与转移的症状:累及喉返神经引起声音嘶哑;脑转移出现头痛、呕吐、偏瘫;骨转移引起相应部位的疼痛等。

3.肺癌的伴随症状

肺癌产生的异常生物学活性物质引起的患者全身临床表现,称为肺癌的伴随症状,以小细胞肺癌引起的较多。常见的有以下几种。

(1)肺性肥大性骨关节病:多见于肺腺癌,发生率约为12%;也可见于肺鳞状细胞癌。主要表现为骨的大关节疼痛和杵状指(趾),X线片显示长骨骨膜增生或骨膜炎可作为诊断依据。当肺癌被成功治疗后,骨关节疼痛很快消失,杵状指(趾)及X线表现慢慢消退;肺癌复发时症状会再次出现。

(2)类癌综合征:主要表现为腹痛腹泻、面部潮红、支气管痉挛等。类癌综合征是由癌组织中的嗜银细胞所产生的生物活性胺类所致,多见于小细胞肺癌。

(3)男性乳房发育:主要临床表现为双侧或单侧乳腺发育。原因可能是肺癌产生异位促性腺激素,多见于小细胞肺癌。

其他的肺癌伴随症状包括高钙血症、癌性神经病变和肌肉病变、皮肌炎、嗜酸性粒细胞增多症、库欣综合征、抗利尿激素过多症等。

(二)中医症状描述

中医通过望、闻、问、切综合分析,辨明证型,辨证施治。肺癌的发生与正气虚损、邪毒入侵关系最为密切,正气亏损,脏腑功能失衡,气血津液输布失调。气滞、血瘀、痰湿、瘀毒等相互交结,日久形成肿块,发生肺积。

1.痰热阻肺证

主要表现为咳嗽咳痰,痰黄黏稠,咳痰不爽,胸闷憋气,发热,纳呆,小便黄赤,大便干燥,舌红,苔厚腻或黄,脉弦滑或兼数。分析:肺失通调,脾失运化,津液输布失常,痰浊内生,热邪侵肺,炼液成痰,痰热胶结,壅于肺脏,可见痰黄黏稠、胸闷憋气、发热;舌红,苔厚腻或黄,脉弦滑或兼数亦为痰热阻肺之征。

2.气滞血瘀证

主要表现为咳嗽气短而不爽,气促胸闷,善太息,心胸刺痛或胀痛,痞块疼痛拒按,唇暗,舌紫暗或有瘀斑,苔薄,脉弦或涩。分析:痰阻经络,则气血运行不畅,气机不畅则善太息,血瘀内停,不通则痛,可出现心胸刺痛或胀痛、痞块疼痛拒按等症状;肺失于宣发肃降则咳嗽、气促胸闷;舌紫暗或有瘀斑,苔薄,脉弦或涩均为气滞血瘀之征。

3.肺脾气虚证

主要表现为久嗽痰稀,胸闷气短,神疲乏力,腹胀纳呆,水肿便溏,舌淡,苔薄,边有齿痕,脉沉细。分析:此证多见于疾病中期或术后,痰、浊、毒、瘀诸邪留于体内,困厄脾胃,导致脾胃纳运失常,可见肺脾气虚之征。肺主气,司呼吸,脾主运化,肺脾气虚则可见胸闷气短、神疲乏力、腹胀纳呆、水肿便溏等症;舌淡,苔薄,边有齿痕,脉沉细为肺脾气虚之征。

4. 气阴两虚证

主要表现为咳嗽有痰或无痰，神疲乏力，汗出气短，口干发热，午后潮热，手足心热，时有心悸，舌红，苔薄，或舌胖有齿痕，脉细。分析：此证多见于肺癌晚期，痰、瘀、毒等胶结于肺中，日久则耗气伤阴，表现出气阴两虚之征。神疲乏力、气短、自汗乃气虚所致，口干喜饮、潮热、五心烦热、心慌心悸乃阴虚所致；舌红，苔薄，或舌胖有齿痕，脉细亦为气阴两虚之征。

四、治疗方式

肺癌的治疗需依据患者的身体状况、影像学分型、病理类型/TNM分期和驱动基因状态进行多学科综合治疗。一般而言，非小细胞肺癌采取包括手术在内的多学科综合治疗，小细胞肺癌则采取以化疗、放疗为主的综合治疗。

（一）外科治疗

1. 手术适应证

临床分期Ⅰ、Ⅱ期和部分ⅢA期的非小细胞肺癌；N2的ⅢA期肺癌经新辅助治疗后能手术切除者。

2. 手术术式

以肺叶切除+肺门纵隔淋巴结清扫为首选术式。其他术式包括全肺切除术、肺部分切除术、扩大性肺切除术、气管支气管和（或）血管成形肺切除术。全胸腔镜或胸腔镜辅助下肺叶切除术已成为胸外科的标准术式之一。

（二）放疗

放疗是肺癌的重要治疗方法之一，尤其是临床Ⅰ、Ⅱ期的肺癌患者，对于因各种原因不能或不愿手术的患者，应选择放疗。放疗可分为根治性放疗、姑息性放疗和综合性放疗三类。

1. 根治性放疗

肺癌的根治性放疗照射野的临床靶区（CTV）包括影像学诊断可见的原发灶、转移淋巴结及其直接邻近的淋巴引流区，并包括临床肿瘤边界以外1~2cm的正常肺和亚临床灶外1cm左右的正常组织。临床肿瘤灶的标准放射剂量为60Gy,亚临床灶为45~50Gy。但越来越多的医生采用仅照射影像学或临床诊断的肿瘤,而不对淋巴引流区(亚临床灶)进行预防性照射。

2.姑息性放疗

肺癌的姑息性放疗主要应用于上腔静脉压迫综合征和骨转移引起的疼痛。放射剂量约为40Gy。

3.综合性放疗

综合性放疗分为术前放疗、术中放疗和术后放疗。

(三)化疗

1. SCLC

SCLC对化疗高度敏感,目前的标准化疗方案为依托泊苷和铂类(EP)。近年来,公认的较好方案还包括伊立替康和铂类(IP)。

2. NSCLC

NSCLC对化疗的敏感性不如SCLC。目前对NSCLC化疗的共识有:早期肺癌可采用辅助化疗,局部晚期肺癌采用新辅助化疗或同步化放疗,晚期肺癌采用姑息性化疗。化疗方案以含铂两药方案为标准方案,化疗周期为4~6个周期,首个化疗方案治疗失败后可考虑二线化疗。目前常用的化疗方案有长春瑞滨和铂类方案(NP)、吉西他滨和铂类方案(GP)、紫杉醇和铂类方案(TP)、多西紫杉醇和铂类方案(DP)、培美曲塞和铂类方案(PP)。

(四)分子靶向药物治疗

目前可应用于肺癌的分子靶向药物包括表皮生长因子受体酪氨酸激酶(EGFR-TK)抑制剂和ALK、ROS1抑制剂等。前者包括口服的小分子靶向药物,如吉非替尼、厄洛替尼,以及国产的埃克替尼,第二代的阿法替尼,第三代的奥希替尼、阿美替尼、伏美替尼等;ALK抑制剂为克唑替尼,第二代的色瑞替尼、恩沙替尼、阿来替尼及第三代的洛拉替尼等。ROS1抑制剂有克唑替尼、恩曲替尼等。MET14外显子跳跃突变患者无法耐受化疗时可使用赛沃替尼。BRAF V600突变阳性患者可使用达拉非尼联合曲美替尼。

其他少见突变者可接受含铂两药化疗或参加临床试验。

(五)免疫治疗

目前的肺癌免疫治疗特指免疫检查点抑制剂治疗,不但用于晚期和局部晚期肺癌的治疗,还延伸探索用于早期肺癌的辅助治疗。我国上市的药物有纳武单抗、帕博利珠单抗、卡瑞利珠单抗、替雷利珠单抗、信迪利单抗等。

(六)肺癌的分期多学科综合治疗

1. NSCLC 的分期多学科综合治疗

(1)Ⅰ期 NSCLC 的治疗:以手术为首选,术后无须辅助治疗。如果因生理条件限制而不能手术,则推荐原发肿瘤的适形放疗。

(2)Ⅱ期和部分ⅢA 期 NSCLC 的治疗:以手术为首选,术后辅助含铂两药方案化疗 4 周期。ⅠB 和Ⅲ期术后发现 EGFR 敏感基因突变的患者,可进行奥希替尼辅助靶向治疗。ⅡA 和Ⅲ期术后发现 EGFR 敏感基因突变的患者,可进行埃克替尼辅助靶向治疗。

(3)ⅢA(单组 N2)和ⅢB(N0N1)期 NSCLC 的治疗:术前新辅助化疗后手术,或手术后辅助化疗;如不能手术,则进行放疗。

(4)ⅢA(融合 N2)和ⅢB(N2)期 NSCLC 的治疗:联合放化疗,如果患者能耐受,同步化放疗优于序贯放化疗。同步放化疗可考虑使用免疫检查点抑制剂维持治疗。

(5)Ⅳ期 NSCLC 的治疗。

1)驱动基因阳性患者的治疗:对于 EGFR 基因敏感突变阳性的患者,推荐 EGFR-TKI 治疗。对于 ALK 融合基因阳性的患者,推荐 ALK-TKI 治疗。对于 ROS1 融合基因阳性的患者,推荐克唑替尼、曲替尼等治疗。对于因各种原因无法接受一线治疗应使用上述相应靶向药物的患者,应选择含铂两药方案化疗。对于无抗血管生成药物治疗禁忌证的患者,可考虑化疗联合贝伐珠单抗(非鳞状细胞癌)或重组人血管内皮抑素治疗。

2)驱动基因阴性患者的治疗:EGFR 基因敏感突变阴性、ALK 融合基因阴性及 ROS1 融合基因阴性的 NSCLC 患者,ECOG PS 评分为 0~1 分,若 PD-L1 表达(TPS)≥50%,一线推荐 PD-1 单抗单药治疗。对于非鳞状 NSCLC 患者,也可选择 PD-1 单抗联合培美曲塞和铂类药物进行化疗。对于鳞状 NSCLC 患者,也可选择 PD-1 单抗联合紫杉醇或紫杉醇

(白蛋白结合型)和铂类药物进行化疗。若PD-L1 TPS为1%~49%,推荐PD-1联合含铂两药方案化疗,也可选择PD-1单药治疗;若PD-L1 TPS<1%,推荐PD-1联合含铂两药方案化疗。若由于各种原因无法一线应用免疫治疗联合化疗的患者,应采取含铂两药方案化疗;对不适合铂类药物治疗的患者,可考虑非铂类两药联合方案化疗。ECOG PS评分为2分的患者,应考虑给予非铂单药化疗。对于合适的患者,可考虑化疗联合贝伐珠单抗或重组人血管内皮抑素治疗。一线治疗6个周期达到疾病控制(完全缓解、部分缓解和稳定)且PS评分、化疗耐受性良好的患者可选择维持治疗。ECOG PS评分≥3分的患者不建议使用细胞毒类药物化疗,建议采用最佳支持治疗。

2. SCLC的多学科综合治疗

对于局限期SCLC,化疗同步胸部放疗为标准治疗。胸部放疗应在化疗的第1~2个周期尽早介入。如果患者不能耐受,也可进行序贯放化疗。放化疗后疗效达到完全缓解或部分缓解的患者,可考虑进行预防性全脑照射(PCI)治疗。

广泛期SCLC应采用以化疗为主的综合治疗。一线治疗推荐EP方案(依托泊苷联合顺铂)、EC方案(依托泊苷联合卡铂)、IP方案(伊立替康联合顺铂)、IC方案(伊立替康联合卡铂)作为可选方案。化疗有效的患者可考虑进行PCI治疗。如果患者远处转移病灶得到控制且一般情况良好,可进行胸部放疗。小细胞肺癌的后线治疗,包括DLL3的靶向药物,Tarlatamab,目前正在临床研究中。

肺癌(包括NSCLC与SCLC)患者的预后是由患者综合的临床病理特征决定的,根据现有的研究结果,肿瘤临床病理分期、患者身体健康状况、年龄及性别都是重要的预后因素。此外,某些生物化学指标(如白细胞计数、高钙血症等)及血液肿瘤标志物水平(如CEA)也被证明与肺癌患者预后有重要的相关性。目前,临床病理分期,即TNM分期仍是预测肺癌患者生存时间最主要也最稳定的指标。肺癌患者的预后很大程度上取决于疾病发现时肿瘤的TNM分期。不同临床分期的患者预后具有显著差异。根据AJCC(第8版)肿瘤分期手册(2017)对94 703例NSCLC患者荟萃分析的结果,NSCLC ⅠA期患者5年生存率约为80%,其中ⅠA1、ⅠA2、ⅠA3期患者5年生存率分别为92%、83%、77%;ⅠB期患者5年生存率为68%;Ⅱ期患者5年生存率约为55%;Ⅲ期患者5年生存率降至20%左右;而Ⅳ期患者5年生存率仅不到5%,中位生存期只有7个月。

（七）中医治疗

中医提倡在辨病的框架内辨证，把辨证与辨病结合起来。①辨证候虚实：肺癌是全身属虚、局部属实，虚实夹杂。虚则以阴虚及气阴两虚为多见，实则不外乎气滞、血瘀、痰凝、毒聚。肺癌在不同的病变阶段，虚实状况也不同。早期多以邪实为主，晚期多以正虚为主。②辨邪正盛衰：辨明邪正盛衰是扶正祛邪和合理遣方用药的关键。一般来说，肺部癌瘤症状明显，但患者形体尚丰，生活、体力、活动、饮食等尚未受阻，此时多为邪气盛而正气尚充，正邪交争之时；如肺部广泛侵犯或全身多处转移，全身情况较差、消瘦、疲乏、衰弱、食少、生活行动困难，则症状复杂多变，此时多为邪毒内盛而正气不支的正虚邪实者。③辨标本缓急：肺癌病变过程可能出现的一些急迫症状，如咯血、发热、胸腔积液等，属于标，而阴阳气血脏腑功能失调为本。应视标本的轻重缓急情况，采取治标或治本或标本兼治。"治病必求于本"，故首先要对病本进行治疗，但肺癌患者常出现标本错综复杂的情况，治疗时常需标本兼顾。病急的情况下，应先治其标；病缓的情况下，应先治标或标本兼治。如肺脾气虚者，应补肺健脾，如治疗过程中出现胸腔积液，引起呼吸困难、急促、不能平卧，应采用泻肺利水法或直接抽出胸腔积液。当急则治标，待标证缓解，再图治本。

1.辨证分型

（1）痰热阻肺证。

【方药】清金化痰汤（《医学统旨》）合千金苇茎汤（《备急千金要方》）。

【组成】黄芩10g、栀子10g、桔梗15g、麦冬10g、土贝母10g、橘红10g、桑白皮12g、知母9g、瓜蒌15g、甘草6g、苇茎10g、薏苡仁20g、桃仁10g、冬瓜子10g等，具有清热化痰的作用。

【加减】痰瘀蕴久热重，咳吐腥臭黄痰者加鱼腥草、黄芩以清化热痰；瘀而痛重、胸闷窒痛者加延胡索、杏仁、没药以行气止痛；乏力、食少纳呆者加鸡内金、焦三仙以健脾开胃；胸闷、喘咳较重，甚至不能平卧者加用葶苈大枣泻肺汤。

（2）气血瘀滞证。

【方药】血府逐瘀汤加减（《医林改错》）。

【组成】基本方由当归10g、生地黄12g、桃仁6g、红花6g、枳壳15g、赤芍10g、柴胡10g、甘草6g、桔梗15g、牛膝12g、天花粉15g等组成，具有活血化瘀作用。

【加减】咯血反复不愈者加蒲黄、三七粉、仙鹤草、小蓟以凉血活血止血；瘀久化热，津血不足，口、唇、咽、舌干燥者加沙参、天花粉、生地黄以益气生津；气血虚较重，有食少、乏力气短者加人参、白术、黄芪以健脾补气；阴虚血虚突出，见午后身热、不寐心悸者重用生地黄、当归等滋润之品以养之和之。

(3)肺脾气虚证。

【方药】六君子汤加减(《世医得效方》)。

【组成】生黄芪15~30g、党参10~15g、白术10g、茯苓10g、清半夏10g、陈皮6g、桔梗10g、生薏苡仁15g、川贝母10g、杏仁10g、枳壳10g等。

【加减】中焦见气机不畅者可加厚朴、焦三仙以健脾行气；若气虚无力、行血见瘀象者可佐丹参、延胡索以行气活血；气虚甚者可用重剂黄芪或参芪同用。

(4)气阴两虚证。

【方药】参苓白术散(《太平惠民和剂局方》)合生脉散(《医学启源》)加减。

【组成】莲子肉15g、薏苡仁15g、砂仁6g、桔梗10g、茯苓12g、五味子6g、麦冬10g、党参10g、甘草6g、山药12g等。

【加减】咳嗽、咳痰不利、痰黏少者加贝母、瓜蒌、杏仁以润肺化痰止咳；肺肾两虚，动则喘促、汗出者加补骨脂、仙茅以补肾益肺；气虚夹瘀，见舌淡偏暗，胸憋气短者加川芎、延胡索、木香、郁金以行气开郁；阴虚偏重者，见五心烦热，心悸、舌红绛者加生地黄、百合、玉竹、黄精、玄参以滋养阴津。

2.常用中草药

(1)鱼腥草：味辛，性微寒，归入肺、大肠、膀胱经。可清热解毒、清泻肺热、清利湿热。据《滇南本草》记载，它对治疗肺痈咳嗽带脓血、痰有腥臭等有特效。常用于热毒蕴结的癌症，如肺癌、喉癌、鼻咽癌、甲状腺癌、乳腺癌、肝癌等的治疗。推荐口服剂量：煎汤15~30g。

(2)蒲公英：味甘、苦，性寒，入肝、胃经。可清热解毒、散结消肿，对人体肺癌有抑制作用。据《本草衍义补遗》记载，它有化热毒、消恶肿结核的功效。常用于热毒蕴结的癌症，如肺癌、喉癌、鼻咽癌、甲状腺癌、乳腺癌、肝癌等的治疗。推荐口服剂量：煎汤15~60g。

(3)七叶一枝花：味苦、辛，性寒，有小毒，入肺、肝经。可清热解毒、消肿止痛、息风定痉。据《本草汇言》记载，其为“凉血去风，解痈毒之药也”。临床多用于热毒壅滞的肺癌、恶性淋巴瘤、鼻咽癌、脑肿瘤及消化系统肿瘤，如胃癌、食管癌、肝癌等的治疗，常配入复方内使用。本品入煎剂15~30g。

（4）白花蛇舌草：味苦、甘，性寒，入胃、大肠、小肠经。具有清热解毒、活血化瘀、利水通淋的功效。据《泉州本草》记载，它有清热散瘀、消痈解毒的功效。临床常用于热毒瘀滞、水湿瘀滞相关的癌症，如肺癌、食管癌、胃癌、直肠癌等的治疗。推荐口服剂量：煎汤15~60g。

（5）半夏：味辛，性温，有毒。具有化痰、止呕、消肿、散结的功效。据《名医别录》记载，其"消心腹胸膈痰热满结，咳嗽上气，心下急痛坚痞，时气呕逆，消痈肿"。推荐口服剂量：6~15g。外用：可将半夏适量研末，加水或酒、醋调服。

3. 常用中成药

（1）紫龙金：益气养血，清热解毒，理气化瘀。用于原发性肺癌化疗后气血两虚兼瘀热证者，可减少化疗所致的外周血象降低、肝肾功能损害及恶心、呕吐、脱发等临床反应。口服，每次4片，每日3次，可与化疗同时使用。

（2）参一胶囊：有培元固本、补益气血的功效。可抑制术后及放疗、化疗后肿瘤的复发/转移，明显提高诊疗效果，减轻毒性反应，改善肿瘤患者的食欲和精神状态，减轻疼痛，增加体重，提高机体免疫力和生活质量。适用于中晚期肺癌。饭前空腹口服，每次2粒，每日2次。

（3）康莱特注射液：具有健脾利水、清肺渗湿等功效。属扶正抗癌中药制剂，有止痛、增强免疫功能、提高生活质量等作用，对肺脾气虚和气阴两虚肺癌有较好的疗效。缓慢静脉滴注100~200mL，21天为1个疗程，间隔3~5天，可进行下一个疗程。联合放疗、化疗时，可酌减剂量。

（4）榄香烯乳注射液：榄香烯属细胞毒类抗癌中药，具有扶正抗癌作用，对肺癌有较好的疗效，对恶性胸腔积液、恶病质患者也有一定疗效。静脉滴注，每次0.2~0.5g，每日1次，5~10天为1个疗程。

（5）艾迪注射液：具有益气扶正、清热解毒、消瘀散结的功效。适用于正虚邪盛型肺癌。静脉滴注，40~60mL加入0.9%的生理盐水或葡萄糖注射液，成人每日1次，与放疗、化疗联合使用时，疗程与放疗、化疗同步；手术前后10天为1个疗程；介入治疗10天为1个疗程；单独使用15天为1个周期，间隔3天，2周期为1个疗程；晚期恶病质患者连用30天为1个疗程，或视病情而定。

4.针灸治疗

【推荐穴位】双侧孔最、肺俞、手三里、合谷、风门及局部阿是穴。

【辨证配穴】痰热阻肺证加肺俞、太渊、尺泽、膻中、丰隆、列缺、心俞等穴以清热化痰；痰瘀互结证加太冲、肝俞、曲池、足三里；肺阴亏虚证加肾俞、三阴交。

【症状取穴】吐血甚者加孔最、阴郄；发热者加鱼际；声音嘶哑者加哑门、通里；胸闷、胸痛者加内关；咳嗽、背痛者加身柱、孔最；痰中带血者加丰隆、尺泽；阴虚盗汗者加阴郄、复溜。

【针灸方法】孔最、肺俞、风门、合谷采用泻法治疗，可用电针。每次持续30分钟，每天进行1次，疗程持续10天。

【耳穴】取肺、脾、交感、神门、皮质下、三焦等穴，采用王不留行籽贴敷。每天对王不留行籽施加压力5~6次，将种子保持在原位3天，间隔1天。

【中药外敷】对肺癌合并胸腔积液、疼痛等疗效显著。推荐药物如黄芪、莪术、茯苓、当归、桂枝、桃仁、桑白皮、葶苈子、冰片、硼砂、乳香、没药等，诸药浓缩成颗粒，加水调和成糊状贴敷于患侧胸壁；或诸药研粉，加醋和温水调和，敷于疼痛部位。

5.不同症状的针对性治疗

（1）咳嗽：咳嗽是肺癌常见的首发症状，基本病理为气机阻滞，肺失宣降，痰、毒、瘀三者积聚胸中，壅遏肺气，滞留不畅，则气机阻滞，肺气上逆成咳。常用枳壳、苏子、葶苈子等。若出现咳嗽气急，可加杏仁以宣畅气机；若伴大便干结不通，常用生大黄、厚朴、芒硝等以通腑气、利肺气；若伴有瘀滞，可用少许虫类药，如全蝎、蜂房、蕲蛇等；久咳不消者多伴脾肾两虚之证，多选茯苓、白术、生薏苡仁等。

（2）咯血：兼夹外感风温或内伤之火，多起病急，病程短，血色鲜红，常兼见热证，如身热、口渴、烦躁、舌红、苔黄、脉滑数等。血色鲜红、口渴欲饮、鼻干、口干臭秽、烦躁便秘、舌红、苔黄、脉数者，可用玉女煎加减；热势甚者加栀子、牡丹皮、黄芩以清热泻火；大便秘结者加生大黄；血色鲜红、齿龈红肿疼痛、头痛、口臭、舌红、苔黄、脉洪数者用加味清胃散合泻心汤加减；咯血色红或紫暗，兼脘腹胀闷，甚则作痛，口臭、便秘或大便色黑，舌红，苔黄腻，脉滑数者，方用泻心汤合十灰散；伴有口苦胁痛、心烦易怒、寐少梦多、舌红绛、脉弦数者，方用龙胆泻肝汤合泻心汤加减。肺癌晚期出血持续时间较长，久治而不能遏止，一般咯血量少，血色暗淡无光，质多稀薄散漫，兼见肢寒畏冷、喜热、口淡、喜静少动、体倦乏力、心悸气短、痰涕清稀、小便清长、大便溏或下利清谷、面色青白、舌淡或淡胖边有齿痕、脉虚或沉迟等，可选择归脾汤加减，佐阿胶珠、荆芥炭引血归经。

五、小结

根据病理及临床治疗特点，可将肺癌分为SCLC和NSCLC。其中，SCLC约占所有肺癌的15%，但恶性程度高、侵袭性强、易复发和转移、预后差。除少数早期病例（T1-2N0M0）可手术治疗外，其余主要采用化疗、放疗、免疫治疗相结合的综合治疗。NSCLC占80%~85%，主要有肺鳞状细胞癌、肺腺癌、大细胞肺癌等，TNM分期Ⅰ~ⅢB期以手术治疗为主，ⅢC~Ⅳ期行化疗、放疗、靶向治疗及免疫治疗相结合的综合治疗。肺癌须依据临床表现和各种影像学结果进行综合分析，但最后的确诊必须取得细胞学或病理组织学的证据。肺癌预后与TNM分期、病理类型、患者身体状况、治疗反应等有关。肺癌治疗后需要定期复查，以监测疗效、早期发现肿瘤的复发和转移。检查以影像检查为主。早、中期肺癌经外科手术等综合治疗后，一般推荐治疗后2年内每3个月复查1次，2~5年内每半年复查1次，5年后每1年复查1次。

参考文献

[1] SUNG H, FERLAY J, SIEGEL RL, et al. Global cancer statistics 2020: GLOBOCAN estimates of incidence and mortality worldwide for 36 cancers in 185 countries[J]. CA Cancer J Clin, 2021,71(3):209-249.

[2] WOLF A, OEFFINGER KC, SHIH TY, et al. Screening for lung cancer: 2023 guideline update from the American Cancer Society[J]. CA Cancer J Clin, 2024, 74(1): 50-81.

[3] CHOI E, DING VY, LUO SJ, et al. Risk model-based lung cancer screening and racial and ethnic disparities in the US[J]. JAMA Oncol, 2023, 9(12):1640-1648.

[4] ZIEGELMAYER S, GRAF M, MAKOWSKI M, et al. Cost-effectiveness of artificial intelligence support in computed tomography-based lung cancer screening[J]. Cancers (Basel), 2022, 14(7):1729.

[5] TSAO MS, NICHOLSON AG, MALESZEWSKI JJ, et al. Introduction to 2021 WHO classification of thoracic tumors[J]. J Thorac Oncol, 2022, 17(1): e1-e4.

[6] TRAVIS WD, DACIC S, WISTUBA I, et al. IASLC multidisciplinary recommendations for pathologic assessment of lung cancer resection specimens after neoadjuvant therapy[J]. J Thorac Oncol, 2020, 15(5): 709-740.

[7] AOKAGE K, SUZUKI K, SAJI H, et al. Segmentectomy for ground-glass-dominant lung cancer with a tu-

mour diameter of 3cm or less including ground-glass opacity (JCOG1211): a multicentre, single-arm, confirmatory, phase 3 trial[J]. Lancet Respir Med, 2023, 11(6):540-549.

[8] SUZUKI K, WATANABE SI, WAKABAYASHI M, et al. A single-arm study of sublobar resection for ground-glass opacity dominant peripheral lung cancer[J]. J Thorac Cardiovasc Surg, 2022, 163(1):289-301.

[9] HE J, SU C, LIANG W, et al. Icotinib versus chemotherapy as adjuvant treatment for stage Ⅱ - ⅢA EGFR-mutant non-small-cell lung cancer (EVIDENCE): a randomised, open-label, phase 3 trial[J]. Lancet Respir Med, 2021, 9(9): 1021-1029.

[10] LU S, DONG X, JIAN H, et al. AENEAS: a randomized phase Ⅲ trial of aumolertinib versus gefitinib as first-line therapy for locally advanced or metastatic non-small-cell lung cancer with EGFR exon 19 deletion or L858R mutations[J]. J Clin Oncol, 2022, 40(27):3162-3171.

[11] GOLDMAN JW, DVORKIN M, CHEN Y, et al. Durvalumab, with or without tremelimumab, plus platinum-etoposide versus platinum-etoposide alone in first-line treatment of extensive-stage small-cell lung cancer (CASPIAN): updated results from a randomised, controlled, open-label, phase 3 trial[J]. Lancet Oncol, 2021, 22(1): 51-65.

[12] DRILON A, LAETSCH TW, KUMMAR S, et al. Efficacy of larotrectinib in TRK fusion-positive cancers in adults and children[J]. N Engl J Med, 2018, 378(8): 731-739.

[13] 中华医学会肿瘤学分会, 中华医学会杂志社. 中华医学会肺癌临床诊疗指南(2024 版) [J]. 中华肿瘤杂志, 2023, 45(7):539-574.

第三章

乳腺癌

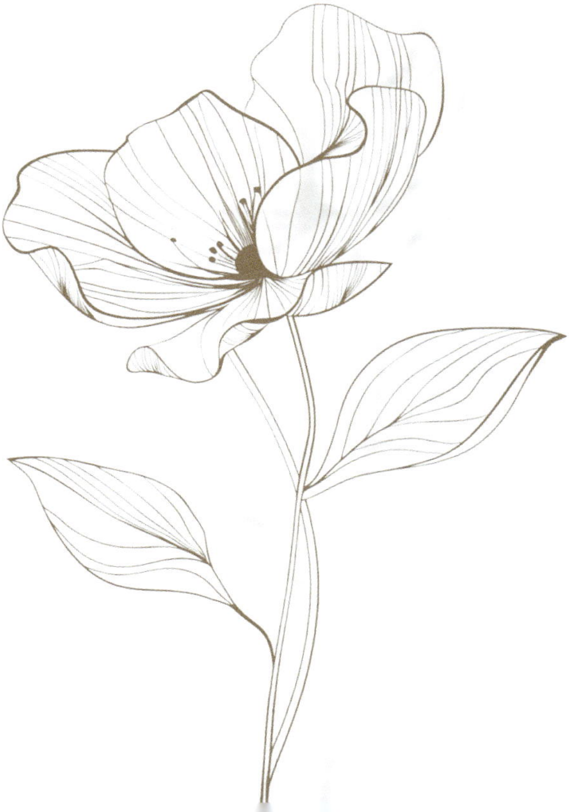

乳腺癌是女性主要恶性肿瘤之一。近年来,发病率普遍呈上升趋势。1980年,美国发病率为84.8/10万,1987年上升到111.9/10万,并以年均3%的速度在上升。1995年,美国的资料统计,乳腺癌占女性恶性肿瘤的32%,居首位。截至2020年,美国全年确诊乳腺癌病例超过25万例,乳腺癌死亡病例4.3万例,年龄标化死亡率为12.4/10万。我国乳腺癌发病率在女性恶性肿瘤中居首位。发病率虽然在上升,但死亡率基本无变化,呈现稳定状态。2020年,我国乳腺癌确诊病例达42万例,死亡病例11.7万例,年龄标化死亡率为9.5/10万。

女性在绝经期前发病率呈上升趋势,提示乳腺癌与女性内分泌系统的变化有关。而绝经期后则受某些不同环境因素影响而呈现各自的特点。发病水平由人种决定,但又受环境的影响,因为移居西方国家的东方女性,绝经期后发病率介于移居国家与原籍国家女性发病率之间。发病年龄提前在很大程度上可能是因为初潮年龄提前。随着营养状况、机体素质的改善,在全世界范围内女性初潮年龄有逐渐提前趋势。据统计,每10年提前1岁。我国各大城市发病率逐年增高,也受初潮年龄逐年提前的影响。

一、病因学研究

乳腺癌与其他肿瘤一样,其真正病因尚不清楚。已知许多因素能影响其发生、发展,称为致病因素。研究较为广泛的有病毒因素、内分泌因素、遗传因素等。

(一)病毒因素

C3H株小鼠的乳汁因子可诱发乳腺癌,乳腺上皮、基质细胞的肿瘤化同时发生。肿瘤化开始时,增生结节演变成不同类型的腺癌,个别形成癌肉瘤。癌变过程见细胞发育异常,失去定向性,基底膜破坏,继之发生局部浸润和远处转移。GR株小鼠乳腺癌可见明显的遗传性。

(二)内分泌因素

月经初潮早、规律性月经建立时间短及绝经年龄晚均是乳腺癌发病的主要危险因素。统计显示,初潮年龄在11~13岁者乳腺癌发生风险比17岁后月经初潮的女性高2~3倍。绝经年龄<45岁的女性患乳腺癌的风险仅是绝经年龄>50岁女性的1/3。行经

40年以上与行经30年以下的女性相比,发生乳腺癌的风险增加1倍。双侧卵巢在35岁前手术切除与自然绝经的女性相比,患乳腺癌的风险大约降低60%,但术后10年内差异较小,10年后差异显著。乳腺癌发病风险随绝经年龄延迟而增长,55岁后绝经女性患乳腺癌的风险是45岁前绝经女性的2倍,绝经过晚(70岁以后)导致的乳腺癌发病风险最高。

(三)遗传因素

乳腺癌家族遗传可增加罹患乳腺癌的风险。在瑞典所有年龄<54岁的乳腺癌患者中,家族性乳腺癌占8.7%,家族遗传罹患乳腺癌相对风险为1.8,随着年龄的增长,相对风险可降至1.5。当母亲和女儿患乳腺癌的年龄<40岁,其家族年轻女性罹患乳腺癌的相对风险为4。父系及母系均患有乳腺癌,女儿患乳腺癌的风险显著增高。

(四)其他因素

除上述因素外,乳腺癌的发病还与年龄、生育史、肥胖、饮酒、电离辐射及一些基因因素(如BRCA基因)等相关。

二、病理类型

(一)组织学分类

在组织学上,乳腺癌大致分为原位癌或浸润性癌。

导管或小叶上皮细胞异常增殖可导致浸润前病变,称为原位癌。一旦肿瘤细胞突破基底膜并浸润到周围的基质,则应归类为浸润性癌,但只有10%~30%的病例可进展为浸润性癌。浸润性癌是一种异质性疾病,可根据细胞形态进一步细分:最常见的浸润性导管癌(IDC),占60%~75%;其次是浸润性小叶癌(ILC),占10%~15%。在组织学亚型分类中,浸润性导管癌"无特殊类型"占乳腺肿瘤的绝大多数。15%~25%的侵袭性癌具有独特的生长模式和细胞学特征。

（二）乳腺癌分子分型

随着驱动基因重要性的不断增加，根据患者是否有基因突变、激素受体和细胞分子状态，将乳腺癌分为4个亚型：Luminal A、Luminal B、HER2过表达型和三阴性。

三、临床特点

（一）西医症状描述

乳腺癌早期症状不明显，可出现乳房肿块、乳房皮肤异常等症状；晚期可发生癌细胞远处转移，表现为同侧腋窝淋巴结肿大并出现全身多器官病变，可直接威胁患者生命。此外，也会出现出血、积液等其他症状。

1.早期症状

乳房肿块是早期最常见的症状，常位于外上象限。其特点是多为单侧单发，质硬，边缘不规则，表面不光滑，不易被推动，大多数为无痛性肿块，少数有隐痛或刺痛。

2.中期症状

在进展中期，肿块侵犯腺体与皮肤之间的韧带，可牵拉皮肤形成凹陷，呈酒窝状。阻塞淋巴回流，皮肤呈橘皮状。浸润到皮内生长，可在主病灶周围形成散在的皮肤硬性结节，呈卫星结节状。当肿块侵及乳头、乳晕，可因牵拉乳头使其凹陷，甚至完全缩入乳晕后方。

3.中晚期症状

中晚期非生理状态下，单侧乳房可出现乳头溢液，液体多为浆液性、血性或水样。有些患者还会出现恶病质表现，伴有食欲减退、厌食消瘦、乏力、贫血、发热等症状。

4.晚期症状

晚期癌细胞发生脱落，可侵犯周围淋巴管，并向其局部淋巴引流区转移。一开始多表现为同侧腋窝淋巴结肿大，继续发展可在锁骨上和对侧腋窝触及转移的淋巴结，肿瘤细胞甚至可转移至椎骨。

5.其他症状

（1）肺及胸膜转移：肺为乳腺癌常见转移部位，主要表现为双侧多发性结节，患者可出现咳嗽、呼吸困难、咯血等症状。

(2)骨转移:易出现在脊骨、肋骨、骨盆和长骨,也可出现在肩胛骨、颅骨等部位,主要表现为骨痛、高钙血症等。

(3)肝转移:初期无特殊症状,当肿块较大或范围较大时,可出现肝大、肝区疼痛、食欲减退等症状。

(二)中医症状描述

乳腺癌的病机重点在于“正虚”“郁积”“痰湿”“血瘀”“热毒”等方面,在其发生、发展过程中上述病机因素往往相互交叉,互为因果,相互联系,贯穿于乳腺癌发生、发展的整个过程。

1.正虚邪犯

《诸病源候论·妇人杂病诸侯四·石痈侯》记载:“有下于乳者,其经虚,为风寒气客之,则血涩结成痈肿,但结核如石,谓之石痈。”本虚是发病之根本。脾虚肾亏是其发病的基本病机,同时,气血虚可引起邪客于乳络而导致患病。

2.肝郁气滞

肝郁气滞是乳腺癌发病的核心病机,女子“以血为本”“以肝为先天”。肝脏喜条达而恶抑郁,肝气条达则五脏六腑之气通顺,血、津液畅行无阻,气血冲和则百病不生。乳腺癌患者多因情志内伤致气机阻滞、肝气郁结、气血运行不畅、脏腑功能紊乱,造成邪毒内蕴、气滞血瘀、痰浊交结滞于乳中而发病。

3.血瘀凝滞

乳腺癌中晚期可见痛引胸胁、肿块坚硬、表面高低不平、乳头溢液、舌紫有瘀斑等,是“久病血瘀”“久虚夹瘀”,或肝郁气滞、气滞血瘀、病久气郁化火、气火内盛、气血津液被煎熬、痰浊血瘀互结、经络痞塞、结滞乳中造成的。

4.毒邪蕴结

气郁痰浊或气滞血凝,积久化火成毒,致毒邪蕴结而成坚核。明朝医学家薛己谓“亦有二三载或五载六载方溃陷下者,皆曰乳岩,盖其形岩凸,似岩穴也,最毒,填之可保十中一二也”,指出了乳腺癌晚期溃烂、乳头凹陷的特征。

5. 冲任失调

中医认为“冲为血海，任主胞胎”，冲任之脉上贯于乳，下濡胞宫。冲任失调者可致津血不足，肝失濡养；脾胃受损，痰浊内生，气滞痰凝；再者可致气血运行失常，气滞血瘀于乳络，日久成癌。《疮疡经验全书》记载：“阴极阳衰，血无阳安能散，致血渗入心经而生乳岩。”窦氏所述阴极阳衰是指冲任失调，与现代所谓的体内激素分泌失调、雌激素水平过高、雌激素及孕激素平衡失调等导致乳腺癌的发生是一致的。

四、治疗方式

（一）手术治疗

手术治疗一直是乳腺癌综合治疗的重要组成部分，从经典的乳腺癌根治术到保乳、保腋窝手术，乳腺癌术式大概经历了5个阶段：19世纪末根治性乳腺切除术；20世纪50年代扩大根治术；20世纪60年代改良根治术；20世纪80年代保乳手术；21世纪的前哨淋巴结活检术、乳腺癌腔镜手术、乳腺再造重建手术等。纵观乳腺癌手术的发展历程，手术治疗发展趋势是在保证疗效的前提下，将肿瘤切除范围不断缩小，同时针对不同生物学类型和不同分期的乳腺癌患者采取个体化、规范化治疗，体现了对乳腺癌生物学特性上更深层次的认识和治疗理念的变革。

（二）全身性治疗

乳腺癌的全身性治疗主要包括内分泌治疗、化疗和靶向药物治疗。

1. 内分泌治疗

内分泌治疗也称激素治疗，这类疗法包括许多药物，其作用是降低雌激素水平或阻断针对激素受体阳性乳腺癌细胞作用的雌激素活动。

临床常用的内分泌治疗药物主要分为五大类。

（1）芳香化酶抑制剂（AI）：是一类通过抑制芳香化酶活性而降低雌激素水平的药物。芳香化酶表达于脂肪/肌肉组织，能催化雄激素转化为雌激素，由于绝经前女性大多数雌激素产生于卵巢，因此芳香化酶抑制剂仅用于阻断绝经后女性或具有无功能卵巢的女性产生雌激素。临床常用的芳香化酶抑制剂类药物有来曲唑、阿那曲唑、依西美坦等。

(2)雌激素受体下调剂:能阻止雌激素与其受体结合并下调雌激素受体的表达,常用药物有氟维司群等。

(3)雌激素受体调节剂:也称为选择性雌激素受体调节剂或SERM,是通过调节乳腺组织雌激素受体的活性来发挥作用的,常用药物有他莫昔芬、托瑞米芬等。

(4)卵巢功能抑制剂的作用机制通常是使用促黄体激素释放激素受体拮抗剂(LHRHa),起到抑制作用,阻止LHRH的产生,从而阻断卵巢中雌激素的产生。常用药物有戈舍瑞林、亮丙瑞林等。

(5)孕激素类似物:作为孕激素受体的激动剂,可降低循环雌激素水平和下调雌激素受体的表达,这类药物(如醋酸甲地孕酮)可用于治疗那些对其他激素治疗无响应的转移性乳腺癌女性患者。

2. 化疗

早期乳腺癌化疗包括新辅助化疗和辅助化疗。新辅助化疗是相对辅助化疗而言的,常指乳腺癌手术前的化疗。新辅助化疗是局部晚期乳腺癌或炎性乳腺癌的规范疗法,目的是使肿瘤降期以利于手术,或变不能手术为能手术,获得化疗效果的相关信息,决定术后是否需要辅助治疗。目前,术前新辅助化疗已成为从局部晚期乳腺癌的治疗到早期乳腺癌综合治疗的重要组成部分,其改变了乳腺癌治疗首选手术的传统治疗模式,增加了保乳的可能,并提高了治疗效果。同时,化疗在晚期乳腺癌综合治疗中也发挥着重要作用。基于晚期乳腺癌属于慢性病的理念,在制订晚期乳腺癌化疗方案时,不仅要考虑一线化疗方案,还应考虑一线治疗有效后的维持化疗。晚期乳腺癌抗肿瘤治疗是长期的,患者依从性是药物发挥作用的基础,有效、低毒、便于长期使用的药物成为临床研究的重要方向。目前,临床常用的乳腺癌化疗药物主要分为以下几类:烷化剂、蒽环类药物、抗代谢药物、微管抑制剂等。

3. 靶向药物治疗

靶向药物治疗在乳腺癌的治疗领域不断取得突破性进展,其快速改变着乳腺癌的治疗格局。在传统抗HER2靶向治疗药物曲妥珠单抗的基础上,酪氨酸激酶抑制剂、帕妥珠单抗、恩美曲妥珠单抗、德喜曲妥珠单抗、马吉妥昔单抗等新型抗HER2治疗药物层出不穷,HER2阳性晚期乳腺癌总生存率得到改善。抗血管生成药物(贝伐珠单抗、雷莫卢单抗)则在一定程度改善了晚期乳腺癌的PFS,抗Trop-2靶向治疗也取得相应进展。

CDK4/6抑制剂革命性提升了激素受体阳性晚期乳腺癌的生存获益，同时在早期乳腺癌治疗中也取得了突破性成果，成为目前临床治疗激素受体阳性乳腺癌常用的药物。其他如PI3K/AKT/mTOR通路抑制剂、组蛋白去乙酰化酶抑制剂等也在晚期乳腺癌内分泌治疗中大放异彩。此外，小分子靶向药物拉帕替尼及我国自主研发的小分子酪氨酸激酶抑制剂吡咯替尼，也应用在HER2阳性的晚期乳腺癌患者。同类药物还包括图卡替尼。

（三）放疗

放疗是乳腺癌综合治疗的重要组成部分，包括根治术后放疗、保乳术后放疗等，它是降低乳腺癌局部复发、改善预后的有效手段。100余年来，早期阶段乳腺癌放疗仅作为术后补充治疗或晚期复发的姑息性治疗。近年来，随着放疗技术的进步、对放疗远期毒性规避措施的改善，以及对不同分割模式生物等效性的不断理解，放疗更加有效、安全和便利。

（四）免疫治疗

与传统治疗手段相比，免疫治疗具有良好的耐受性、无毒性和药物蓄积的特点，可降低全身治疗带来的一些不良反应。乳腺癌免疫治疗主要包括肿瘤疫苗治疗、细胞因子治疗、抗体治疗、过继性细胞治疗等。2018年，IMpassion130研究在ESMO年会发表，开启了乳腺癌免疫治疗的时代。免疫检查点抑制剂PD-1/PD-L1抗体治疗最具发展前景，而小样本HER2/neu、MUC-1等肿瘤疫苗显示一定的DFS和OS延长。其中，三阴性乳腺癌免疫原性特征包括高突变率、T细胞浸润高、PD-L1表达高、免疫相关基因高表达，使其成为免疫治疗的潜在靶点。几种免疫治疗药物（帕博利珠单抗、阿替利珠单抗）单药都在不同治疗线数、不同亚型乳腺癌进行尝试。治疗线数越靠前获益愈明显，一线治疗ORR率更高；同时，单药治疗获得CR/PR的患者会有较好的OS获益。目前仍有很多问题尚缺乏确定性结论，如何合理选择人群和治疗模式，让更多乳腺癌患者中从免疫治疗中获益，成为该领域重点发展的方向。

（五）中医治疗

目前，临床上中医治疗乳腺癌主要包括中药汤剂、中药颗粒剂、中成药、中药注射剂、外用制剂、非药物治疗（如针灸）等。其中中药汤剂因为可以针对乳腺癌的症状及相关治疗后状态因人、因时、因地制宜地通过辨证施治，故在治疗上占主要地位。

1. 辨证治疗

乳腺癌早期以邪实为主，治疗以祛邪为主，兼顾扶正培本，根据邪气的偏盛，分别予以疏肝理气、化痰散结、清热解毒；乳腺癌中期，正邪交争，虚实夹杂，治疗以扶正祛邪并行；乳腺癌晚期以正虚为主，治宜扶正培本为主，祛邪为辅，分别采用补肾健脾、益气养血、滋补肝肾等方法。

2. 分证论治

（1）气血两虚证：益气养血，解毒散结。

【方药】益气养荣汤（《太平惠民和剂局方》）加减。

【常用药】党参、白术、茯苓、炙甘草、当归、龟甲、陈皮、川芎、熟地黄、白芍、黄芪、丹参、白花蛇舌草、重楼、香附、鹿角霜。

（2）脾胃虚弱证：健脾和胃理气。

【方药】六君子汤加减。

【常用药】党参、白术、茯苓、甘草、干姜、艾叶、陈皮、半夏、鸡内金、麦芽。

（3）肝肾阴虚证：滋补肝肾。

【方药】六味地黄丸加减。

【常用药】熟地黄、山茱萸（制）、山药、沙参、麦冬、牡蛎、鳖甲、牡丹皮、茯苓。

（4）肝郁气滞证：疏肝理气，化痰散结。

【方药】逍遥散（《太平惠民和剂局方》）加减。

【常用药】柴胡、白芍、瓜蒌、钩藤、川楝子、茯苓、白术、郁金、夏枯草、败酱草、赤芍、鸡内金、胆南星、枳壳、木香、白花蛇舌草、丝瓜络、香附、皂角刺、土贝母。

（5）瘀毒内阻证：清热解毒，活血化瘀。

【方药】五味解毒饮合桃红四物汤加减。

【常用药】银花、桃仁、红花、莪术、当归、赤芍、菊花、蒲公英、猫爪草、紫花地丁、连翘、黄芩、山慈菇、重楼、败酱草、苦参、生地黄、连翘、夏枯草、半枝莲、白花蛇舌草、皂角刺。

（6）冲任失调证：调理冲任，补益肝肾。

【方药】青栀四物汤加减。

【常用药】青皮、栀子、当归、生地黄、白芍、川芎、香附、女贞子、龟板、菟丝子、枸杞子、酒萸肉、山药等。

3.常用中草药

(1)山慈菇:适用于乳腺癌痰热瘀结者。《本草拾遗》记载其"主痈肿疮瘘,瘰疬结核"。

(2)露蜂房:适用于乳腺癌中属风毒瘀阻者。《日华子诸家本草》记载其"治牙齿疼,痢疾,乳痈;蜂叮,恶疮,即煎洗"。

(3)瓜蒌:适用于乳腺癌中属痰热互结者。《本草品汇精要》记载其"消结痰,散痈毒"。《本草纲目》记载其"润肺燥,降火。治咳嗽,涤痰结,利咽喉,消痈肿疮毒"。

(4)夏枯草:适用于乳腺癌属痰火、热毒郁结者。《神农本草经》记载其"主寒热,瘰疬、鼠瘘、头疮、破癥,散瘿结气,脚肿湿痹"。《本草从新》记载其"治瘰疬、鼠瘘、瘿瘤、症坚、乳痈、乳岩"。

(5)蒲公英:适用于乳腺癌中属热毒蕴结者。《滇南本草》记载其"消诸疮毒,散瘤结核"。

(6)天冬:适用于乳腺癌中属肺肾阴虚者。《备急千金要方》记载其"治虚劳绝伤,年老衰损羸瘦,偏枯不遂,风湿不仁,冷痹心腹积聚,恶疮痈疽肿癞"。

4.常用方剂

(1)公英汤:益气活血,清热解毒。主治乳腺癌。

【方药组成】蒲公英10g、瓜蒌60g、甲珠6g、地丁10g、夏枯草15g、银花15g、当归30g、黄芪15g、天花粉6g、白芷15g、桔梗15g、赤芍6g、薤白头15g、远志10g、官桂10g、甘草6g,水煎服。

(2)牛黄消肿方:清热解毒,化瘀散结。主治乳腺癌。

【方药组成】人工牛黄10g、制乳香15g、制没药15g、海龙15g、黄芪30g、山慈菇30g、香橼30g、炒三仙30g、夏枯草60g、三七粉60g、何首乌60g、薏苡仁60g、紫花地丁60g、莪术60g、淫羊藿60g,研细末,水泛为丸,每次3g,每日2次。

(3)核桃三七方:消肿散结,拔毒止痛。主治乳腺癌。

【方药组成】青核桃枝1500g、参三七1500g、甘遂2500g、生草1500g,加水15L,中火煎熬,煎至药渣无味,滤液去渣,用铜锅浓缩收膏。盛瓷器内,加冰片少许,密封高压消毒。用时以布剪成圆形,涂膏贴于患处,胶布固定,48小时换药1次。

(4)马钱蜂房方:活血化瘀,通经散结。主治乳腺癌。

【方药组成】马钱子0.1g、活蜗牛0.5g、蜈蚣1.5g、露蜂房0.5g、全蝎0.3g、乳香0.1g(以上为一日量),研细末,水泛为丸,分3次口服。

(5)乳疡无忧方:活血理气,软坚散结。主治乳腺癌。

【方药组成】全瓜蒌150g、生地黄150g、土贝母120g、生香附120g、煅牡蛎120g、漏芦90g、白芥子90g、野茯苓90g、炒麦芽99g、王不留行60g、制半夏60g、全当归60g、福橘叶60g、炒白芍60g、小青皮60g、炮山甲30g、广陈皮60g、潼木通30g、川抚芎30g、西粉草30g,共研细末,蒲公英60g、香连翘60g,煎汤代水泛为丸。每日3次,每次6g。

(6)慈菇金盘汤:益气活血,软坚散结。主治乳腺癌。

【方药组成】八角金盘12g、露蜂房12g、山慈菇15~30g、石见穿15~30g、八月札30g、皂角刺12g、黄芪15g、丹参15g、赤芍15g,水煎服。

(7)二丹汤:养血活血,化痰消咳软坚。主治乳腺癌。

【方药组成】当归15g、夏枯草15g、橘核12g、白芷9g、僵蚕6g、牡丹皮6g、丹参15g、爵床草30g,水煎服,或用酒炖服。

5.常用中成药

(1)小金丹(《外科证治全生集》):具有化痰散结、祛瘀通络的功效。主治痰核流注、瘰疬、乳岩、阴疽初起。适用于肿瘤患者证属寒湿痰瘀阻络者。每日3次,每次3g,温开水送服。

(2)西黄丸(《外科证治全生集》):具有解毒散结、消肿止痛的功效。主治乳腺癌及一切恶核。每日3次,每次3g,温开水送服。

(3)醒消丸(《外科证治全生集》):具有活血散结、解毒消痈的功效。主治痈毒初起、乳痈乳岩、瘰疬鼠疮、疔毒恶疮、无名肿毒等。每日2次,每次3g,温开水送服。

(4)平消胶囊(《癌瘤中医防治研究》):主治乳腺癌等多种肿瘤。每日3次,每次4~6粒。

(5)加味逍遥丸(《太平惠民和剂局方》):具有疏肝解郁、理血调经的功效。适用于月经不调、胁痛等。每次6g(1袋),每日2次。

6.其他制法

(1)外治。

1)生肌玉红膏(《外科正宗》):由当归、白芷、血竭、紫草、甘草、轻粉、白蜡、麻油组成。有活血祛腐、解毒镇痛、润肤生肌的功效。常用于放射性皮肤溃疡日久不愈,术后切口感染或皮瓣坏死，晚期乳腺癌瘤块破溃的治疗。

2)海浮散(《外科十法》)：由乳香(制)、没药(制)组成，有生肌、止痛、止血的功效。常用于乳腺癌溃破的治疗。

3)桃花散(《医宗金鉴》)：由白石灰、生大黄组成，可止血。常用于晚期乳腺癌溃口出血不止的治疗。

4)二黄煎(经验方)：由黄柏、土黄连组成，有清热燥湿、泻火解毒的功效。常用于乳腺癌术后切口感染、皮瓣坏死、放射性皮炎或化疗药物静脉外漏引起的局部红肿或溃烂的治疗。煎水外洗或冷湿敷。

(2)针灸治疗。

【处方】以足厥阴肝经、足阳明胃经、任脉等经穴为主，如屋翳、膻中、天宗、肩井、期门、三阴交、丰隆。

【辨证配穴】冲任失调者加肝俞、肾俞、关元以补肾健脾养肝、调理冲任；肝郁气滞者加肝俞、太冲；热毒蕴结者加内庭、行间以点刺放血；气血两虚者加灸脾俞、膈俞、足三里可健运脾胃、益气养血。

【随证配穴】乳腺癌术后上肢水肿加极泉、青灵以通络消肿；乳腺癌放疗后放射性肺炎加尺泽、孔最以泻肺止咳；潮热者加百劳、膏肓；失眠心烦者加大陵、神门。

五、小结

乳腺癌是女性癌症相关死亡的主要原因，反映了严重的疾病异质性、转移性和治疗耐药性。早期应重视乳腺癌的预防，筛查有助于提高乳腺癌的检出率。建议调整日常生活方式，重视疾病的筛查工作，可在一定程度上减少患病风险。对于乳腺癌发生风险较高的女性，如有乳腺癌家族史或有乳腺癌基因突变等，可进行遗传咨询、密切监测，必要时可进行预防性药物治疗(如选择性雌激素受体调节剂、芳香化酶抑制剂)或预防性手术切除。

乳腺癌细胞存在于一个复杂的生态系统中，包括多种细胞类型。在既往不断努力中，基因组和转录组数据以前所未有的规模进行了整合，从而揭示了不同的癌症亚型、关键分子驱动因素、信号通路机制。也正因如此，大量新的靶向治疗方法应运而生，使乳腺癌的治疗逐渐规范化。乳腺癌主要采取精准化及综合性治疗原则，根据肿瘤的生物学行为和患者的身体状况，联合运用多种治疗手段，兼顾局部治疗和全身治疗，以期提高疗效和改善患者的生活质量。中医在乳腺癌的综合治疗中占有一定的地位，现已证实中医可改善患者的症状，协同提高手术后恢复，减轻放疗、化疗、内分泌治疗、靶向药物治疗和免疫治疗的不良反应，并增加其疗效，调节患者的免疫功能和体质状况，防治肿瘤及肿瘤治疗相关的并发症，预防复发转移，提升生存质量，可延长生存期，是乳腺癌治疗的重要辅助手段。乳腺癌的预后与疾病的发展阶段密切相关，早发现、早治疗，患者5年生存率会提高，症状较轻者甚至可治愈。乳腺癌患者可能会遗留疼痛、肌肉无力等后遗症，需要引起重视。相信随着科技的进步，会有越来越多新的治疗思路应运而生，使得乳腺癌的治疗越来越精准。

参考文献

[1] WOLFF AC, SOMERFIELD MR, DOWSETT M, et al. Human epidermal growth factor receptor 2 testing in breastcancer: ASCO-college of american pathologists guideline update[J]. J Clin Oncol, 2023, 41 (22): 3867-3872.

[2] TARANTINO P, VIALE G, PRESS MF, et al. ESMO expert consensus statements (ECS) on the definition, diagnosis,and management of HER2-low breast cancer[J]. Ann Oncol, 2023, 34 (8): 645-659.

[3] ALLISON KH, HAMMOND M, DOWSETT M, et al. Estrogen and progesterone receptor testing in breast cancer.ASCO/CAP guideline update[J].J Clin Oncol, 2020,38 (12):1346-1366.

[4] NIELSEN TO, LEUNG S, RIMM DL, et al. Assesment of Ki67 in breast cancer: Updated recommendations from the International Ki67 in Breast Cancer Working Group[J]. J Natl Cancer Inst, 2021, 113 (7): 808-819.

[5] HURVITZ SA, MARTIN M, JUNG KH, et al. Neoadjuvant trastuzumab emtansine and pertuzumab in human epidermal growth factor receptor 2-positive breast cancer: Three-year outcomes from the phase ll KRISTINE Study[J].J Clin Oncol,2019,37(25):2206-2216.

[6] VAN RAMSHORST MS, VAN DER VOORT A, VAN WERKHOVEN ED, et al. Neoadjuvant chemotherapy with or without anthracyclines in the presence of dual HER2 blockade for HER2-positive breast cancer (TRAIN-2): A multicentre, open-label, randomised, phase 3 trial[J]. Lancet Oncol, 2018, 19 (12): 1630-1640.

[7] GIANNI L, PIENKOWSKI T, YH, et al. 5-year analysis of neoadjuvant pertuzumab and trastuzumab in patiens with, locally advanced, inflammatory, or early-stage HER2-positive breast cancer (NeoSphere): A multicentre, openlabel, phase 2 randomised trial[J]. Lancet Oncol, 2016, 17 (6): 791-800.

[8] HUANG L, PANG D, YANG H, et al. Neoadjuvant-adjuvant pertuzumab in HER2-positive early breast cancer:Final analysis of the randomized phase Ⅲ PEONY trial[J]. Nat Commun, 2024, 15 (1): 2153.

[9] NTCH M, JACKISCH C, SCHNEEWEISS A, et al. NAB-paclitaxel improves disease-free survival in early breast cancer: GBG 69-GeparSepto[J].J Clin Oncol,2019,37 (25):2226-2234.

[10] SCHMID P, CORTES J, PUSZTAI L, et al. Pembrolizumab for early triple-negative breast cancer[J]. N Engl J Med,2020,382(9):810-821.

[11] TUTT A, GARBER JE, KAUFMAN B, et al. Adjuvant olaparib for patients with BRCA1-or BRCA2-mutated breast cancer[J].N Engl J Med,2021,384(25):2394-2405.

[12] KALINSKY K, BARLOW WE, GRALOW JR, et al. 21-gene assay to inform chemotherapy benefit in node-positive breast cancer[J].N Engl J Med,2021,385(25):2336-2347.

[13] JONES SE, COLLEA R, PAUL D, et al. Adjuvant docetaxel and cyclophsphamide plus trastuzumab in patients with HER2-amplified early stage breast cancer: A single-group, open label, phase 2 study[J]. Lancet Oncol,2013,14(11):1121-1128.

[14] TOLANEY SM, GUO H, PERNAS S, et al. Seven-year follow-up analysis of adjuvant paclitaxel and trastuzumab trial for node-negative, human epidermal growth factor receptor 2-positive breast cancer[J]. J Clin Oncol, 2019,37 (22):1868-1875.

[15] MACKEY JR, PIENKOWSKI T, CROWN J, et al. Long-term outcomes after adjuvant treatment of sequential versus combination docetaxel with doxorubicin and cyclophosphamide in node-positive breast cancer: BCIRG-005 randomized trial[J]. Ann Oncol, 2016, 27 (6):1041-1047.

[16] YU KD, YE FG, HE M, et al. Effect of adjuvant paclitaxel and carboplatin on survival in women with triple-negative breast cancer: A phase 3 randomized clinical trial[J]. JAMA Oncol, 2020, 6 (9): 1390-1396.

[17] WANG X, WANG SS, HUANG H, et al. Effect of capecitabine maintenance therapy using lower dosage and higher。1307frequency vs. observation on disease-free survival among patients with early-stage triple-negative breast cancer who had received standard treatment: The SYSUCC-001 randomized clinical trial[J]. JAMA, 2021, 325 (1): 50-58.

[18] LI J, JIANG Z. Chinese Society of Clinical Oncology Breast Cancer (CSCO BC) guidelines in 2022: Stratification and classification[J]. Cancer Biol Med, 2022, 19 (6): 769-773.

[19] SLAMON D, LIPATOV O, NOWECKI Z, et al. Ribociclib plus endocrine therapy in early breast cancer [J]. N Engl J Med,2024,390(12):1080-1091.

[20] PAGANI O, WALLEY BA, FLEMING GF, et al, Adjuvant exemestane with ovarian suppression in premenopausa breast cancer: Long-term follow-up of the combined TEXT and SOFT trials[J]. J Clin Oncol, 2023, 41 (7): 1376-1382.

[21] WHELAN TJ, PIGNOL, JP, LEVINE MN, et al. Long-term results of hypofractionated radiation therapy for breast cancer[J]. N Engl J Med, 2010,362 (6):513-520.

[22] COLES CE, HAVILAND JS, KIRBY AM, et al. Dose-escalated simultaneous integrated boost radiotherapy in early breast cancer (IMPORT HIGH): A multicentre, phase 3, non-inferiority, open-label, randomised controlled trial[J]. Lancet, 2023,401(10394):2124-2137.

[23] THORSEN LBJ, OVERGAARD J, MATTHIESSEN LW, et al. Internal mammary node irradiation in patients with node-positive early breast cancer: Fifteen-year results from the Danish Breast Cancer Group

Internal Mamman Node Study[J]. J Clin Oncol,2022.40(36):4198-4206.

[24] JIANG Z, WANG H, WANG S, et al. Chinese expert consensus statement on the climnical diagnosis and treatment of breast cancer bone metastasis and bone related disease[J]. Transl Breast Cancer Res, 2021, 2: 2.

[25] MA F, YAN M, LI W, et al. Pyrotinib versus placebo in combination with trastuzumab and docetaxel as first line treatment in patients with HER2 positive metastatic breast cancer (PHILA): Randomised, double blind, multicentre,phase 3 trial[J].BMJ, 2023,383: e076065.

[26] 孙春晓,王树森,李健斌,等.紫杉醇脂质体在晚期乳腺癌中应用的真实世界研究[J].中华肿瘤杂志, 2023,45(1):88-94.

[27] HORTOBAGYI GN, STEMMER SM, BURRIS HA, et al. Overall survival with ribociclib plus letrozole in advanced breast cancer[J]. N Engl J Med, 2022,386(10):942-950.

[28] YUAN Y, ZHANG S, WANG T, et al. Efficacy and clinical outcome of chemotherapy and endocrine therapy as first-line treatment in patients with hormone receptor-positive HER2-negative metastatic breast cancer[J]. Chin Med J(Engl),2023,136(12):1459-1467.

[29] LI J, YUAN Y, BIAN L, et al. A comparison between clinical decision support system and clinicians in breast cancer[J]. Heliyon, 2023,9(5): e16059.

第四章

食管癌

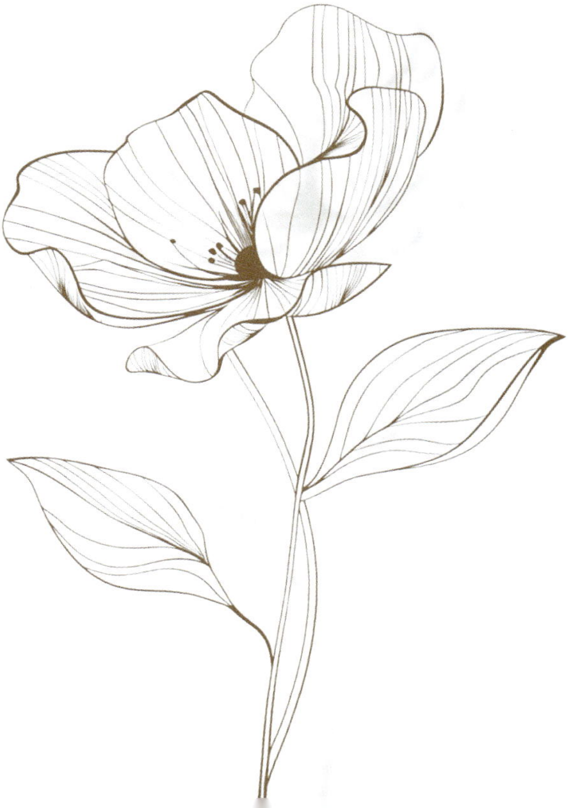

食管癌是一种常见的恶性肿瘤。据2018年国际癌症研究机构(IARC)统计,全球每年新发病例约57.2万人,居恶性肿瘤发病的第11位;男性9.3/10万,居恶性肿瘤发病的第7位;女性3.5/10万,居恶性肿瘤发病的第13位。食管癌的死亡率较高,全球每年约50.8万人死于食管癌,居恶性肿瘤死亡率的第8位。2018年IARC的统计显示,中国每年新发病例约30.7万人,居恶性肿瘤发病的第5位。中国是食管癌死亡率最高的国家,每年约28.3万人,居恶性肿瘤死亡的第4位。河南、河北、山西是中国食管癌高发地区,其他地区如广东、四川、湖北等部分地区也有高发。

一、病因学研究

食管癌的发生、发展受多种因素的影响,其中生活方式的选择和环境暴露起重要作用。了解导致食管癌发生的因素对预防、早期发现和有效治疗至关重要。专注于戒烟、适量饮酒、调整饮食和尽量减少环境致癌物接触的公共卫生措施有助于降低食管癌的发病率。此外,分子生物学研究提高了对食管癌潜在机制的认识,从而促进靶向治疗和个体化治疗的发展。具体影响因素如下。

(一)亚硝胺化合物

近年来,实验研究证明诱发食管癌的亚硝胺类有20多种,这些物质被广泛用于腌制食物。长期食用腌制食品(如酸菜)可导致亚硝酸盐摄入过多,这是导致食管癌的高危因素。

(二)真菌的致癌作用

实验研究证实,食用霉变食物可诱发大鼠或小鼠食管和前胃的癌前病变或鳞状细胞癌,从这些霉变食物中分离出的黄曲霉毒素、白地霉、镰刀菌、根霉等真菌均能诱发动物肿瘤形成,并且这类真菌与亚硝胺有协同致癌作用。

(三)微量元素缺乏

调查发现,我国食管癌高发区人体外环境中微量元素与维生素含量均偏低,尤其是硒、维生素E等。

（四）饮食习惯

食物的物理性刺激（如热、粗硬、吸烟、过度饮酒）可能与食管癌的发生有一定的关系。

（五）遗传易感性

无论在食管癌高发区或低发区，均可找到食管癌的高发家族，说明其有明显的家族性聚集现象。但这种家族聚集现象是遗传因素或家族成员在相当长的一段时间中接受相同的环境致癌因素所致，目前尚无定论。

（六）食管的癌前病变

Barrett食管、食管慢性炎症、贲门失弛缓、胃食管反流性疾病、食管憩室、食管灼热和狭窄、缺铁性吞咽困难综合征、白斑病等均可导致癌变。

二、病理类型

（一）临床分型

1.Siewert分型

Siewert分型是基于食管胃交界部的解剖学特点提出的分型，也称Munich分型。Siewert等学者认为，远端食管腺癌和贲门腺癌应属于同一种疾病，即食管胃交界部腺癌。其可分为三型。

（1）Ⅰ型：相当于远端食管腺癌，肿瘤中心位于食管胃交界部上1~5cm处。

（2）Ⅱ型：相当于贲门腺癌，肿瘤中心位于食管胃交界部上1cm至下2cm处。

（3）Ⅲ型：相当于贲门下腺癌，肿瘤中心位于食管胃交界部下2~5cm处。

2.大体分型

早期/表浅型食管癌推荐巴黎分型，具体内容如下。

（1）隆起型（0~Ⅰ）：又可分为有蒂隆起型（0~Ⅰp）和无蒂隆起型（0~Ⅰs）。

（2）表浅型（0~Ⅱ）：又可分为表浅隆起型（0~Ⅱa）、表浅平坦型（0~Ⅰb）和表浅凹陷型（0~Ⅱc）。同时具有表浅隆起和表浅凹陷的病灶可根据表浅隆起/表浅凹陷的比例分为表浅凹陷+表浅隆起型（0~Ⅱc+Ⅱa型）和表浅隆起+表浅凹陷型（0~Ⅱa+Ⅱc型）。

（3）凹陷（溃疡）型（0~Ⅲ）：凹陷和表浅凹陷结合的病灶可根据凹陷/表浅凹陷的比例分为表浅凹陷+凹陷型（0~Ⅱc+Ⅲ型）和凹陷+表浅凹陷型（0~Ⅲ+Ⅱc型）。

3. 进展期按国内分型

（1）髓质型：以食管壁增厚为特点，边缘呈坡状隆起。

（2）蕈伞型：肿瘤边缘隆起，唇状/蘑菇样外翻，表面可伴有浅溃疡。

（3）溃疡型：少见，此类型也可见于早期/表浅癌。中央有明显溃疡，通常伴有边缘隆起（与Borrmann分型的2或3型对应）。

（4）缩窄型：以管腔明显狭窄为特点，患者吞咽困难症状明显。

（5）腔内型：少见，此类型也可见于早期/表浅癌。病变呈蘑菇样或大息肉样，有细蒂。

（二）WHO组织学类型

食管癌发生于食管黏膜上皮细胞，绝大多数是鳞状细胞癌。食管下端及贲门部常为腺癌。偶见鳞状细胞癌及腺癌合并发生的情况，称为腺鳞癌；此外，还有腺样囊性癌、黏液表皮样癌、未分化癌、神经内分泌癌及混合神经内分泌癌，但更少见。与西方食管癌病理类型不同（60%为腺癌），我国食管癌病例中鳞状细胞癌占90%~93%，腺癌占5%，其余约占3%。

（三）食管癌的扩散与转移

1. 食管壁内扩散

癌组织通过食管黏膜及黏膜下层的淋巴管，形成广泛的黏膜及黏膜下层的癌细胞浸润。

2. 直接浸润邻近器官

食管颈段癌会侵入喉部、气管及颈部组织，甚至甲状腺。胸段食管癌可浸润支气管，形成食管支气管瘘，也可侵入胸导管、奇静脉、肺门及肺组织，少数病例则浸润至主动脉，形成主动脉瘘，可突然大出血而死亡。亦可累及贲门及心包。

3. 淋巴道转移

食管癌的淋巴道转移较为常见，一般沿着淋巴引流方向而转移。

4.血道转移

以肝、肺转移最为常见。

三、临床特点

（一）西医症状描述

1.早期食管癌症状

主要表现为进食时胸骨后的不适、摩擦感、微痛或异物感。这些症状常只在吞咽食物时出现，开始呈间断性，后逐渐变为持续性。

2.中晚期症状

(1)进行性吞咽困难：是中晚期食管癌的典型症状，即初期进食固体食物时自觉吞咽障碍，而后进半流质甚至流质饮食亦有此症状，最后可发展至滴水不入。

(2)呕吐黏液：为食管癌另一常见症状。吐出量随肿瘤梗阻程度而增减。因为黏液及食管分泌液不能流入胃内，加上肿瘤和炎症引起食管腺和唾液腺反射性分泌增加，这些液体存积于肿瘤上方的食管腔内，当积液量过多时，会出现呕吐并误入呼吸道内，引起阵发性呛咳，严重者可引起吸入性肺炎。

(3)胸和(或)背部持续性隐痛：若疼痛加重且伴有发热，常提示有肿瘤穿孔的可能。

(4)由于进食量减少、疼痛及精神上的焦虑，可引起食管癌患者出现恶病质。

(5)肿瘤侵犯气管，引起呼吸道阻塞时可致呼吸困难；肿瘤浸润气管或支气管可引起食管气管瘘或食管支气管瘘、纵隔炎症、脓肿等。肿瘤压迫或侵犯喉返神经引起声带麻痹可致声音嘶哑；侵犯大血管可引起大出血。

(6)肝、肺、脑等器官及锁骨上淋巴结均可发生转移，并引起相应的肝衰竭、黄疸、腹水、呼吸困难、颅内压升高等。

（二）中医症状描述

1.肝郁痰凝证

主要表现为进食困难，吞咽困难，偶有发热不适，胸膈烦闷，伴有钝痛、口干，舌淡红，苔薄白，脉细弦。此类病症多在发病时出现，特点是情志失调致肝气失调，肝郁气滞。肝气郁结、血瘀,可导致食管梗阻、吞咽困难。中医认为"见肝之病,知肝传脾,当先实脾",当肝郁脾受影响时,会出现饮食困难、脉弦数等。肝经分布于胸胁部,肝郁则这些部位肿胀、压迫。舌淡红、苔薄白、脉细弦提示有痰气互阻。治疗方法为祛瘀、散结、化痰、解毒。

2. 血瘀痰湿证

主要表现为吞咽困难,胸背疼痛,饮水困难,食后呕吐,吐黏液,大便干燥,小便黄赤,形体消瘦,皮肤凹凸不平,舌暗红,津液少或有瘀斑、瘀点,苔白,脉细滑。此病多因情志不宁、饮酒过量或过食肥甘甜辣等内伤所致。久之会导致食管内痰瘀积聚,造成吞咽困难,甚至饮水困难。还可出现饭后立即呕吐、吐黏液等症状。食管在胸骨后方通过,局部堆积堵塞可引起胸背疼痛。瘀血与热相结合,会阻碍津液的运行,导致大便干燥、小便黄。舌暗,津液减少或有瘀斑、瘀点,苔黄白,脉细滑,是血瘀痰滞的常见表现。

四、治疗方式

(一)外科治疗

目前,手术切除是治疗食管癌的主要手段。对于0及Ⅰ期的食管癌,手术治疗可获得满意的生存率。对于大部分Ⅱ期和Ⅲ期食管癌,一旦明确诊断且患者全身情况允许,应争取外科治疗,5年生存率可达到20%~30%。随着手术技术、麻醉和围手术期处理的发展,手术切除率由早年的60%左右提高到了90%以上,并发症发生率明显下降。外科治疗的原则:术前分期、肿瘤可切除性、患者一般情况等决定了外科手术的切除方式。但应遵循下列原则:①在病变较局限的情况下,应力求根治性切除肿瘤,食管上、下切缘应距离病变边缘5cm以上;②术中发现病变广泛转移或有明显外侵(T4期),并且经探查判断无法达到根治切除时,应综合考虑决定姑息切除或中止手术;③在肿瘤已明显侵犯周围器官,形成冻结状态确定不能切除时,应综合考虑患者吞咽困难的程度、全身和手术时的情况等再决定是进行减症手术(如食管胃分流吻合术、胃空肠造瘘、腔内置管术等)还是中止手术。

内镜技术在早期食管癌治疗中的应用大致可分为两大类:内镜下黏膜切除术(EMR)和内镜黏膜下剥离术(ESD),ESD为癌前病变及cTis-cT1aN0期食管癌Ⅰ级推荐的手术方式。

此外，可切除的食管癌的手术治疗选择主要如下。①对于cT1b-cT2N0分期的胸段食管癌，优先推荐进行食管切除术；而颈段或胸段食管癌距环咽肌<5cm的患者，若根治性同步放化疗联合化疗后仍无效后，可选择食管切除术，必要时可切除喉部。②对于cT1b-cT2N+或cT3-cT4a任意N胸段食管癌患者，可先进行新辅助同步放化疗或新辅助化疗，然后进行食管切除术；而颈段或胸段食管癌距环咽肌<5cm的患者，若根治性同步放化疗联合化疗后仍无效后，可选择新辅助治疗+食管切除术，必要时可切除喉部。③对于可疑累及周围器官但未明确cT4b的胸段食管癌患者，优先选择新辅助同步放化疗，并由多学科团队讨论评估新辅助治疗后的手术可能性，如能做到根治性切除，可考虑手术治疗。

（二）放疗

目前采用单一外科方法治疗食管癌和食管胃结合部癌的效果不满意，其主要问题是肿瘤的复发和转移。采用术前和（或）术后放疗与外科治疗相结合，以期减少肿瘤转移、复发并提高疗效，是近年来临床研究的热点之一。

术前放疗旨在缩小肿瘤原发灶、降低肿瘤分期，从而提高手术切除率。但术前放疗能否提高预后一直存在争议。近年来，国内外多项随机对照研究显示，术前放疗+手术与单纯手术相比，其5年生存率仅提高3%~4%，无统计学差异，即术前放疗仅能提高切除率，而不能延长生存期。

术前放化疗理论上可使局部肿瘤缩小、增加手术切除率，同时消除未转移病灶、降低远期复发转移。CROSS研究对比新辅助放化疗后手术和单纯手术，结果显示，新辅助放化疗组在根治性切除率、病理完全缓解率和中位生存时间上均有获益，并且对腺癌、鳞状细胞癌均有效。

术后放疗常应用于有肿瘤残留的患者。由于目标明确，可采用较小的放射野和较大的剂量，从而获得较肯定的效果。但30年来的研究并没有明确术后预防放疗能改善长期生存。近年来，新的放疗技术（如三维适形放疗、IMRT、IGRT）能更准确地设置靶区，故有可能提高放疗对食管癌的局部控制率，减少正常组织的损伤，从而提高生存率。对于不能手术的局部晚期食管癌，同期放化疗已成为在国际上公认的标准治疗模式，并有充分的循证医学证据。

（三）化疗

新辅助化疗也是食管癌研究热点之一。早期应用的新辅助化疗方案以铂类和氟尿嘧啶为主，近年来的研究则多加入了紫杉类药物，有效率和pCR率均有一定的提高。目前，大多数临床研究和荟萃分析结论都倾向于术前化疗不会增加手术并发症，可提高生存率。但大多数研究中腺癌占多数，且多为食管下段或食管胃结合部腺癌，对食管鳞状细胞癌意义不大。

长期以来术后辅助化疗的作用一直存在争议。有研究显示，与单纯手术相比，术后化疗仅能提高无病生存率，对总生存率未达到显著差异。目前认为，对于局部晚期食管癌存在高危因素者，术后给予辅助化疗可能有助于延长生存期。

晚期食管癌中位生存时间仅为6~8个月，5年生存率为5%~7%，化疗是其主要治疗手段。顺铂+氟尿嘧啶（PF）是食管癌的标准化疗方案，并且后续探索其他药物疗效的临床研究均是在PF方案的基础上。紫杉类药物具有广谱的抗肿瘤效应，对食管腺癌和鳞状细胞癌均有效，是食管癌化疗最常用的一类药物。

此外，一些分子靶向药（如西妥昔单抗、尼妥珠单抗、吉非替尼、贝伐珠单抗等）及免疫检查点抑制剂PD-1抗体已进入临床试验。在这些研究中，多项临床试验已报道了阳性结果，并且已被NMPA批准用于晚期食管癌和（或）食管胃交界部癌一线治疗，并列为Ⅰ类推荐。在CheckMate-649研究中，纳武利尤单抗联合化疗对比单纯化疗显著延长了PD-L1 CPS≥5的患者的OS和PFS，纳武利尤单抗联合化疗被列为Ⅰ类推荐用于治疗PD-L1 CPS≥5的患者。对于HER2过表达的转移性/复发食管及食管胃交界部腺癌，推荐使用曲妥珠单抗联合化疗治疗，也可考虑曲妥珠单抗联合帕博利珠单抗和化疗。是否可以合并靶向治疗如西妥昔单抗或尼妥珠单抗，目前研究结果并不一致，部分研究提示患者有肿瘤降期和局部控制的获益。这些分子靶向药物均为晚期难治性食管癌的个体化治疗带来了希望。

（四）中医治疗

中医学称食管癌为“噎膈”“反胃”，其病因以正气亏虚、内伤饮食、情志及脏腑功能失调为主，在正气亏虚的基础上，后三者相互影响，共同致病，形成气滞、痰阻、血瘀3种邪气阻滞食管，使食管狭窄，可造成津伤血耗，食管干涩，食饮难下。

1.病理机制

（1）正虚：先天禀赋不足，或高年衰老，阴阳不和，水火失调，正不胜邪，瘤邪乘虚侵入而成。

（2）气滞：早中期多见，多因情志不舒、忧思郁怒或饱食不节、寒热不适引起肝郁气滞、津液聚而为痰、痰气交阻食管而成。

（3）痰凝：多见于食管癌晚期，因情志郁怒、饮食不节而致。如过食肥甘油腻辛辣之品，嗜酒过度，或助湿化热，酿成痰浊，日久痰热互结；或积热消阴，津伤血燥，食管失于濡润，而发噎膈。

（4）血瘀：热毒血瘀可见于各期食管癌，“气为血之帅，血为气之载体”，由于气机郁滞而引起血行不畅，气滞血瘀，痰湿不化，痰凝交结，积聚而成。

（5）热毒：酒色过度，七情所伤，误服辛燥药，俱令津血亏虚，相火渐炽，日久成毒、灼伤食管而成。

2.中医辨证治疗

（1）气痰阻滞型。

【治法】开郁、化痰、润燥。

【方药】启膈散合逍遥散加减。

【组成】丹参15g、郁金10g、砂仁10g、沙参15g、川贝母15g、茯苓12g、瓜蒌15~30g、陈皮12g、白术12g、当归12g、柴胡9g、白芍12g、甘草6g、生姜6g。

（2）痰湿交织型。

【治法】除湿化痰，降逆止呕。

【方药】二陈汤合旋覆代赭汤加减。

【组成】清半夏12g、陈皮9g、云苓12g、旋覆花15g、生赭石20~30g、全瓜蒌15~30g、薏苡仁30g、白术15g、炒山药20g、车前子15g、甘草6g、生姜6g。

（3）瘀毒内蕴型。

【治法】活血化瘀，解毒祛邪。

【方药】桃红四物汤合犀角地黄汤加减。

【组成】桃仁10g、红花10g、赤芍15g、川芎15g、生地黄20g、犀角10g、丹参15g、山甲 15g。

(4)阴虚内热型。

【治法】清热养阴。

【方药】五汁安中饮加味。

【组成】梨汁、藕汁、牛乳、生姜汁、韭菜汁、沙参、生地黄。沙参、生地黄先煎兑入五汁中，频频呷服，不可操之过急。

(5)阴阳双亏型。

【治法】滋阴壮阳，益气养血。

【方药】大补元煎加减。

【组成】山萸肉 15g、炒山药 20g、熟地黄 30g、生晒参 10g、龟胶 12g、杜仲 15g、枸杞 12g、何首乌 12g。

【加减】偏阴虚者改熟地黄为生地黄，加沙参、玉竹、石斛等；偏阳虚者重用龟胶 20g、杜仲 30g，加淫羊藿 12g、大黄 12g、菟丝子 15g；偏气虚者加黄芪，重用人参；偏血虚者重用何首乌、枸杞，加女贞子等。

3. 常用中草药

对于肝郁痰凝的患者，可用血府逐瘀汤加减(《医林改错》)治疗。本方主要药材有桃仁、红花、当归等，具有活血化瘀作用。川芎、赤芍活血行气；加半夏、石楠花、瓜蒌以化痰散结；胸背疼痛剧烈者可加延胡索、白屈菜、八月札、郁李仁、黄连、黄芩、金钱草；口干舌红者可加黄连、黄芩；有出血症状者可加三七、白及、血竭等。常用于治疗食管癌的中草药如下。

(1)山慈菇：味甘、微辛，性寒，有小毒，具有止咳、平喘、解毒、消肿、止痛的功效。它含有秋水仙碱、异秋水仙碱、秋水仙酰胺等化合物。秋水仙碱是一种有毒成分，其中毒症状包括恶心、呕吐、腹痛、腹泻、头晕、疲劳，随后出现口腔和咽喉烧灼感和疼痛、吞咽困难、呕吐等。严重者可出现腹泻、腹痛加剧、言语无力、抽搐、血压下降、休克，甚至呼吸中枢麻痹而死亡。一般以煎汤内服，用量 6~10g。

(2)冬凌草：味苦、甘，性微寒，具有清热解毒、活血消肿的功效。常用于热毒郁滞癌症的治疗，如食管癌、贲门癌等。推荐口服剂量：煎汤 15~30g。还可配制成片剂和注射剂，以方便使用。

(3)白花蛇舌草:味苦、甘,性寒,入胃、大肠、小肠经,具有清热解毒、活血化瘀、利水通淋的功效。临床常用于热毒瘀滞、水湿瘀滞相关癌症的治疗,如食管癌、胃癌、直肠癌等。推荐口服剂量:煎汤15~30g。

(4)蟾蜍:味辛,性凉,有毒,具有解毒、止痛、提神的作用。据《本草纲目》记载,其对治疗背疖肿毒有特效。临床常用于食管癌、直肠癌等癌症,以及瘀血性癌痛的治疗。推荐口服剂量:0.015~0.03g,丸剂或粉剂。也可研粉或制成软膏外敷患处。

(5)半枝莲:味微苦,性凉,具有清热解毒、活血化瘀、利尿消肿的功效。据《南京民间药草》记载,其具有行血通经的功效。常用内服治疗血淋、吐血、血肿、痈肿、火热及各种肿痛等病症。适用于热毒蕴结、水湿过多、血瘀等症的治疗。推荐口服剂量:煎汤15~30g。

(6)半夏:味辛,性温,有毒,具有化痰、止呕、消肿、散结的功效。据《神农本草经》记载,半夏主治心悸气短、咽喉肿痛、头晕胸闷、咳嗽、肠鸣等寒热病症,以及出汗过多。具有化痰生津、开胃健脾、止呕、消胸、降肺气、止咳等功效。推荐口服剂量:6~15g。外用:可将半夏适量研末,加水或酒、醋调服。

(7)大戟:味苦,性寒,有毒,入肺、脾、肾经,可攻毒散结、活血化瘀。据《神农本草经》记载,大戟主治寒热痿软、恶疮疮毒、组织坏死、碎石疼痛等症。临床常用于胃癌、食管癌、结肠癌等血瘀内滞癌症的治疗。推荐剂量:每次0.5~1g煎汤,或散、丸0.06g。

(8)旋覆花:味苦、辛、咸,性微温,具有祛痰、利水、行气、止呕的功效。据《名医别录》记载,其具有祛胸痰、利大肠、通脉、明亮面色的功效。旋覆花常用于食管癌、胃癌等痰阻型癌症的治疗。推荐口服剂量:煎汤6~30g,可煎汤或研末服用。

4.常用中成药

(1)鸦胆子乳:具有清热解毒、改善食欲、提高免疫功能等多种功效,常用于食管癌、胃癌、肝癌、肺癌的治疗。口服推荐剂量:每日3次,每次20mL,每个疗程持续30天。注射用10%的鸦胆子乳30mL,5%的葡萄糖注射液500mL,缓慢静脉滴注,每日1次。输注速度为每分钟30~50滴,疗程30天。

(2)增升平片:具有清热解毒、祛瘀散结的功效。通常用作上消化道癌前病变及接受过食管癌、贲门癌和胃癌手术及放疗的预防性治疗。该药片口服,建议剂量为8粒胶囊,每日2次,疗程6个月。其作为辅助治疗,可减少癌症的复发和转移,减轻化疗和放疗的副作用。

(3)通导散:由硼砂、海金砂、冰片、人工牛黄、象牙屑等多种成分组成,磨成细粉,制成糊状。通导散主要用于开膈,减少药物不良反应。适用于食管癌并发溃疡、水肿、吞咽食物困难的患者。吞咽药物后,患者通常会出现黏液分泌增加,这有助于打开食管并促进进食。应遵循建议的每日剂量,将糊剂与少量水混合并缓慢吞服。咨询医疗保健专业人士以获得通导散剂量和给药的具体指导至关重要。

5.针灸治疗

【推荐穴位】天突、膻中、内关、太溪、足三里。天突、膻中用于扩胸、理气、止痉、化痰,内关用于扩张胸部并刺激膈肌,太溪滋肾阴,足三里健脾胃、生血。

【辨证配穴】痰气互阻,加太冲、丰隆以化痰下气;阴虚内热可针对太溪、内庭等穴位进行滋阴清热;气阳两虚者建议艾灸气海、肾俞以补气补肾。

【根据症状针灸】对于胸骨后疼痛,可针刺华盖、巨阙。胸痛可通过针灸心俞、阿是穴来缓解。食管出血可通过天泽、郄门等治疗。刺激丰隆、上巨虚、天枢可缓解痰多、便秘。饮食严重困难,尤其是连水都难以下咽时,应重刺激内关,可加公孙。

【针灸方法】太溪、足三里采用补法积聚,其余穴位采用补药或电针缓解。每次持续30分钟,每日1次,疗程持续10天。

【耳针法】对于食管癌引起的吞咽障碍,可针对肾、脾、胃、食管、贲门、交感、脉轮等4~6个反应点,留针20~30分钟,每日1次,每10天重复1个疗程。或者每天对王不留行籽施加压力5~6次,将其保持在原位3天,间隔1天。

【拔罐法】拔罐可用于膈俞、脾俞、胃俞或与疼痛相关的穴位。采用闪火法快速拔罐。每次训练应使用2~6杯,持续10~15分钟。每隔一天进行一次治疗,每个疗程总共10次。间隔1周后继续下一疗程。此法可用于缓解食管癌疼痛。

【穴位注射】为缓解食管癌梗阻,可在内关、公孙等穴位注射维生素B_6。

【按摩】按摩背部的俞穴可帮助缓解疼痛。揉合谷、足三里、涌泉等穴可强身健体、开膈,避免不利情况。

6.不同症状的针对性治疗

(1)急症及证候:放射性食管炎是放疗的常见并发症。中医认为,辐射反应和损伤属于“火邪热毒”,是由外邪“火”引起的。常耗气伤阴,损伤脾胃,扰乱气血正常运行。放射性食管炎的症状包括吞咽疼痛、食管烧灼感、口干咽干、便秘或呕吐、舌红苔厚黄,脉数。由于食管与胃相连,放疗会引起胃液燃烧,导致胃阴虚、阴虚火旺。这会导致体液燃烧而积聚痰液。因此,治疗应以滋阴、清热、生津为主。若以阴虚火旺为主,可用沙参麦冬汤滋阴降火。对于津液损伤、血瘀的患者,建议用血府逐瘀汤以凉血解毒、止血。

(2)如果患者突然咳嗽,尤其是在进食时,并伴有胸痛、发热等症状,则可能提示食管穿孔或食管、气管松弛等并发症。利用西药抗感染、肠外营养支持的同时,也可采用中药进行治疗。在中医中,这些症状属于"肺痈"的范畴。瘀热证的症状可有气短、胸闷、咳脓痰、舌红、苔黄腻、脉滑数。治疗应以清热解毒、活血化滞为主。痰湿蕴结肺中者可出现痰稠、痰白或灰白色、胸闷痞满、呕吐、食欲减退、神疲乏力、苔白腻、脉滑数,用二陈平胃汤合加味三子养亲汤治疗。脾肺气虚者可出现咳嗽、痰多、神疲、食欲减退、气短、心悸、苔白、脉细等。对于这种情况,主要采用参苓白术散治疗。当肝火犯肺导致痰咳时,痰液黏稠不易咳出。其他症状可能包括面部潮红、咳嗽时喉咙干燥、口苦、苔薄白、液体摄入量少、脉弦数。这种情况推荐薤白粉、百合固金汤可滋阴降火。

(3)胃酸反流:胃和食管反流常见于癌症或手术后食管或贲门受侵的患者。主要症状是胸骨后面有烧灼感或刺痛感。严重时可出现吐血症状。痰浊过多引起的反酸,表现为口臭、嗳气、饱胀、食欲减退、苔黄腻、脉滑数等症状。治疗重点是化痰和促进消化。可选用二陈平胃汤或三子养亲汤加味等汤剂。肝气犯胃致胃酸反流,表现为胸胁不适、口干苦、烦躁易怒、舌苔薄黄、脉细。推荐方为左金丸、四逆散,以疏肝和胃。脾胃虚寒证患者,表现为胸脘胀满、食欲减退、苔淡滑、脉细滑,治疗以健脾暖胃为主。主方为参苓白术散,以健脾消食。

(4)流血:食管癌患者可能因肿瘤破裂或损伤血管而出现吐血、黑便或便血,常伴有胸骨后疼痛和反酸。肝火所致的胃出血,常出现吐血过多,烦躁不安,胸闷口苦,胁痛,舌红,苔黄,脉细数。对于这种情况,治疗的目的是清热、清肝火、凉血止血。可选用龙胆泻肝汤、犀角地黄汤。胃热出血者表现为脘腹胀满、疼痛、吐赤血、口臭、便秘、舌红、苔黄腻、脉滑数等症状。治疗以清胃热、行运化瘀、止血为主。泻心汤加减是合适的选择。气虚不足引起的出血通常表现为吐血,其严重程度不一。其他症状有乏力、心悸气短、面色萎黄、舌淡、脉细等。治疗以补气、温经、止血为主。此种情况可用归脾汤加减。

五、小结

食管癌好发于中老年男性，其临床特征主要包括吞咽异物感、胸骨后疼痛或吞咽困难。目前，治疗方案以手术和放化疗为主，亦可采用中西医结合治疗。近年来，随着免疫检查点抑制剂及HER2单克隆抗体的应用，很多患者的治疗效果也获得显著改善。对40岁以上、来自食管肿瘤高发地区或有食管肿瘤家族史或具有食管癌高危因素的人群，出现吞咽不适和（或）异物感，尤其是进行性吞咽困难时，应进行内镜下食管黏膜碘染色。若发现浅表性病灶，应取活检以明确病理类型及病理分期。晚期食管胃交界部腺癌需要做HER2免疫组化，2+的病例需要进行FISH检测；同时应做MMR或MSI检测。对拟行免疫检查点抑制剂治疗的食管鳞状细胞癌患者，推荐评估PD-L1表达和CPS评分。确诊后，可进行增强CT、MRI、超声内镜或PET-CT以明确TNM分期。治疗结束后，患者需要长期随访。内镜切除后或术后/放化疗后第1~2年，应每3~6个月复查1次；第3~5年，每6个月复查1次；第5年后，每年复查1次。

参考文献

[1] ISLAMI F, REN JS, TAYLOR PR, et al. Pickled vegetables and the risk of oesophageal cancer: A meta-analysis[J]. Br J Cancer, 2009, 101(9): 1641-1647.

[2] QU J, ZHANG H, WANG Z, et al. Comparison between free-breathing radial VIBE on 3-T MRI and endoscopic ultrasound for preoperative T staging of resectable oesophageal cancer, with histopathological correlation[J]. Eur Radiol, 2018, 28(2): 780-787.

[3] XUE X, SUN Q, JIANG D, et al. The efficacy of additional surgical resection after endoscopic resection in pT1 besophageal squamous cell carcinoma: A multi-institutional retrospective study in China[J]. Surg Endosc, 2023, 37(2): 871-880.

[4] TANGH, WANG H, FANG Y, et al. Neoadjuvant chemoradiotherapy versus neoadjuvant chemotherapy followed byminimally invasive esophagectomy for locally advanced esophageal squamous cell carcinoma: A prospective multi-center randomized clinical trial[J]. Ann Oncol, 2023, 34(2): 163-172.

[5] WANG X, HAN W, ZHANG W, et al. Effectiveness of S-1-based chemoradiotherapy in patients 70 years and older with esophageal squamous cell carcinoma: A randomized clinical trial[J]. JAMA Netw Open, 2023, 6(5): e2312625.

[6] LI Y, QIN J, XUE L, et al. Chemotherapy plus camrelizumab versus chemotherapy alone as neoadjuvant treatment for resectable esophageal squamous cell carcinoma (ESCORT-NEO): A multi-center, randomized phase Ⅲ trial[J]. J Clin Oncol, 2024, 42(3: suppl).

[7] HAN W, CHANG X, ZHANG W, et al.Effect of adjuvant radiation dose on survival in patients with esophageal squamous cell carcinoma[J].Cancers (Basel),2022,14(23):5879–5893.
[8] TANG H, WANG H, FANG Y,et al.Neoadjuvant chemoradiotherapy versus neoadjuvant chemotherapy followed byminimally invasive esophagectomy for locally advanced esophageal squamous cell carcinoma:A prospective multi–center randomized clinical trial[J].Ann Oncol,2023,34(2):163–172.
[9] DOKI Y, AJANI JA, KATO K,et al.Nivolumab combination therapy in advanced esophageal squamous cell carcinoma[J].N Engl J Med,2022,386(5):449–462.
[10] SONG Y, ZHANG B, XIN D,et al.First–line serplulimab or placebo plus chemotherapy in PD–L1–positive esophageal squamous cell carcinoma:A randomized,double–blind phase 3 trial[J].Nat Med,2023,29(2):473–482.
[11] ANDERSON PM, LALLA RV.Glutamine for amelioration of radiation and chemotherapy associated mucositis during cancer therapy[J]. Nutrients, 2020,12(6):1675.

第五章

胃癌

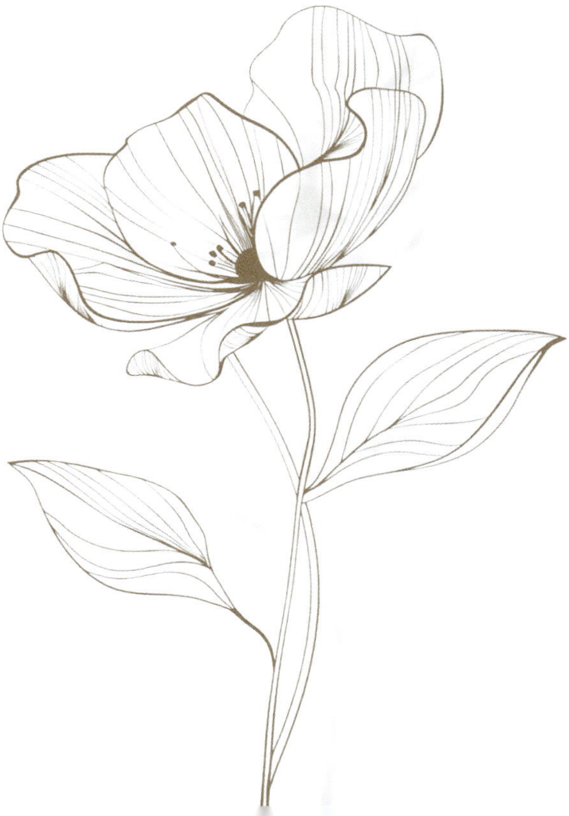

胃癌是最常见的消化道恶性肿瘤之一，在过去的几十年里，胃癌的发病率在美国和西欧大幅下降。然而，胃癌仍然是重大的全球健康问题。2022年，最新全球癌症数据显示，胃癌发病率为9.2/10万（2022年新增发病人数96.8万），为全球第五大常见癌症，死亡人数约66万，位居第5位。在我国，胃癌发病率位居第5位，死亡率位居第3位。胃癌的全球发病率有明显的地域差异，高发病率和低发病率地区之间的差异为15~20倍，发病率最高的是东亚、南美洲、中美洲、东欧，日本和韩国的发病率尤其高。晚期胃癌预后差，2007—2021年，晚期转移性胃癌5年总体生存率仅10%，远低于未转移患者（70%~80%），晚期胃癌中位生存期不足1年，仅10个月；我国胃癌Ⅳ期患者5年生存率仅9.4%。胃癌死亡率呈对数线性递增，胃癌发病是一个累积过程。胃癌死亡率男性高于女性，比值为（1.5~2.5）∶1。不同种族和民族的胃癌发病率亦不同，美国黑人胃癌发病率比白人高。我国由于人口基数大，患胃癌的病例数位居世界前列。全球大约40%的胃癌患者在中国，应引起我们的高度关注和认真研究。

一、病因学研究

幽门螺杆菌感染与胃癌的发生可能有关，幽门螺杆菌感染可导致胃黏膜上皮细胞肿瘤相关基因的CpG岛甲基化、细胞凋亡等。此外，某些长期未治愈的慢性胃疾病（如慢性萎缩性胃炎、胃息肉、胃溃疡伴有异型增生、胃黏膜大肠型肠上皮化生）是胃癌发生的病理基础；胃癌的发生可能与生活、饮食习惯及环境因素有关，如高盐饮食、营养不良（维生素A和维生素C缺乏）、烟熏食品、劣质水等[7]。其他危险因素包括吸烟、EB病毒感染、遗传因素等。

二、病理类型

（一）大体分型

早期胃癌是指癌组织浸润仅限于黏膜层或黏膜下层，而无论有无淋巴结转移。早期胃癌中直径<0.5cm者称为微小癌，直径在0.6~1.0cm者称为小胃癌。早期胃癌分为隆起型、表浅型及凹陷型（最多见），早期胃癌以原位癌及高分化管状腺癌多见。

中晚期胃癌又称进展期胃癌，是指癌组织浸润超过黏膜下层或浸润胃壁全层。浸润越深，预后越差。肉眼形态分为息肉型或蕈伞型、溃疡型和浸润型，如癌组织弥漫性浸润，可导致胃壁普遍增厚、变硬，胃腔变小，呈皮革状，称为“革囊胃”。

（二）组织学分型

根据WHO消化系统肿瘤分类（2019版）对胃癌进行病理分类。

1. 腺癌（非特殊型）

管状腺癌、壁细胞腺癌、混合型腺癌、乳头状腺癌（非特殊型）、微乳头状腺癌（非特殊型）、黏液表皮样癌、黏液腺癌、印戒细胞癌、低黏附性癌、伴有淋巴样间质的癌、肝样腺癌、潘氏细胞癌。

2. 鳞状细胞癌（非特殊型）

腺鳞癌。

3. 未分化癌（非特殊型）

横纹肌样型大细胞癌、多形性癌、肉瘤样癌、破骨样巨细胞癌等。

（三）Lauren分型

根据胃癌组织学生长方式将胃腺癌分为肠型、弥漫型、混合型。肠型胃癌多见于胃癌高发区，与食用大量盐渍食品及幽门螺杆菌感染有关，其有明显的癌前病变过程。而弥漫型胃癌发病地区差异不显著，与饮食无明显相关性，缺乏显著的癌前病变过程。

1. 肠型

肿瘤主要由高至中分化的异型腺体组成，有时在肿瘤浸润前缘可呈低分化。

2. 弥漫型

肿瘤由黏附性差的细胞组成，广泛浸润胃壁，很少或没有腺体形成。

3. 混合型

含有数量大致相同的肠型与弥漫型的胃癌。

三、临床特点

（一）西医症状描述

胃癌早期多无明显症状，容易被忽视，随着病变进一步发展，逐渐出现消化道及全身症状，此时才被重视，故发现时病情较晚。

1. 早期胃癌症状

胃癌早期常无明显体征，随着病情进展可能出现上腹部深压痛，偶有轻度的抵抗感。

2. 中晚期症状

上腹饱胀或隐痛，以饭后为主；食欲减退、消瘦乏力；反酸、嗳气、恶心、呕吐；呕血、黑便、贫血等。随着病情进展，胃部疼痛进行性加重，可放射至腰背部，提示可能侵犯胰腺和腹腔神经丛。如果患者出现剧烈腹痛，应高度怀疑穿孔。如果患者出现恶心、呕吐，提示肿瘤可能导致梗阻。贲门癌可表现为进行性加重的吞咽困难，幽门梗阻患者可呕吐宿食。肿瘤侵犯血管或破裂，可导致黑便、呕血等。上腹部包块多见于较大的胃窦、胃体癌，女性患者下腹部触及可推动的肿块，应考虑Krukenberrg瘤的可能；腹水提示腹膜转移；锁骨上淋巴结肿大等。

（二）中医症状描述

中医对于胃癌的诊治源自《黄帝内经》，胃癌相关的病症“噎膈”“胃翻”的病机可归类为“气虚、血枯、气结、痰阻”，其病因为素体正虚，邪为所患，气滞、痰凝、邪毒郁久，阻络遏经，日久方成癥块，伤气耗血，阻遏气机，且可循经而致毒邪外窜，故其为病深重。诊病时应注意脘腹疼胀、饮食及大便等情况，辨其虚实。本病以正虚为本，夹有气滞、血瘀、痰湿、邪热等标实之证，初起以标实为主，多见脘腹胀满，食后加重，痛而拒按，大便干结等症状；后期以本虚为主，多见形体消瘦，腹部隐痛，喜温喜按，食少便清，面色苍白等气血亏虚、脏气衰弱的症状。胃癌的标实主要有“气滞”“痰湿”“血瘀”“热毒”，根据胃脘疼痛的性质，以及有无肿块、肿块性质及兼证等可利于辨别标实，或者并存可能。如胃脘胀痛，窜及两胁，嗳气频繁，舌淡红或暗红，苔薄白或薄黄，脉弦，为气滞；脘腹满闷，食欲减退，腹部作胀，吞咽困难，泛吐黏痰，呕吐宿食，大便溏薄，苔白腻，脉弦滑为痰凝；

血瘀的辨证要点为胃脘刺痛拒按，痛有定处，或可扪及肿块，腹满不欲食，呕吐宿食，或如赤豆汁，或见黑便如柏油状，舌紫暗或有瘀点，苔薄白，脉细涩。热毒以胃脘灼痛、拒按，渴喜冷饮，或消谷善饥，或见口臭，牙龈肿痛溃烂，齿衄，大便秘结，小便短黄，舌红苔黄，脉滑数为辨证要点。

1.肝胃不和证

胃脘胀满疼痛，窜及两胁，嗳气泛酸；嗳气陈腐或呃逆，或呕吐呃逆，纳呆，苔薄黄，脉弦。治法：疏肝理气，降逆止痛。

2.痰湿凝结证

脘腹满闷，食欲减退，腹部作胀，泛吐黏痰，吞咽困难，呕吐宿食，面黄虚肿，大便溏薄，苔滑腻，脉弦滑。治法：理气化痰，温中散寒，软坚散结。

3.气滞血瘀证

胃脘刺痛拒按，痛有定处，心下痞满，或可扪及肿块，腹满不欲食，呕吐血性胃内容物，或如赤豆汁，便黑或燥结，舌有瘀点或紫暗，苔薄且白，脉细涩。治法：活血化瘀，理气祛瘀止痛。

4.脾肾两虚证

胃脘饱胀或胃脘不适，喜温喜按，朝食暮吐，暮食朝吐，宿谷不化，泛吐清水，面色萎黄，气短神疲，大便溏薄，肢冷神倦，舌淡，胖大，舌边有齿印，苔薄白，脉沉缓或细弱。治法：温中散寒，健脾养胃。

5.胃热伤阴证

胃脘灼热嘈杂，口干欲饮，纳食后疼痛加重，喜冷饮，五心烦热，大便秘结，舌红绛或光红无苔，苔黄或灰褐，脉细数或滑数。治法：清热养阴，和胃降逆。

6.气血双亏证

胃脘疼痛，心悸气短，头晕目眩，乏力懒言，虚烦不寐，自汗盗汗，纳呆，面色无华，舌淡苔少，脉沉细无力。治法：补气养血，化瘀散结。

四、治疗方式

胃癌应根据疾病分期选择不同的治疗模式。合理的治疗是根据胃癌患者的自身特点（如机体功能、伴发疾病、既往治疗情况等）选择适合的治疗模式。多学科联合有助于疑难病例的治疗。个体化治疗则是针对胃癌个体的异质性,选择特异性的药物或方法进行治疗。

(一)早期胃癌的治疗

早期胃癌内镜下切除术主要包括内镜下黏膜切除术(EMR)和内镜下黏膜剥离术(ESD)。目前EMR的适应证包括:2cm以内的黏膜内癌(cT1a),分化型癌,不伴溃疡。ESD是在EMR基础上发展而来的一种技术,在侵犯黏膜层和部分侵犯黏膜下层的早期胃癌中应用越来越广泛。ESD的适应证包括:2cm以上非溃疡型、组织类型分化良好cT1a;3cm以下的溃疡型、分化型cT1a;2cm以下非溃疡型、未分化型cT1a,无脉管侵犯。ESD的扩大适应证包括:<2cm肉眼可见的黏膜内癌(cT1a),未分化型,不伴溃疡。如内镜切除术后病理检查发现癌残留,需外科手术补救。对于淋巴结阳性的早期胃癌患者,胃大部分或全胃切除+清扫第二站淋巴结(D2)的胃癌根治术是合理的治疗选择。

(二)进展期胃癌的治疗

1.手术治疗

进展期胃癌淋巴结转移率高,术后复发转移风险高,根治性手术切除是进展期胃癌患者的基础。胃癌根治性手术包括原发灶的根治性切除和区域淋巴结的清扫。原发灶切除应根据肿瘤部位决定:T2以上的Borrmann Ⅰ~Ⅱ型胃癌,近切缘至少3cm;BorrmannnⅢ~Ⅳ型,近切缘至少5cm;若肿瘤侵犯食管或幽门,5cm切缘是非必需的,但需要冰冻病理检查,以保证R0切除。淋巴结清扫根据清扫淋巴结数的不同分为D1、D1+、D2。D1切除包括胃和大、小网膜(及其贲门左、右,胃大、小弯,以及胃右动脉旁的幽门上、幽门下等胃周淋巴结和胃左动脉旁淋巴结);D1+在D1的基础上切除第8a、9、11p组淋巴结;D2切除是在D1的基础上,再清扫肝总动脉、脾门和脾动脉周围的淋巴结。淋巴结至少需要清扫16枚才能保证准确的分期和预后判断。

2.术前新辅助治疗

围手术期治疗是采用新辅助化疗—手术—术后辅助化疗的治疗模式。研究已证实,与单纯手术相比,这种治疗模式可使肿瘤降期、提高R0切除率和改善预后生存,且不会增加术后并发症及死亡率。对于非食管胃结合部癌:cT3-4N+M0、cⅢ期患者,建议新辅助化疗。对于食管胃结合部癌：cT3-4aN+M0、cⅢ期患者，建议新辅助放化疗；DT为45~50.4Gy（同期氟尿嘧啶类、铂类或紫杉醇），cT4bN任意M0、cⅣA期（无不可切除因素）推荐经MDT（多学科会诊）讨论个体化治疗方案。目前常用的新辅助化疗方案为SOX、DOS、FLOT4、FOLFOX、XELOX等。

3.术后辅助治疗

对于具有D2根治性手术基础的可切除胃癌，多项Ⅲ期临床研究证实了术后辅助化疗的价值。可切除胃癌术后辅助化疗适应证包括：D2根治术且未接受术前治疗的术后病理分期为Ⅱ期及Ⅲ期的进展期胃癌患者。对于MSI-H（高度微卫星不稳定）患者，推荐观察或参与临床研究。对于pT2-4N任意M0、R0切除但未达到D2的患者，pT2-4N任意M0、R1或R2切除的患者，放疗剂量为DT 45~50.4Gy（同期氟尿嘧啶类）。目前常用的术后辅助化疗方案有XELOX、SOX、XP、FLOFOX或DS序贯S-1。

（三）晚期胃癌的姑息性治疗

晚期胃癌是指就诊时已出现远处转移或术后出现复发转移而无法治愈。治疗目标是缓解症状、延缓疾病进展、尽可能延长生命和提高生活质量。

1.姑息性化疗

化疗是晚期胃癌的最重要治疗方式，对于晚期胃癌，化疗的目的是缓解症状、改善生活质量、尽可能延长生存。与最佳支持治疗相比，转移性胃癌患者通过全身化疗可获得约7个月的生存获益。相比于单药化疗，双药化疗生存率得到一定程度的提高，目前治疗指南均推荐以铂类为基础的双药、三药化疗方案。多西他赛/顺铂/5-FU（DCF）对比顺铂/5-FU（CF）的研究结果显示，DCF三药化疗方案较两药方案提高了缓解率，延长了0.6个月的总生存期，但三药方案的治疗相关毒性明显增加。另一项关于143例年龄≥65岁的局部晚期和转移性胃食管交界癌患者的Ⅱ期研究中，对比了5-FU/亚叶酸钙/奥沙利铂/多西他赛（FLOT）方案和5-FU/亚叶酸/奥沙利铂（FLO）化疗方案，尽管在整个队列和<70岁患者中FLOT方案具有更高的疗效，但70岁以上患者中有效率无差异。而且三药方案中出现了更多的3级或4级不良事件，如中性粒细胞减少（52.8%对12.9%）、白细胞减少（29.2%对5.7%）和恶心（20.8%对7.3%），并且影响了患者的生活质量。然而，两组人群的中位总生存期（OS）无差异。目前，指南推荐三药化疗可用于体力状态良好和器

官功能良好且肿瘤负荷大的年轻患者。

目前对于HER2阴性的转移性胃癌的一线标准治疗方案是两药联合方案，奥沙利铂/顺铂联合氟尿嘧啶类（5-FU、替吉奥、卡培他滨）或多西他赛/紫杉醇联合氟尿嘧啶类。在化疗的基础上联合免疫治疗（信迪利单抗、纳武利尤单抗）已成为转移性胃癌新的治疗标准。胃癌的二线治疗仍然以细胞毒药物化疗为主，化疗药物主要是多西他赛/紫杉醇/伊立替康，或者结合既往用药情况选择双药化疗。

2.分子靶向治疗

胃癌临床相关的主要信号通路包括HER2、血管内皮生长因子（VEGF）、表皮生长因子受体（EGFR）、cMET和mTOR[11]。到目前为止，只有针对HER2通路和VEGF通路的一线治疗可提高生存率。HER2是一种原癌基因，在约40%的胃癌患者中过表达。临床上应用免疫组化（IHC）和荧光原位杂交（FISH）方法检测肿瘤组织中HER2过表达或扩增。曲妥珠单抗是针对HER2的单克隆抗体，可抑制HER2介导的细胞信号传导并导致抗体依赖的细胞毒性。TOGA研究结果显示，对初治HER2阳性的晚期转移性胃腺癌患者，曲妥珠单抗联合5-FU/卡培他滨+顺铂较单纯化疗显著改善了OS（11.1个月对13.8个月）。多项Ⅱ期临床研究评估了曲妥珠单抗与其他化疗方案的联合应用，结果显示具有良好的疗效和安全性。EVIDENCE研究结果显示，在一线治疗联合化疗方案中，与XELOX联合的疗效最佳，OS达34.6个月。如果在化疗方案已经开始后才确定HER2状态，曲妥珠单抗仍可中途加入一线化疗。如果HER2阳性患者在一线未接受曲妥珠单抗治疗，二线治疗中仍可应用。其他以HER2为靶点的药物包括帕妥珠单抗（抗HER2单克隆抗体）、拉帕替尼（小分子酪氨酸激酶抑制剂）、维迪西妥单抗（抗体偶联药物ADC）和T-DXd。曲妥珠单抗DM偶联物（T-DM1）在胃癌二线治疗的Ⅲ期结果均为阴性，但Ⅱ期多中心C008研究显示维迪西妥单抗用于既往已接受过二线及以上治疗的HER2过表达的局部晚期或晚期胃癌ORR达24.4%，中位OS达到7.6个月。目前，维迪西妥单抗已被批准用于晚期胃癌的三线治疗。

阿帕替尼是第一个在晚期胃癌中被证实安全有效的小分子抗血管生成靶向药物，它能高选择性竞争细胞内VEGFR-2的ATP结合位点，阻断下游信号转导，抑制肿瘤组织新生血管。阿帕替尼较安慰剂能延长晚期胃癌患者的OS（6.5个月对4.7个月）。目前阿帕替尼仅在我国被批准用于晚期胃癌三线治疗药物。

此外，研究表明，Claudin18.2在多种肿瘤组织中高表达，其中胃癌表达率高达38%，且其在胃癌原发灶和转移灶中的表达具有一致性，使其成为胃癌治疗的新靶点。目前全球首个且目前唯一获批的抗Claudin18.2靶向药物佐妥昔单抗，通过抗体依赖性细胞毒性（ADCC）和补体依赖性细胞毒性（CDC）诱导癌细胞死亡。SPOTLIGHT和GLOW的数据显示，佐妥昔单抗联合mFOLFOX/XELOX一线治疗Claudin18.2阳性、HER2阴性的LA不可切除或mG/GEJ患者，可实现PFS和OS双重获益。2025年CSCO胃癌指南更新：HER2中低或不表达，Claudin18.2表达（IHC2~3+，≥75%），FOLFOX/XELOX联合佐妥昔单抗为Ⅰ级推荐（1A类证据）。

3. 免疫治疗

错配修复蛋白缺失（dMMR）/高度微卫星不稳定（MSI-H）胃癌约占晚期胃癌的6%，主要生物学特点是预后差、化疗不敏感及免疫治疗敏感。目前，帕博利珠单抗单药可用于dMMR/MSI-H晚期转移性胃癌的一线治疗，相比化疗长期获益可能更明显，但仍需要大样本前瞻性研究进一步证实。dMMR/MSI-H转移性胃癌可选的二线免疫治疗包括恩沃利单抗（PDL1抑制剂）、帕博利珠单抗、替雷利珠单抗等。Keynote811研究显示，HER2阳性的晚期转移性胃癌，对比曲妥珠单抗联合化疗，进一步联合帕博利珠单抗可提高疗效（74.4%对51.9%）。目前，FDA已批准帕博利珠单抗联合曲妥珠单抗、氟尿嘧啶及铂类用于局部晚期或转移性胃癌患者的标准一线治疗方案，并且已获得指南推荐。

随着免疫治疗的出现，免疫联合化疗已成为转移性胃癌新的标准一线治疗方案。Orient-16研究显示，PD-L1 CPS≥5的患者应用信迪利单抗联合XELOX方案化疗较XELOX化疗可显著延长PFS（7.7个月对5.8个月，P =0.0002）和OS（18.4个月对12.9个月，P =0.0023），ORR由48.4%提高至58.2%。CheckMate-649研究在全人群中也达到了具有统计学意义的生存获益。对于CPS<5的患者，目前也可应用化疗联合信迪利单抗或纳武利尤单抗等。三线及以上的晚期转移性胃癌，如既往未应用免疫治疗，也可应用纳武利尤单抗。

（四）中医治疗

中医药是防治胃癌的一种传统而有效的治疗模式，其在胃癌的防治中发挥重要作用。目前，中医治疗胃癌的基本原则包括：遵循以辨病施治为主，结合辨证施治诸法，以健脾为基础，并根据患者的分期和病情，辅之以扶正、理气、化瘀、解毒、消痰、祛湿等方法，以达到促进术后恢复、减少化疗毒性反应、防止转移复发、延长胃癌患者生存时间、提高生活质量、降低毒性等目的。

1. 内服验方

（1）破阻散结。

【方药】二术玉灵丹加减。

【组成】莪术9g、炒白术15g、威灵仙15g、石见穿15~30g、急性子3g。

（2）气血双亏。

【方药】和气养荣汤加减。

【组成】郁金10g、茯苓12g、党参10~15g、醋青皮6g、生白芍12g、生黄芪15~30g、炒白术15g、炒当归10g、炒莪术10g、京三棱10g、绿萼梅6g、谷芽10g。

本证属气血双亏者，症见全身乏力，面色不荣，心悸气短，头晕目眩，舌淡苔白，脉沉细。

（3）热毒血瘀。

【方药】复方狼毒汤加减。

【组成】黄芪15g、狼毒（先煎）5g、蜂房3g、鸡血藤15g、七叶一枝花15g。具有益气解毒、活血止痛的功效。

（4）生肌活血。

【方药】反突复疡汤加减。

【组成】生蒲黄（包煎）10g，白屈菜10g，血余炭10g，白芷、补骨脂各6g。具有活血生肌的功效。

（5）气滞血瘀。

【方药】胃积糖浆方加减。

【组成】制川乌6g、姜半夏9g、煅赭石15g、枳壳9g、半枝莲30g、丹参9g、白茅根30g、鸡内金12g、党参9g、巴豆霜0.15g。

本方适用于胃癌，证属热毒痰阻，气滞血瘀证。症见脘腹刺痛，灼热反胃，拒按，心下痞块，呕血便血，舌紫暗有瘀点，苔黄腻，脉沉细。全方寒温配伍，反药同用，攻补兼施，具有下气散结、化痰降逆、解毒祛瘀、扶脾和胃的功效。

(6)清热解毒。

【方药】加味西黄散加减。

【组成】麝香、牛黄、制乳香、制没药、炮山甲、山慈菇、三七等。具有软坚散结、清热解毒抗癌的功效。

(7)胃癌术后辅助方。

【方药组成】党参、黄芪各15g,白术10g,薏苡仁、仙鹤草、白英、白花蛇舌草各30g,七叶一枝花15g,石见穿15g。

【用法】每日1剂,水煎分2次服用。同时配合化疗。一般可持续服药1~2年。

【加减】阴虚者加沙参、天冬、麦冬、地黄、石斛;血虚者加当归、熟地黄、黄精、白芍;气逆者加八月札、旋覆花、枳壳;血瘀者加丹参、桃仁;恶心呕吐者加旋覆花、赭石、竹茹;胃纳不振者加楂曲、鸡内金、谷麦芽;疼痛者加川楝子、延胡索、川草乌(先煎)。

(8)化疗期间及化疗后方。

【方药组成】黄芪、党参各15~30g,山药15g,白术、生地黄、山茱萸、女贞子、枸杞子、菟丝子、补骨脂各10~12g,半夏10g,丹参10~15g,木香3~6g,草豆蔻6~9g,并随证加减。本方具有益气健脾、益肾补血等功效。

2.常用中草药

(1)白花蛇舌草:味苦、甘,性寒,入胃、大肠、小肠经。可清热解毒、消痈、利湿。对痈肿、咽痛、蛇伤等有较强的解毒消痈作用。《泉州本草》记载其"清热散瘀,消痈解毒。治痈疽疮疡,瘰疬"。《潮州志》记载其"茎榨汁饮服治盲肠炎有特效,又治一切肠病"。有抗肿瘤、增强免疫的作用。白花蛇舌草还可抗化学诱变。临床常用于食管癌、胃癌、直肠癌等癌瘤中属热毒瘀阻、水湿内停者。内服:煎汤15~60g。外用:适量,捣敷。

(2)冬凌草:味苦、甘,性微寒,入肺、胃、肝经。具有清热解毒、活血消肿的功效。可用于咽喉肿痛,癥瘕痞块,蛇虫咬伤。常用于贲门癌、食管癌等癌瘤中表现为热毒瘀结者。内服:煎汤30~60g,现已制成冬凌草注射液、冬凌草片等成药使用。

(3)半枝莲:味辛、苦,性寒,入肺、肝、肾经。可清热解毒、散瘀止血、利尿消肿。《南京民间药草》指出本品"破血通经"。《广西药植图志》记载其"消炎,散瘀止血。治跌打伤及血痢"。临床常用于胃癌、食管癌、贲门癌、直肠癌等癌瘤中属热毒蕴结、水湿内盛、瘀血阻滞者。内服:煎汤25~50g(鲜品50~100g);或捣汁。外用:捣敷。

(4)龙葵:味苦、微甘,性寒,有小毒,不可骤然大剂量应用,应循序渐进。可清热解毒、活血消肿。《新修本草》记载其"食之解劳少睡,去虚热肿"。临床常用于胃癌、食管癌、癌性胸腹水等癌瘤证属热毒壅阻、瘀血郁结者。内服:煎汤15~30g。外用:适量,捣敷或煎水洗。

(5)菝葜:味苦、涩,性平,入肝、肾经。可祛风利湿、解毒消痈。有发汗、祛风、利尿及治淋病、癌症、消渴症的功用。叶捣烂外敷可治恶疮。

(6)露蜂房:味甘,性平,入肝、胃经。祛风镇痛,攻毒散结,杀虫止痒。《本草纲目》记载"露蜂房,阳明药也。外科、齿科及他病用之者,亦皆取其以毒攻毒,兼杀虫之功耳"。内服:煎汤7~15g。外用:适量,3~5g,研末油调敷患处,或煎水漱或洗患处。

(7)白英:味甘、苦,性寒。清热解毒,祛风利湿,化瘀。《中华本草》记载其具有清热解毒、祛风利湿、抗癌等作用,用于治疗感冒发热、黄疸型肝炎、胆囊炎、胆石症、肾炎水肿、宫颈糜烂、癌症等疾病。临床常用于胃癌、食管癌、肝癌等癌瘤中属热毒内盛、湿热蕴结者。内服:煎汤10~15g,或捣汁浸酒服。外用:适量,捣敷,或煎水洗。

(8)喜树:味苦,性寒,有毒。清热解毒,活血消肿。本药主要含有抗肿瘤作用的生物碱。江西《中草药学》记载其"制癌,消结"。《新编中医学概要》记载其"破血化瘀"。临床常用于胃癌、结肠癌、直肠癌、膀胱癌、慢性粒细胞性白血病、急性淋巴细胞性白血病等癌瘤中属热毒内盛、瘀血积聚者。内服:煎汤,根皮9~15g,果实3~9g,叶10~15g,现已制成针剂。外用:适量,捣烂敷,或煎水洗,或水煎浓缩调敷。

(9)天南星:味苦、辛,性温,有毒。燥湿化痰,祛风散结。内服:煎汤3~9g,多制用;生天南星多入丸、散剂用。外用:适量,研末撒或调敷。

(10)肿节风:味苦、辛,性平,入心、肝经。清热解毒凉血,活血消斑散瘀,祛风除湿通络,祛痰平喘。《闽东本草》记载其"健脾,活血,止渴,消肿胀"。临床常用于胃癌、胰腺癌、食管癌等癌瘤中属热毒、瘀血壅积者。内服:煎汤10~30g。外用:适量,鲜品捣烂敷,或煎水分洗。

3.常用中成药

(1)喜树碱注射液:喜树碱是一种植物抗癌药物,从我国中南、西南分布的喜树中提取获得。其根、果、树皮、树枝均可入药。具有清热解毒、活血消肿的作用。喜树碱对胃肠道和头颈部癌等有较好的疗效,副作用较少,少数患者有轻度的骨髓抑制及消化道反应，个别患者有膀胱刺激征，停药后可自行缓解。主治胃癌、结肠癌、膀胱癌、慢性粒细胞性白血病、急性淋巴性白血病等。

(2)华蟾素：具有解毒、消肿、止痛功能及提高机体免疫力的功效。能明显抑制肿瘤细胞的DNA、RNA合成。用于中晚期肿瘤及慢性乙型肝炎等的治疗，特别是消化系统肿瘤疗效较好。

(3)鸦胆子乳剂：主要由鸦胆子油、精制卵磷脂和甘油组成，具有清热解毒、消积化食的功效，可增强体液免疫和细胞免疫作用，对肿瘤细胞有直接杀伤的作用，可保护骨髓的功能，对肿瘤患者的放化疗也有减毒增效的作用。用于治疗食管癌、胃癌、肝癌、肺癌。乳剂，每日3次，每次20mL，30天为1个疗程。针剂：每日1次，每次缓慢静脉滴注10%的鸦胆子乳剂30mL，加入5%的葡萄糖注射液500mL静脉点滴，每分钟30~50滴，30天为1个疗程。

(4)平消胶囊：由郁金、马钱子粉、仙鹤草、五灵脂、白矾、硝石、干漆(制)等组成，具有活血化瘀、止痛散结、清热解毒、扶正祛邪的功效。对毒瘀内结所致的肿瘤患者具有缓解症状、缩小瘤体、提高机体免疫力的作用，可用于肺癌、肝癌、食管癌、胃癌、乳腺癌、妇科肿瘤等多种恶性肿瘤的治疗。常用量：每天3次，每次4~6片。

(5)艾迪注射液：由斑蝥、人参、黄芪、刺五加组成，有扶正祛邪、消散癥瘕、解毒止痛等功效。适用于原发性肝癌、肺癌、直肠癌、恶性淋巴瘤、妇科恶性肿瘤等的治疗，也可与放疗、化疗配合，以减轻其毒性反应。

(6)消癌平：主要药用成分为乌骨藤，具有抗癌、消炎、平喘的功效。可清热解毒、化痰软坚。适用于食管癌、胃癌、肺癌、肝癌等的治疗，并可作为配合放疗、化疗的辅助治疗。

4.中药外治法

(1)中药贴敷：是指一种以膏药、药粉、药糊等贴敷于患部、穴位或特定部位，以达到治疗疾病目的的中医外治方法。其适应证包括：可防治肿瘤癌性疼痛、化疗后消化道反应等。用药常选芳香走窜、活血通络、温经止痛之品，经皮肤或黏膜表面吸收后，药力直达病所，迅速有效，且能避免口服药物在体内灭活及一些药物内服引起的某些不良反应，特别是晚期癌症患者正气已虚，不耐攻伐，脾胃功能较弱，单纯内服药效果不佳，中药外用贴敷治法更具优势。

(2)耳针法:选脾、胃、肝、腹、耳中、神门、交感、皮质下、轮4~6的反应点,每次取5~6穴,留针20~30分钟,每日1次,10天为1个疗程。或王不留行籽贴压,每日压按5~6次,留贴3天,间隔1天,可缓解胃癌腹痛、顽固性呃逆等。

(3)中药熏洗:是将药物煎汤,趁热在患处熏蒸,通过热能作用,以达到疏通腠理、祛风除湿、散寒止痛、活血通络的目的。适应证包括:防治化疗所致的周围神经毒性、手足综合征,可缓解关节疼痛、肿胀、屈伸不利等症状。

(4)针灸法:取足三里、中脘、章门、三阴交、膈俞、脾俞、行间、丰隆等。肝胃不和、痰食交阻、痰瘀互结等证患者用补法,脾胃虚寒、胃热伤阴、气血亏虚等证患者用泻法,令针感向病变部位或沿经络上下传导,留针10~20分钟。胃之募穴中脘与下合穴足三里相配,能健脾和胃、理气化痰;内关、公孙是八脉交会穴相配,能宽胸理气、开郁止痛;太冲为肝经腧穴、原穴,疏肝降逆气;丰隆为胃之络穴,功擅祛湿化痰。诸穴合之,共起健脾和胃、理气化痰、散结止痛之功效。

(5)穴位注射:用维生素B_6和维生素K各2mL取膈俞做穴位注射,可治疗胃癌化疗后消化道反应及顽固性呃逆;或取双侧足三里,穴位注射654-2 10mg,可治疗顽固性呃逆。

五、小结

胃癌是胃黏膜上皮和腺上皮发生的恶性肿瘤。胃癌的预防非常重要,首先应积极治疗胃病,如胃溃疡、十二指肠溃疡、萎缩性胃炎等,特别是幽门螺杆菌阳性者。养成良好的饮食习惯,平常饮食需定时、定量,不暴饮暴食,不进食过烫食物,不食用腌制食物和霉变食物,少食烟熏和油炸食物,多食用新鲜蔬菜和水果,保持适量蛋白质摄入,均衡营养饮食。适当运动可提高机体免疫力,从而提高机体抗病能力,减少疾病发生。针对高危人群进行普查:①原因不明的上消化道症状,特别是中年以上的患者;②既往无胃病史,短期内出现胃部症状或原有慢性胃病史,以及近期症状加重患者;③有胃癌家族史者;④胃癌高发区40岁以上的人群。

胃癌的治疗需要采用中西医结合、攻补兼施的治疗原则,既要体现整体治疗和局部治疗的有机统一,还要体现扶正与祛邪的有机统一。根据这一理念选择各种诊疗方法,要趋利避害,更好地发挥协同功效,使治疗在恶性肿瘤病程的各个阶段充分体现整体与局部兼顾、扶正与祛邪并举的整体治疗优势。

胃癌的预后与疾病的分期及治疗密切相关。合理的治疗方式是根据胃癌患者的自身特点，如机体功能、伴发疾病、既往治疗情况等选择适合该患者的治疗模式。多学科联合有助于疑难病例的治疗决策。随着人类对胃癌生物学行为的深入认识和抗肿瘤药物的不断发现，以及肿瘤分子生物学、遗传学的飞速发展，应用分子诊断、分子生物标志物指导治疗、判断预后，胃癌的预后生存未来将会改善，新的多学科综合治疗及个体化精准治疗将开启胃癌治疗的新篇章。

参考文献

[1] YANG YT, CHEN H, JI M, et al. A new radiomics approach combining the tumor and peritumor regions to predict lymph node metastasis and prognosis in gastric cancer[J]. Gastroenterol Rep (Oxf), 2023, 7: goac080.

[2] LAI MY, KANG SY, SUN YT, et al. Comparison of response evaluation criteria in solid tumors and tumor regression grade in evaluating the effect of preoperative systemic therapy of gastric cancer[J]. BMC Cancer, 2022, 22 (1): 1031.

[3] JA K, CHEN Y, XIE Y, et al. Helicobacter pylori and immunotherapy for gastrointestinal cancer[J]. lnnovation (Camb),2024,5 (2):100561.

[4] SHITARA K, LORDICK F, BANG YJ, et al. Zolbetuximab plus mFOLFOX6 in patients with CLDN18. 2-positive, HER2-negative, untreated, locally advanced unresectable or metastatic gastric or gastrooesophageal junction adenocarcinoma (SPOTLIGHT): A multicentre, randomised, double-blind, phase 3 trial[J]. Lancet, 2023, 401 (10389): 1655-1668.

[5] MIURA Y, TSUJI Y, YOSHIO T, et al. Association between perioperative management of antiplatelet agents and risk of post-endoscopic submucosal dissection bleeding in early gastric cancer: Analysis of a nationwide multicenter study[J].Gastrointest Endosc,2023,97(5):889-897.

[6] LIN JX, LIN JP, WANG ZK, et al. Assessment of laparoscopic spleen-preserving hilar lymphadenectomy for advanced proximal gastric cancer without invasion into the greater curvature[J]. JAMA Surgery, 2023, 158 (1): 10-18.

[7] ETOH T, OHYAMA T, SAKURAMOTO S, et al. Five-year survival outcomes of laparoscopy-assisted vs open distal gastrectomy for advanced gastric cancer: The JLSSG0901 randomized clinical trial[J]. JAMA Surg, 2023, 158 (5):445-454.

[8] DE JONGH C, CIANCHI F, KINOSHITA T, et al. Surgical techniques and related perioperative outcomes after robot-assisted minimally invasive gastrectomy (RAMIG): Results from the Prospective Multicenter International Ugira Gastric Registry[J]. Ann Surg, 2023.

[9] LI ZY, ZHOU YB, LI TY, et al. Robotic, Laparoscopic Surgery Committee of Chinese Research Hospital Association. Robotic gastrectomy versus laparoscopic gastrectomy for gastric cancer: A multicenter cohort

study of 5402 patients in China[J]. Ann Surg,2023,277(1): e87−e95.

[10] ZHANG XT, LI Z, LIANG H, et al. LBA78 Overall survival of perioperative or postoperative adjuvant oxaliplatin with S−1 versus adjuvant oxaliplatin with capecitabine in locally advanced gastric or gastrooesophageal junction adenocarcinoma undergoing D2 gastrectomy: An updated analysis of RESOLVE trial [J]. Ann Oncol, 2023, 34: S1318−S1319.

[11] LIN JX, TANG YH, ZHENG HL, et al. Neoadjuvant camrelizumab and apatinib combined with chemotherapy versus chemotherapy alone for locally advanced gastric cancer: A multicenter randomized phase 2 trial[J]. Nat Commun,2024,15 (1): 41.

[12] YUAN SQ, NIE RC, JIN Y, et al. Perioperative toripalimab and chemotherapy in locally advanced gastric or gastroesophageal junction cancer: A randomized phase 2 trial[J]. Nat Med, 2024, 30 (2): 552−559.

[13] ZHU M, CHEN C. FOSTER NR, et al. Pembrolizumab in combination with neoadjuvant chemoradiotherapy for patients with resectable adenocarcinoma of the gastroesophageal junction[J]. Clin Cancer Res, 2022, 28 (14): 3021−3031.

[14] XU RH. WANG F, SHEN L, et al. Fruguintinib plus paclitaxel versus paclitaxel as second−line therapy for patients with advanced gastric or gastroesophageal junction adenocarcinoma (FRUTIGA): A randomized, multicenter, double−blind,placebo−controlled, phase 3 study[J]. J Clin Oncol, 2024,42 (36_suppl): 438780.

[15] TORIUMI T, TERASHIMA M, MIZUSAWA J, et al. Recurrence patterns after curative gastrectomy for phage Ⅱ/Ⅲ lgastric cancer: Exploratory analysis of the randomized controlled JCOG1001 trial[J]. Eur J Surg Oncol, 2023, 49 (4):838−844.

[16] KUROKAWA Y, DOKI Y, KITABAYASHI R, et al. Short−term outcomes of preoperative chemotherapy with docetaxel, oxaliplatin, and S−1 for gastric cancer with extensive lymph node metastasis (JCOG1704) [J]. Gastric Cancer,2024,27 (2): 366−374.

[17] SHAH MA. SHITARA K, AJANI JA, et al. Zolbetuximab plus CAPOX in CLDN18. 2−positive gastric or gastroesophageal junction adenocarcinoma: The randomized, phase 3 GLOW trial[J]. Nat Med, 2023, 29 (8): 2133−2141.

[18] OLVER I, KEEFE D, HERRSTEDT J, et al. Supportive care in cancer: A MASCC perspective[J]. Support Care Cancer,2020,28(8):3467−3475.

[19] AURELLO P, MINERVINI A, PACE M, et al. The role of surgery in the treatment of metachronous liver metastasis from gastric cancer: A systematic review[J]. Anticancer Res,2022,42:25−33.

[20] LERNER BA, XICOLA RM, RODRIGUEZ NJ, et al. Simplified and more sensitive criteria for identifying individuals with pathogenic CDH1 variants[J]. J Med Genet, 2023, 60 (1): 36−40.

第六章

胆管恶性肿瘤

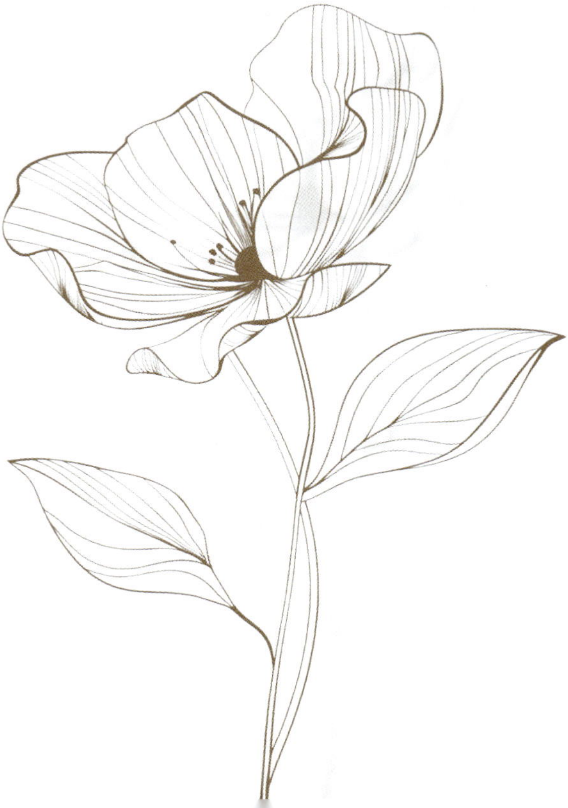

胆管恶性肿瘤来源于肝内/肝外胆管上皮或胆囊上皮，包括胆管癌（CCC）和胆囊癌（CBC），以胆囊癌最常见，约占2/3。胆管恶性肿瘤占所有恶性肿瘤的2%，在消化道恶性肿瘤中居第5位，东南亚国家发病率相对较高，非洲最低。近年来肝内胆管癌发生率上升显著，而胆囊癌和肝外胆管癌则呈下降趋势。胆管恶性肿瘤患者早期缺乏特异症状，大多数确诊的患者进入进展期和晚期，仅10%的患者得到早期诊断，适合手术治疗，总体预后差，5年生存率仅为5%。近年来，由于对胆管恶性肿瘤生物学行为和分子特征认识的加深，以及在诊断、影像、手术、放疗、化疗等方面的进展，胆管恶性肿瘤的预后在一定程度上得到改善。

第一节 胆管癌

胆管癌是起源于胆管上皮细胞的恶性肿瘤，占所有消化道肿瘤的3%左右，为肝脏胆管系统第二大恶性肿瘤。胆管癌的发病以老年人为主，多为65岁以上，且随年龄增长发病呈上升趋势。男性发病率略高于女性，约为1.5:1。

一、病因学研究

胆管癌的病因至今尚不十分清楚，已发现与下列因素有关。①胆管慢性炎症：长期的慢性炎症刺激是胆管瘤发生的基础；②胆石症；③溃疡性结肠炎：溃疡性结肠炎患者胆管瘤发生率较一般人群高10倍，可能与慢性门静脉菌血症有关；④胆管囊性畸形：先天性胆管囊肿患者胆管癌的发病率高达2.5%~28%，癌变机制认为可能与胰液反流、胆汁瘀滞、结石形成、囊腔内慢性炎症等有关；⑤硬化性胆管炎：原发性硬化性胆管炎患者患胆管癌的机会高于一般人群；⑥K-ras基因突变：近年来分子生物学研究表明，胆管癌K-ras基因12密码子突变率达77.4%，说明K-ras基因突变在胆管癌的发生中可能起较重要的作用；⑦肝吸虫感染、胆管手术史、放射性二氧化钍、乙型肝炎病毒感染等。

二、病理类型

（一）肿瘤形态分类

根据肿瘤的大体形态可将胆管癌分为乳头状型、硬化型、结节型和弥漫浸润型4种类型，其中以浸润型比较多见，其次为结节型，乳头状型较为少见。

1. 乳头状型癌

常为管内多发病灶，向表面生长，形成大小不等的乳头状结构，好发于下段胆管，易引起胆管的不完全阻塞，此型肿瘤主要沿胆管黏膜向上浸润，一般不向胆管周围组织浸润，手术切除成功率高，预后良好。

2. 硬化型癌

表现为灰白色的环状硬结，常沿胆管黏膜下层浸润，使胆管壁增厚，大量纤维组织增生，并向管外浸润形成纤维性硬块，伴部分胆管完全闭塞，好发于肝门部胆管，是肝门部胆管癌中最常见的类型，预后较差。

3. 结节型癌

肿块形成一个突向胆管远方的结节，结节基底部和胆管壁相连续，瘤体一般较小，基底宽，表面不规则，常沿胆管黏膜浸润，向胆管周围组织和血管浸润程度较硬化型轻，手术切除率较高，预后较好。

4. 弥漫浸润型癌

较少见，约占胆管癌的7%，癌组织沿胆管壁广泛浸润肝内和肝外胆管，管壁增厚，管腔狭窄，管周结缔组织明显炎症反应，难以确定癌原始发生的胆管部位，一般无法手术切除，预后差。

（二）胆管癌的特征及生长模式分类

1994年日本癌症研究组根据肝内胆管癌肿的大体特征将其分为三类：肿块型、胆管周围浸润型和胆管内生长型。根据生长模式分为硬化型、结节型和管内乳头样型。

（三）病理组织学分类

90%以上为腺癌，少数为印戒细胞癌、腺鳞癌、鳞状细胞癌、小细胞癌、黏液癌、囊腺癌等。

（四）根据解剖位置分类

分为肝内胆管癌（IHICC）（20%~25%）、肝门部胆管癌（50%~60%）和远端胆管癌（EHCC）（20%~25%）。肝外胆管癌包括肝门部胆管癌和远端胆管癌。

三、临床特点

（一）西医症状描述

1. 临床表现

主要表现为黄疸、腹痛、食欲减退、消瘦、乏力、全身瘙痒、恶心呕吐等，黄疸为最常见的症状，多呈进行性加深。因癌肿位置及病程之早晚而有所不同。

肝内胆管癌多以发热、腹痛、发热等非特异性症状起病，胆管阻塞相关症状不常见，有时以影像学发现肝内肿块影而就诊。

肝外胆管梗阻时黄疸较深，中下段胆管癌常表现为无痛性胆汁淤积性黄疸，尿色深黄或呈茶色，大便变浅或为陶土色。

胆总管末段壶腹部肿瘤以胆总管及胰管阻塞为突出症状，且由于癌肿崩溃可有肠道出血及继发贫血现象，患者常有进行性黄疸及持续性背部隐痛，胰管有时受到阻塞，可能影响胰腺的内分泌而有血糖过高或过低现象，更可能因外分泌的缺失导致脂肪性腹泻，胆、胰管同时受阻塞，磁共振胰胆管造影（MRCP）检查可有典型的“双管”征，并时常伴有胆囊增大和肝大现象；肝总管内的癌肿以黄疸为显著症状，肝大明显，胆则不肿大，有时仅含黏液及白胆汁。

2. 晚期临床表现

晚期因腹膜侵犯，或侵犯门静脉，导致门静脉高压，可出现腹水等；癌组织易向周围组织浸润，侵犯神经和肝脏；患者常并发肝内和胆管感染而致死。

转移途径包括淋巴转移、浸润转移、沿神经蔓延和血道转移。淋巴转移为胆管癌最常见的转移途径，并且很早期就可能发生，有报道仅病理学显示黏膜内的早期胆管癌便发生了区域淋巴结转移。胆管癌细胞沿胆管壁向上下及周围直接浸润是胆管癌转移的主要特征之一，且与胆管及周围结缔组织增生并存，使胆管癌浸润范围难以确认，为手术中判断切除范围带来困难。此外，直接浸润的结果也导致胆管周围重要的毗邻结构，如大血管、肝脏受侵，使手术切除范围受限而难以达到根治性切除；神经侵犯发生率可达33.3%~83.4%，临床上黄疸和疼痛多见，支配肝外胆管的迷走神经和交感神经在肝十二指肠韧带上组成肝前神经丛和肝后神经丛，包绕神经纤维有一外膜完整，连续的间隙，称为神经周围间隙，统计表明，神经周围间隙癌细胞浸润与肝及肝十二指肠韧带结缔组织转移明显相关，血行转移以肺为最常见。

（二）中医症状描述

1.肝郁气滞证

主要表现为右胁肋部胀痛，甚至可扪及肿块，低热或发热，食欲减退，恶心、呕吐，心烦易怒，口苦咽干，头晕目眩，舌淡红或淡暗，苔薄，脉弦。此类病症多因忧思郁怒、惊恐而致气血运行紊乱，肝胆疏泄失职，胆气郁而不行，肝血瘀滞不散，不通则痛，故见右胁肋部胀痛；气滞血瘀日久变生癌肿，蓄积渐大，可扪及肿块；肝胆郁滞横逆犯胃，可见食欲减退、恶心呕吐；气郁化火生风，可见头晕目眩、目赤易怒、低热或发热、口苦咽干；舌淡红或淡暗、苔薄、脉弦皆是肝郁气滞之象。治法：疏泄肝胆，行气解郁。

2.肝胆湿热证

主要表现为身目黄染，恶心、呕吐，食欲减退，右上腹积块，胁肋疼痛，口苦咽干、口渴，大便秘结，小便短赤，舌红，苔黄腻，脉弦滑或兼数。此类病症由于肝胆感受湿热之邪，或平素嗜酒肥甘，或肝郁日久，损伤脾胃，内生湿热。湿热交蒸，胆汁外溢肌肤，则身目黄染；湿热壅滞中焦可见食欲减退，胃失和降，气逆于上则见恶心呕吐；湿气交阻日久结块，土壅木郁，肝经循行两胁，故胁肋疼痛；热灼津液，津枯液竭，可见口渴，大便秘结，小便短赤；胆汁上溢则口苦咽干；舌红、苔黄腻、脉弦滑或兼数皆是肝胆湿热郁蒸之表现。治法：清利肝胆，化湿降浊。

3.瘀毒内结证

主要表现为右上腹持续性疼痛,以胀痛或刺痛为主,且有包块,疼痛拒按,胸闷纳呆,恶心,乏力,大便不畅,舌暗红有瘀斑,苔白腻,脉弦或沉涩。此类病症由于情志不畅、饮食所伤等致肝失条达,气机郁滞,血行不畅,气血瘀结日久,酝酿生毒,毒根深藏,化生积块,质硬如石。气滞血瘀,故右上腹胀痛或刺痛;木郁脾虚,脾不运化,胃失和降,气机不畅,则恶心、大便不畅;舌暗红有瘀斑、苔白腻、脉弦或沉涩为瘀毒内结的表现。治法:活血化瘀,解毒散结。

4.正气亏虚证

主要表现为右上腹部隐痛,面色少华,神疲乏力,气短懒言,头晕心悸,舌淡胖有齿痕,脉细缓而弱。此类病症由于胆囊癌迁延不愈,渐耗正气,而致气血双亏,或饮食不节,损伤脾胃,导致脾胃运化失职,气血生化乏源。加之湿浊、痰热、瘀血长期滞留于胆囊,耗气伤血,气血虚滞,癌瘤日增,更致气血亏虚,无力抗争,致使病状反复加重,而痼疾难愈。胆腑失养,不荣则痛,出现右上腹部隐痛;面色少华,神疲乏力,头晕心悸,气短懒言,舌淡胖有齿痕、脉细缓而弱皆为正气亏虚之象。治法:气血双补,柔肝利胆。

四、治疗方式

治疗原则是可切除病例以手术切除为主,术后配合放疗及化疗,以巩固和提高手术治疗效果,对于不能切除的晚期病例,应施行胆管引流手术,以解除胆管梗阻,控制胆管感染,改善肝功能,减少并发症,改善生活质量,延长生命。目前综合治疗方式包括根治性或姑息性手术、肝移植、内引流、外引流、放疗、化疗、靶向治疗、光动力治疗等。根据肿瘤分期选择合适的手术方式及综合治疗方案。

(一)外科治疗

1.切除术

肝内胆管癌手术方式与原发性肝细胞癌类似,肝内胆管癌往往不伴肝硬化,肝脏储备功能良好,故积极手术尤为重要,应争取无瘤边缘,是获得长期生存的最重要因素。肝内胆管癌淋巴转移现象常见,而淋巴转移与手术效果及患者预后密切相关,故在淋巴清扫方面肝内胆管癌与原发性肝细胞癌又有明显的区别,肝内胆管癌强调淋巴清扫,以提高手术治疗的效果。

肝门部胆管癌由于肝门局部解剖复杂，肿瘤发现时多已侵犯肝门部重要结构，故手术切除率低，而能获得根治性手术切除者更少。但无论如何，即使是姑息性切除，其改善患者生活质量的作用亦远优于经皮穿刺置管引流或内支架置管。因此，对肝门部胆管癌应采取积极的手术态度。对临床较有指导意义的是改良Bismuth-Corlette临床分型，对Ⅰ型肿瘤可采取局部切除，Ⅱ型进行局部切除加尾叶切除，Ⅲ型进行局部切除附加尾叶和右半肝（Ⅲa）或左半肝（Ⅲb）切除，Ⅳ型进行全肝切除及肝移植术。肝门部胆管癌一旦侵犯周围组织，淋巴结转移发生率可达48%，主要是肝十二指肠韧带内沿肝动脉至胰上缘的淋巴结，胆管癌切除时应进行肝十二指肠韧带内淋巴结清扫。肝门部胆管癌常出现门静脉等重要血管的侵犯，选择合适的病例联合门静脉或肝动脉血管切除重建是提高肝门部胆管癌手术切除率和改善患者预后的众多方法之一。

远端胆管癌一般需进行胰十二指肠切除（Whipple手术），手术死亡率一般低于10%，5年生存率可达15%~20%。Whipple手术是治疗远端胆管癌、壶腹部癌和胰头癌的经典手术，切除的范围包括胰头部、胃幽门窦部、十二指肠全部和胆总管下段加区域淋巴清扫，同时对胆总管、胰管和胃分别与空肠吻合重建消化道。

2.肝移植

晚期胆囊癌、肝内胆管癌患者的肝脏移植效果较差，术后极易复发。目前肝移植多应用于肝门部胆管癌。Robel等报道，36例肝门部胆管癌患者肝移植术后1、3、5年生存率分别为82%、53%和32%。Rea等回顾性分析肝门部胆管癌的新辅助治疗效果，入组125例患者，包括Ⅰ期、Ⅱ期胆管癌及不能手术的晚期胆管癌，分析结果显示，放疗序贯化疗之后行肝移植受者，其1、3、5年生存率分别为92%、82%和82%，显著高于单纯手术切除者的82%、48%和21%（P =0.022），提示选择合适的受体，新辅助治疗后行肝移植，可改善肝门部胆管癌患者的预后。但由于病例数及相关文献较少，肝移植供体缺乏，治疗费用高等，肝移植在胆管恶性肿瘤治疗中的应用进展缓慢。国内外尚无胆囊癌患者进行肝脏移植手术的大宗病例报道。

3.胆管引流术

治疗的主要目的是缓解症状。若术前分期不准确，或术中探查发现有肿瘤远处转移、侵犯主要血管而无法根治切除等原因，不能达到根治性切除目的，在不增加手术创伤和风险大的前提下，应尽量进行胆管内引流或外引流，改善肝功能，以提高患者的生活质量。若术前已明确无手术指征且黄疸较严重时，应进行逆行胰胆管造影(ERCP)、内支架置管，甚至经皮肝穿刺胆管引流(PTCD)，在改善肝功能的基础上，联合放疗、化疗等可延长患者的生存期。ERCP相对于手术内引流具有创伤小、恢复快、患者容易接受等优势，因此，对于不能行手术根治的胆管癌且需要减黄患者具有重要价值。对部分因胆管梗阻段较长等原因所致的ERCP失败者，行PTCD外引流同样具有改善患者预后的重要意义。

（二）化疗

胆管恶性肿瘤通常被认为对化疗不敏感，但姑息性化疗已被多项研究证实可改善部分晚期胆管恶性肿瘤患者的生活质量和延长生存。氟尿嘧啶类药物(包括5-FU、卡培他滨和替吉奥)、吉西他滨、顺铂是目前临床上胆管恶性肿瘤的常用药物，丝裂霉素、阿霉素、伊立替康等在胆管恶性肿瘤化疗中显示了一定活性，上述单药化疗客观有效率为8%~30%，中位OS为6~11个月，联合化疗的有效率为20%~40%，中位生存期为6~13个月。现有证据支持对于晚期胆管癌患者推荐以吉西他滨为基础或氟尿嘧啶为基础的两药联合化疗方案。常用化疗方案包括吉西他滨+顺铂、吉西他滨+卡铂、吉西他滨+奥沙利铂、卡培他滨+奥沙利铂、卡培他滨+顺铂、5-FU+顺铂等。

（三）光动力治疗(PDT)

目前越来越多的研究表明，PDT可作为胆管癌的一种有前景的姑息性治疗方法。PDT主要包括光敏剂、光源和氧三大要素。光敏剂能被恶性肿瘤组织选择性摄取和潴留，在特定波长光波的照射下，通过氧的参与，发生光敏化作用，从而达到局部杀伤肿瘤组织的目的。PDT的抗肿瘤效应主要发生在两个层面：直接杀伤肿瘤细胞和损伤血管以减少组织血流。抗肿瘤机制主要包括介导的细胞毒反应机制、抗血管效应及抗肿瘤免疫反应。PDT的不良反应较少，主要的不良反应为皮肤光敏反应，如红斑、肿胀和灼烧感，少数较严重的不良反应，如水疱、皮肤褪色和易脆性增加、头发过速生长等，亦有便秘、咳嗽、注射部位疼痛或肿胀、性格改变、发热、心动过速、贫血、恶心、眩晕等不良反应的报道，但均非常少见。

PDT在不可切除的胆管癌的姑息性治疗中发挥了重要的作用。研究显示，PDT联合胆汁引流及化疗对不可切除胆管癌有明显效果，且死亡率降低，患者的生存率和生活质量也有明显提高。6项回顾性研究将胆汁引流联合PDT与单独胆汁引流进行了比较，其中5项实施了内镜下治疗，4项结果显示PDT治疗后患者生存时间明显延长。研究结果显示，术后肿瘤复发的患者在接受PDT后，其生存时间较预期明显延长。

（四）分子靶向治疗

关于胆管恶性肿瘤靶向治疗的临床研究，多为Ⅰ期或Ⅱ期研究，Ⅲ期研究极少。已初步探讨了厄洛替尼、西妥昔单抗、贝伐珠单抗、索拉非尼等的潜在治疗地位，结果显示一定的客观缓解率，但生存益处有待观察。

1. 针对EGFR通路

一项关于胆管癌EGFR等蛋白表达的大样本队列研究（1991—2004）共纳入236例，其中IHCC 106例，EHCC包括肝门部胆管癌在内130例。结果提示，IHCC患者的EGFR、VEGF与HER2蛋白过表达率分别为27.4%、53.8%和0.9%，EHCC患者分别为19.2%、59.2%和8.5%，多因素分析显示EGFR是胆管癌的强烈预后指标。

一项关于厄洛替尼治疗胆管癌的Ⅱ期临床研究纳入42例进展期胆管癌（未切除或转移）患者，EGFR表达率占81%，中位OS为7.5个月，3例因2~3级皮疹需减少剂量，研究结果提示厄洛替尼对晚期胆管癌治疗有益。Lubner报道厄洛替尼联合贝伐珠单抗治疗53例胆管癌患者Ⅱ期临床研究结果，其中6例（12%）取得PR，25例患者（51%）SD，中位TTP和OS分别为4.4个月和9.9个月。

2. 针对VEGF通路

胆管癌细胞最常见的基因突变发生在MAPK信号通路（即RAS/RAF/MEK通路），变异率超过60%，其中Ras变异率56%、B-Raf变异率22%。肝癌具有相似的过表达的MAPK，从而联想到索拉非尼在胆管恶性肿瘤治疗中可能具有相似的效果。来自美国的一项关于索拉非尼治疗B-Raf表达异常、VEGF过表达胆管癌的Ⅲ期临床研究结果显示，9例（29%）病情稳定，27例病情进展，中位PFS和OS分别为2个月（95%CI 2~4个月）和6个月（95%CI 4~10个月）。来自意大利的一项索拉非尼治疗晚期胆管癌和胆囊癌Ⅱ期临床研究入组46例患者，包括27例IHCC、5例EHCC和14例胆囊癌，26例（56%）既往接受过化疗，结果显示1例PR、12例SD，ORR为2%，中位PFS和OS分别为2.3个月和4.4个月，最常见不良反应为皮疹、疲劳等，22%患者药物需要减量。初步临床研究结果未能显示索拉非尼对胆管癌治疗具有显著疗效。

3.其他靶向治疗

研究发现，胆管癌细胞c-kit和PDGF的表达率分别为50%和75%，为伊马替尼治疗胆管恶性肿瘤提供了治疗基础。2009年Sprenger等在ASCO会议报道一项伊马替尼联合5-FU/CF治疗无法切除或转移胆管癌患者的多中心Ⅱ期研究结果，41例患者入组（胆囊癌19例和胆管癌22例），26例可评价疗效患者中，1例CR，1例PR，13例SD。

（五）中医治疗

1.分证论治

（1）肝郁气滞证。

【方药】柴胡疏肝散（《景岳全书》）加减。

【组成】柴胡、枳壳、白芍、炙甘草、陈皮、香附、川芎。具有疏泄肝胆、行气解郁的作用。

【加减】胁痛甚者可加延胡索、川楝子；气郁化火、口干口苦、溺黄便秘者可加栀子、黄连等以清泻肝火；胁痛肠鸣、便溏者，为肝气横逆犯脾，可加茯苓、白术等。

（2）肝胆湿热证。

【方药】茵陈蒿汤（《伤寒论》）加减。

【组成】茵陈、栀子、大黄。具有清热利胆、化湿降浊的作用。

【加减】恶心呕吐严重者加橘皮、竹茹、旋覆花、代赭石等以降逆止呕；心中懊恼者可加栀子、淡豆豉；伴有结石者可加金钱草、海金沙等以利胆排石；小便短少者可加车前子、泽泻等以清热利尿。

（3）瘀毒内结证。

【方药】龙胆泻肝汤（《医方集解》）合桃红四物汤（《医宗金鉴》）加减。

【组成】龙胆泻肝汤药材有龙胆草、黄芩、山栀子、泽泻、通草、车前子、当归、生地黄、柴胡、甘草，桃红四物汤药材有桃仁、红花、当归、熟地黄、川芎、白芍。两方合用达到活血化瘀、解毒散结的功效。

【加减】血瘀甚者可加三棱、莪术等破血祛瘀之品；胁痛甚者加延胡索、川楝子、香附、枳壳等以理气止痛；腹胀者加莱菔子、厚朴、陈皮等以理气消滞。

(4)正气亏虚证。

【方药】八珍汤(《正体类要》)加减。

【组成】党参、白术、茯苓、炙甘草、当归、白芍、川芎、熟地黄。具有气血双补、柔肝利胆的作用。

【加减】气不摄血而便血者加仙鹤草、蒲黄炭、参三七等止血之品；便溏者加苍术、薏苡仁、扁豆、淮山药、石榴皮等以健脾止泻；气虚甚者加用黄芪；腹胀者加莱菔子、大腹皮、砂仁、沉香、厚朴、陈皮、木香。

2.常用中草药

(1)白花蛇舌草：味苦、甘，性寒，入胃、大肠、小肠经。具有清热解毒、利湿通淋的功效。据《泉州本草》记载，其具有清热散瘀、消痈解毒之功，又善治痈疽、疮疡、瘰疬。兼清肺火、泻肺热。治肺热喘促、嗽逆胸闷。推荐口服剂量：煎汤15~30g。外用：适量，捣敷。

(2)半枝莲：味辛、苦，性寒，入肺、肝、肾经。具有清热解毒、化瘀利尿的功效。《泉州本草》记载："清热，解毒，祛风，散血，行气，利水，通络，破瘀，止痛。内服主血淋，吐血，衄血；外用治毒蛇咬伤，痈疽，疔疮，无名肿毒。"推荐口服剂量：煎汤15~30g。

(3)莪术：味辛、苦，性温，入肝、脾经。具有破血行气、消积止痛功能。可应用于多种肿瘤。《本草图经》谓其"治积聚诸气，为最要之药"。《本草正》谓其"性刚气峻，非有坚顽之积，不宜用"。推荐口服剂量：煎汤6~9g，醋制后可加强祛瘀止痛的作用。

(4)龙葵：味苦、微甘，性寒。具有清热解毒、活血消肿的功效。《新修本草》记载其"食之解劳少睡，去虚热肿"。推荐口服剂量：煎汤15~30g。外用：适量，捣敷或煎水洗。

(5)苦参：味苦，性寒，入心、肺、肾、大肠经。具有清热燥湿、杀虫止痒、利尿的功效。《神农本草经》记载其"主心腹结气，症瘕积聚，黄疸，溺有余沥，逐水，除痈肿，补中，明目止泪"。推荐口服剂量：煎汤4.5~9g。外用：适量，煎汤洗患处。不宜与藜芦同用。

3.常用中成药

(1)鳖甲煎丸：具有软坚散结、活血行气、解毒抗癌的功效。适用于胆囊癌见右上腹包块，胁肋疼痛，舌暗，苔腻，脉弦细。推荐剂量：水丸每次3g，每日3次；蜜丸每次1丸，每日3次。

(2)复方苦参注射液:具有清热利湿、凉血解毒、散结止痛的功效。适用于热毒炽盛型胆囊癌、肝癌等伴癌肿疼痛、出血。静脉滴注,一次20mL,用氯化钠注射液200mL稀释后应用,每日1次,儿童酌减,全身用药总量200mL为1个疗程,一般可连续使用2~3个疗程。

(3)西黄丸:具有清热解毒、消肿散结的功效。适用于胆囊癌热毒炽盛证。每次3g,每日2次,温开水或黄酒送服。本方用于形气尚实者,气血虚者慎用,孕妇忌服。

(4)复方胆通胶囊:有清热利湿、消炎利胆的功能。对于胆囊癌出现胁肋部疼痛、恶心、呕吐等症状有一定的效果。每次2粒,每日3次。

4.针灸治疗

【推荐穴位】阳陵泉、足三里、胆囊穴、中脘、丘墟、太冲、胆俞。阳陵泉为足少阳胆经合穴,主治肝胆诸病。胆囊穴、胆俞疏肝利胆,足三里、中脘健脾和胃、通腑降逆,丘墟通络止痛,太冲清热利湿。

【辨证配穴】肝郁气滞者加期门、日月以疏肝利胆;肝胆湿热者加曲池、三阴交以清理湿热;肝肾阴虚者加阴陵泉、肾俞以滋补肝肾。

【根据症状针灸】痛剧者加合谷,高热者加曲池,恶心、呕吐者加内关。

【针灸方法】用深、强刺激手法,每日1~2次,留针半小时,用电针更佳。

【耳针法】取交感、神门、肝、胆为主穴;或耳针取皮质下、内分泌、肾上腺等穴。留针20~30分钟,每日1次,每10天重复1个疗程。或者每天对王不留行籽施加压力5~6次,将其保持在原位3天,间隔1天。

【穴位注射】疼痛剧烈者,采用穴位注射疗法,用维生素B_{12} 500mg、维生素B_1 100mg、2%利多卡因3mL混合,取足三里、阳陵泉穴封闭。

【按摩】按摩背部的俞穴可帮助缓解疼痛。揉太冲、丘墟、悬钟可疏肝利胆、强健脾胃,减少疼痛。

5.不同症状的针对性治疗

(1)梗阻性黄疸:胆囊癌患者常以黄疸为其首发症状,主要是癌肿直接累及肝外胆管或发生胆管转移所致,临床上属于梗阻性黄疸。病机关键是痰、瘀、湿,而三者的根本是湿。是内科难治之疾,常用中西医结合疗法。常用中药方剂:茵陈蒿汤、茵陈五苓散、茵陈术附汤、茵陈四逆散等,并依据中医"开鬼门,洁净府,去宛陈莝"的方法,加用具有利小便作用的中药，通过尿量增加，使血清胆红素得以适量排出，黄疸症状有所控制及改善。梗阻性黄疸的内科治疗只治其标，治其本需采用手术治疗切除肿瘤，以缓解梗阻。或做内引流术使胆液改道而泄之。或做外引流造瘘术，使胆汁引流至体外。或做肝外胆管切开，与左、右肝管内置入记忆合金胆道内支架等，这些方法可使病情得以解除和缓解。

(2)右上腹疼痛：胆囊癌以右上腹痛多见，多由肝胆气机不利、痰热湿浊瘀滞而致。有虚证和实证之分。实则右上腹痛且胀，同时伴发恶心、嗳气、腹胀、善太息等症状为气机郁滞；呈刺痛，痛有定处，舌紫暗，有瘀斑、瘀点，脉涩者多为瘀血阻滞；灼热剧痛，伴有口苦黏腻，咽干，大便秘结，小溲短赤，舌红，苔黄厚而干，脉弦数者多为湿热内阻，实证者根据气滞、血瘀、湿热偏重不同选用柴胡疏肝散或四逆散、桃红四物汤或复元活血汤、龙胆泻肝汤或茵陈蒿汤等方剂。虚则多表现为右上腹痛隐隐，喜温喜按，伴面浮足肿，肢冷神疲，完谷不化，舌淡胖有齿痕，脉细，为气血亏虚或脾阳虚衰，络脉失濡，不荣则痛，可选用八珍汤、圣愈汤、十全大补汤等，常用中药如生黄芪、党参、当归、白芍等。或右胁部隐痛，遇劳加重，口干咽燥，午后潮热或五心烦热，头晕目眩，脉弦细或细数等肝肾阴虚之象，可以予一贯煎、二至丸等。

(3)放疗、化疗后消化道症状：胆囊癌各期可能会出现一些非特异的消化道症状，如食欲减退、恶心、呕吐、腹泻等，尤其是接受放疗、化疗的患者上述症状更易加重。若为肝木不疏，脾胃失于和降，气逆上冲所致，治当疏肝理气、和胃降逆，药用柴胡、半夏、茯苓、枳壳、厚朴、旋覆花等。若为脾胃气虚运化失常，湿浊内生所致，治疗上常采取益气健脾、芳香化浊的原则，药用党参、白术、茯苓、薏苡仁、陈皮、半夏、佩兰等；若因脾胃阳虚，水湿内生所致，大肠传导失司而致腹泻，可加肉豆蔻、山药、芡实等。

五、小结

胆管恶性肿瘤患者早期缺乏特异症状，大多数患者进入进展期和晚期，仅10%的患者得到早期诊断，适合手术治疗，总体预后差，5年生存率仅为5%。感染、胆管阻塞等合并症是胆管恶性肿瘤最佳治疗策略实施的主要障碍之一。此外，胆管病变难以评估，临床证据主要来源于小样本Ⅱ期临床研究数据，胆管恶性肿瘤包括不同部位的肿瘤，且这些肿瘤的临床特征、分子特征、生物学行为、预后和对治疗的反应存在差异，但目前临床试验通常一并纳入，难以为临床实践提供准确可靠的信息。近年来，由于对胆管恶性肿瘤生物学行为和分子特征认识的加深，以及在诊断、影像、手术、放疗、化疗等方面的进展，胆管恶性肿瘤的预后在一定程度上得到改善。

第二节 胆囊癌

胆囊癌是胆管系统最常见的恶性肿瘤，发病率居消化道恶性肿瘤的第5位，恶性程度高，预后非常差，5年存活率不到10%，总体中位生存时间为8~10个月。男女之比为1∶3，发病年龄随年龄的增加而增加，多数在40岁以上，70岁左右达到高峰。起病隐匿，临床症状无特异性，大部分患者发现胆囊癌时已是典型进展期。

一、病因学研究

与胆囊癌发生密切相关的高危因素有胆石症、胆囊息肉（直径大于1cm息肉或单发息肉或广基无蒂息肉容易恶变）、胰胆管汇合异常、肥胖、吸烟、糖尿病、内外源性雌激素、性别（女性，尤其是多产女性）、节段性胆囊腺肌症、慢性炎症性肠病、结肠息肉、Mirizzi综合征、伤寒菌携带者、职业因素（从事炼油、化工、造纸、制鞋、纺织等）、胆囊造瘘术后、胆囊癌家族史、细菌感染（如沙门菌、伤寒和副伤寒杆菌、螺旋杆菌等，可能与细菌感染诱导胆汁酸降解有关）、饮食习惯、手术治疗消化性溃疡、年龄（>60岁人群）等有关。临床上见到以上高危因素患者时，应该注意对胆囊癌的筛查，对合并有胆囊癌高危因素的患者应行胆囊切除术，以提高对胆囊癌的早期诊断率。

胆石症是胆囊癌最主要的危险因素，95%以上的胆囊癌患者合并有胆囊结石，相对危险度是普通人的8.3倍。胆石症发生胆囊癌的高危因素包括：①年龄>60岁，尤其女性；②胆石症病史10年以上；③结石直径>2.0cm或多发结石，充满型结石者；④胆囊颈部结石嵌顿或Mirizzi综合征者；⑤超声提示胆囊壁有局限性增厚；⑥胆囊结石疼痛由间断性转变为持续性；⑦合并胆囊息肉样病变；⑧胆囊无功能、瓷性胆囊；⑨萎缩性胆囊炎或胆囊壁钙化。

二、病理类型

病理学检查是确诊胆囊癌最重要的依据。胆囊癌按大体形态分为浸润型和结节型，多发生在胆囊颈部。绝大多数是腺癌(包括NOS腺癌、乳头状腺癌、黏液腺癌、未分化腺癌、管状腺癌、印戒细胞癌)，其他较少见的病理亚型有乳头状腺癌黏液癌、鳞状细胞癌、腺鳞癌等。

三、临床特点

(一)西医症状描述

早期胆囊癌没有特异性的临床表现，常与胆囊结石、胆囊炎症状相似，表现为右上腹隐痛不适、食欲减退、恶心等；晚期患者因胆管侵犯或肝十二指肠韧带的转移可出现黄疸、乏力、消瘦等全身症状。出现腹痛、黄疸、腹部肿块等明显临床症状时大多已属于中晚期，根治性切除率低，术后生存期短。

原发性胆囊癌有沿淋巴管、血管、神经鞘、胆管、腹膜或直接浸润6种转移途径，较早就可出现转移。

(二)中医症状描述

1.肝郁气滞证

主要表现为右胁肋部胀痛，甚可扪及肿块，低热或发热，食欲减退，恶心、呕吐，心烦易怒，口苦咽干，头晕目眩，舌淡红或淡暗，苔薄，脉弦。此类病症多因忧思郁怒、惊恐而致气血运行紊乱，肝胆疏泄失职，胆气郁而不行，肝血瘀滞不散，不通则痛，故见右胁肋部胀痛；气滞血瘀日久变生癌肿，蓄积渐大，可扪及肿块；肝胆郁滞横逆犯胃，可见食欲减退，恶心、呕吐；气郁化火生风，可见头晕目眩，目赤易怒，低热或发热，口苦咽干；舌淡红或淡暗、苔薄、脉弦皆是肝郁气滞之象。治法：疏泄肝胆，行气解郁。

2.肝胆湿热证

主要表现为身目黄染，恶心、呕吐，食欲减退，右上腹积块，胁肋疼痛，口苦咽干，口渴，大便秘结，小便短赤，舌红，苔黄腻，脉弦滑或兼数。此类病症由于肝胆感受湿热之邪，或平素嗜酒肥甘，或肝郁日久，损伤脾胃，内生湿热。湿热交蒸，胆汁外溢肌肤，则身目黄染；湿热壅滞中焦可见食欲减退，胃失和降，气逆于上则见恶心、呕吐；湿气交阻日久结块，土壅木郁，肝经循行两胁，故胁肋疼痛；热灼津液，津枯液竭，可见口渴，大便秘结，小便短赤；胆汁上溢则口苦咽干；舌红、苔黄腻、脉弦滑或兼数皆是肝胆湿热郁蒸之表现。治法：清利肝胆，化湿降浊。

3.瘀毒内结证

主要表现为右上腹持续性疼痛，以胀痛或刺痛为主，且有包块，疼痛拒按，胸闷纳呆，恶心，乏力，大便不畅，舌暗红，有瘀斑，苔白腻，脉弦或沉涩。此类病症由于情志不畅、饮食所伤等致肝失条达，气机郁滞，血行不畅，气血瘀结日久，酝酿生毒，毒根深藏，化生积块，质硬如石。气滞血瘀，故右上腹胀痛或刺痛；木郁脾虚，脾不运化，胃失和降，气机不畅，则恶心、大便不畅；舌暗红有瘀斑、苔白腻、脉弦或沉涩为瘀毒内结的表现。治法：活血化瘀，解毒散结。

4.正气亏虚证

主要表现为右上腹部隐痛，面色少华，神疲乏力，气短懒言，头晕心悸，舌淡胖有齿痕，脉细缓而弱。此类病症由于胆囊癌迁延不愈，渐耗正气，而致气血双亏，或饮食不节，损伤脾胃，导致脾胃运化失职，气血生化乏源。加之湿浊、痰热、瘀血长期滞留于胆囊，耗气伤血，气血虚滞，癌瘤日增，更致气血亏虚，无力抗争，致使病状反复加重，而痼疾难愈。胆腑失养，不荣则痛，出现右上腹部隐痛；面色少华，神疲乏力，头晕心悸，气短懒言，舌淡胖有齿痕、脉细缓而弱皆为正气亏虚之象。治法：气血双补，柔肝利胆。

四、治疗方式

治疗原则是可切除病例以手术切除为主，术后配合放疗及化疗，以巩固和提高手术治疗效果，对于不能切除的晚期病例，应施行胆管引流手术，以解除胆管梗阻，控制胆管感染，改善肝脏功能，减少并发症，延长生命，改善生活质量。目前综合治疗方式包括根治性或姑息性手术、肝移植、内引流、外引流、放疗、化疗、靶向治疗、光动力治疗等。根据肿瘤分期选择合适的手术方式及综合治疗方案。

（一）外科治疗

1.胆囊切除术

对于TNM分期为Tis、T1a期胆囊癌，进行单纯胆囊手术切除即可达到根治性切除目的，切缘阴性的治愈率高达85%~100%。对于T1b期胆囊癌，由于侵犯肌层后易发生早期淋巴结转移，单纯胆囊切除的1年生存率仅有50%，建议扩大手术切除范围或行根治性切除。T2期侵及肌层周围结缔组织，单纯胆囊切除不能确保能获得R0切除，需要行包括肝脏和肝十二指肠淋巴结清扫在内的整块切除，术后的5年生存率可提高到80%。T3期患者的手术至少要包括肝脏和区域淋巴结清扫在内的整块切除，如果胆囊癌侵犯了肝脏和主要的血管，还需要行大部肝切除；如果侵犯了胆管，还需要行肝外管的切除和重建，如果直接侵犯到了邻近的脏器（十二指肠、胃或结肠），也应将其整块切除，术后5年生存率可达30%~50%。T4期胆囊癌几乎不能根治性切除，要考虑姑息性治疗。但对于门静脉侵犯可切除并重建，或多个邻近器官侵犯可整块切除的患者应争取根治性切除。

意外胆囊癌常见于腹腔镜胆囊切除术后，更多见于胆囊炎病史较长、胆囊壁增厚，以及较大的结石及胆囊息肉的患者。部分患者由于术中胆囊的破损，术后可能出现腹腔及穿刺针道的肿瘤种植转移，处理起来相当困难，预后差。因此，胆囊切除术前检查应尽可能齐备，有胆囊癌高危倾向的患者，尽可能不要进行腹腔镜胆囊切除。

2.肝移植

详见本章第一节胆管癌相关内容。

3.胆管引流术

详见本章第一节胆管癌相关内容。

（二）化疗

胆管恶性肿瘤通常被认为对化疗不敏感，但姑息性化疗已被多项研究证实可改善部分晚期胆管恶性肿瘤患者的生活质量和延长生存。氟尿嘧啶类药物（包括5-FU、卡培他滨和替吉奥）、吉西他滨、顺铂是目前临床上胆管恶性肿瘤的常用药物，丝裂霉素、阿霉素和伊立替康等在胆管恶性肿瘤化疗中显示了一定活性，上述单药化疗客观有效率为8%~30%,中位OS为6~11个月,联合化疗的有效率为20%~40%,中位生存期为6~13个月。

胆管恶性肿瘤患者术后复发率和转移率高,术后辅助治疗十分必要。目前针对胆管系统恶性肿瘤的术后辅助治疗研究开展较少,且大多为小样本回顾性研究,入组患者包括胆管癌、胆囊癌,甚至胰腺癌等,证据级别较低。

R0切除后是否需要辅助性治疗,需根据肿瘤TNM分期个体化制订,对进展期肿瘤患者酌情行化疗。迄今尚无标准的辅助化疗方案值得推荐,是单药还是联合有待进一步研究,借鉴晚期患者的化疗,辅助化疗推荐以氟尿嘧啶为基础或吉西他滨为基础的方案。对于边缘阳性或区域淋巴结阳性的肝外胆管癌患者,可行放疗,推荐考虑氟尿嘧啶同期放化疗后加氟尿嘧啶或吉西他滨辅助化疗。

一项单中心研究对肝外胆管癌切除术后接受以氟尿嘧啶为基础放化疗的患者的回顾性分析提示,尽管远处转移大致相同,但放化疗可提高局控率。一项覆盖了1973至2005年间且限于局部肝外胆管癌患者的分析结果显示,虽然术后辅助放疗在最初1~2年可获生存改善,但5年随访后这一优势便不明显。来自对SEER数据库患者的回顾性分析结果支持对肝内胆管癌患者进行辅助放化疗,在这项研究中,患者术后接受放化疗的总生存率得到显著改善(P =0.014)。在对肝外胆管癌患者的回顾性研究中,对比R0切除术后不接受辅助治疗的患者和R1切除术后接受放化疗的患者,发现两者生存无明显差异,提示后者能从放化疗中获益。对一些经选择的患者来说,术前可给予新辅助性化疗,再行手术切除,以达到治愈的目的是可行的。McMasters等报道了9例肝外胆管癌患者接受术前放化疗,3例得到病理学上的完全缓解,9例全部术后切缘阴性。然而目前缺乏相关的前瞻性、随机对照研究结果来得出确切结论。

(三)中医治疗

详见本章第一节胆管癌相关内容。

五、小结

详见本章第一节胆管癌相关内容。

参考文献

[1] BRAY F, LAVERSANNE M, SUNG H, et al. Global cancer statistics 2022: GLOBOCAN estimates of incidence and mortality worldwide for 36 cancers in 185 countries[J]. CA Cancer J Clin, 2024, 74 (3): 229-263.

[2] VOGEL A, BRIDGEWATER J, EDELINE J, et al. Biliary tract cancer: ESMO clinical practice guideline for diagnosis, treatment and follow-up[J]. Ann Oncol, 2023,34 (2): 127-140.

[3] BENSON AB, D'ANGELICA MI, ABRAMS T, et al. NCCN Guidelines insights: Biliary tract cancers, Version 2.2023[J]. J Natl Compr Canc Netw,2023,21 (7): 694-704.

[4] NOOIJEN LE, FRANSSEN S, BUIS CL, et al. Long-term follow-up of a randomized trial of biliary drainage in perihilar cholangiocarcinoma[J].HPB (Oxford),2023,25(2):210-217.

[5] BREUER E, MUELLER M, DOYLE MB, et al. Liver transplantation as a new standard of care in patients with perihilar cholangiocarcinoma?: Results from an international benchmark study[J]. Ann Surg, 2022, 276 (5): 846-853.

[6] SINGHI AD, NIKIFOROVA MN, CHENNAT J, et al. Integrating next-generation sequencing to endoscopic retro-grade cholangiopancreatography (ERCP)-obtained biliary specimens improves the detection and management of patients with malignant bile duct strictures[J]. Gut, 2020,69 (1):52-61.

[7] EI-HADDAD HM, SABRY AA, SHEHATA GM. Endoscopic versus percutaneous biliary drainage for resectable panereatic head cancer with hyperbilirubinemia and impact on pancreaticoduodenectomy: A randomized controlled study[J].Int J Surg,2021.93:106043.

[8] REN B. GUO O, YANG Y, et al. A meta-analysis of the efficacy of postoperative adjuvant radiotherapy versus no radiotherapy for extrahepatic cholangiocarcinoma and gallbladder carcinoma[J]. Radiat Oncol, 2020, 15 (1): 15.

[9] FRANZESE C, BONU ML, COMITO T, et al. Stereotactic body radiotherapy in the management of oligometastatic and recurrent biliary tract cancer: Single-institution analysis of outcome and toxicity[J]. J Cancer Res Clin Oncol, 2020,146(9):2289-2297.

[10] CHEN Y, WEl M, SHEN S, et al. The combination of radiation therapy and immunotherapy is effective and well-tolerated for unresectable biliary tract cancer[J]. Int J Radiat Oncol Biol Phys, 2022, 113 (4): 816-824.

[11] WANG Y, YANG X, WANG Y, et al. Efiectiveness and safety of radiotherapy plus programmed death inhibitors and lenvatinib in patients with advanced biliary tract carcinoma: A real-world study[J]. Cancer lmmunol lmmunother,2023,72(7):2197-2204.

[12] YAMAOKA K, KAWAOKA T, AIKATA H, et al. Complete response for advanced hepatocellular carcinoma by conversion surgery therapy following a good response of regorafenib despite rapid progressive disease with sorafenib[J].Intern Med,2021,60 (13):2047-2053.

[13] WU Z, FANG H. Efficacy of paclitaxel and S-1 combined with apatinib in the conversion therapy for un-

resectable advanced gastric cancer[J]. J BUON, 2021,26 (4):1485-1490.

[14] LIU T, CHANG W, WANG J, et al. Efficacy of conversion therapy on initially unresectable locally advanced rectal cancer[J].J Cancer,2021,12(14):4418-4423.

[15] DING Y, HAN X, SUN Z, et al. Systemic sequential therapy of CisGem, tislelizumab, and lenvatinib for advanced intrahepatic cholangiocarcinoma conversion therapy[J]. Front Oncol, 2021,11: 691380.

[16] ZHANG W, LUO C, ZHANG ZY, et al. Conversion therapy for advanced intrahepatic cholangiocarcinoma with lenvatinib and pembrolizumab combined with gemcitabine plus cisplatin: A case report and literature review[J]. Front Immunol,2022,13:1079342.

[17] MEDIN CR, MAITHEL SK. Neoadjuvant therapy trials in biliary tract malignancies[J]. J Surg Oncol, 2022, 125 (1):84-88.

[18] MASON MC. MASSARWEH NN, TZENG CD, et al. Time to rethink up-front surgery for resectable intrahepatic cholangiocarcinoma?: Implications from the neoadjuvant experience[J]. Ann Surg Oncol, 2021,28 (11): 6725-6735.

[19] NARA S, ESAKI M, BAN D, et al. Adjuvant and neoadjuvant therapy for biliary tract cancer: A review of clinical trials[J].Jpn J Clin Oncol, 2020,50(12):1353-1363.

[20] MATSUYAMA R, MORI R, OTA Y, et al. Impact of gemcitabine plus S1 neoadjuvant chemotherapy on borderline resectable perihilar cholangiocarcinoma[J]. Ann Surg Oncol, 2022,29 (4): 2393-2405.

[21] ROA JC, GARCÍA P, KAPOOR VK, et al. Gallbladder cancer[J]. Nat Rev Dis Primers, 2022, 8 (1): 69.

[22] KEFAS J, BRIDGEWATER J, VOGEL A, et al. Adjuvant therapy of biliary tract cancers[J]. Ther Adv Med Oncol,2023,15:17588359231163785.

[23] SHROFF RT, GUTHRIE KA. SCOTT AJ, et al. SWOG 1815: A phase Ⅲ randomized trial of gemcitabine, cisplatin, and nab-paclitaxel versus gemcitabine and cisplatin in newly diagnosed, advanced biliary tract cancers[J]. J Clin Oncol,2023,41(4_suppl): LBA490.

[24] IKEDA M, NAKACHI K, KONISHI M, et al. Adjuvant S-1 versus observation in curatively resected biliary tract cancer: A phase Ⅲ trial (JCOG1202: ASCOT)[J]. J Clin Oncol, 2022,40 (4_suppl): 382.

[25] KELLEY R K, UENO M, YOO C, et al. Pembrolizumab in combination with gemcitabine and cisplatin compared with gemcitabine and cisplatin alone for patients with advanced biliary tract cancer (KEYNOTE-966): A randomised, double-blind, placebo-controlled, phase 3 trial[J]. Lancet, 2023, 401 (10391): 1853-1865.

[26] JAVLE MM, ABOU-ALFA GK, MACARULLA T, et al. Efficacy of derazantinib in intrahepatic cholangiocarcinoma patients with FGFR2 mutations or amplifications: Interim results from the phase 2 study FIDES-01[J]. J Clin Oncol,2022,40(4 suppl):427.

[27] JAVLE M, BORAD MJ, AZAD NS. et al. Pertuzumab and trastuzumab for HER2-positive, metastatic biliary tractcancer (MyPathway): A multicentre, open-label, phase 2a, multiple basket study[J]. Lancet Oncol, 2021, 22 (9): 1290-1300.

[28] SUBBIAH V, CASSIER PA, SIENA S, et al. Pan-cancer efficacy of pralsetinib in patients with RET fusion-positive solid tumors from the phase 1/2 ARROW trial[J]. Nat Med, 2022,28 (8): 1640-1645.

[29] SUBBIAH V, WOLF J, KONDA B, et al. Tumour-agnostic efficacy and safety of selpercatinib in patients with RET fusion-positive solid tumours other than lung or thyroid tumours (LIBRETTO-001): A phase 1/2, open-label, basket trial[J].Lancet Oncol,2022,23 (10):1261-1273.

第七章

结直肠癌

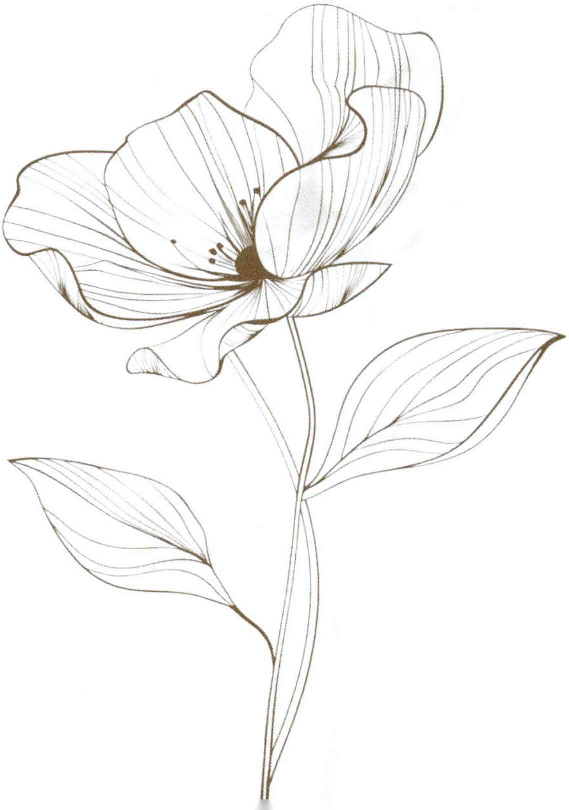

结直肠癌(CRC)是发生于结肠和直肠的恶性肿瘤疾病,即结肠癌和直肠癌。结直肠癌是全球发病率和死亡率均较高的恶性肿瘤之一。其中,男性及老年人更为常见。在中国,结直肠癌的发病高峰年龄主要集中在50岁以上,近年来其发病率和死亡率均呈上升趋势。据2020年全球癌症统计数据,我国结直肠癌新发病例为55.5万,居恶性肿瘤第3位。男性和女性发病人数分别为31.9万和23.6万,男性高于女性。死亡率为12.0/10万,居第5位。结直肠癌死亡病例数男性和女性分别为16.5万和12.1万,死亡率分别为14.8/10万和9.4/10万。随着人们生活水平的提高和膳食结构的变化,癌谱正从发展中国家向发达国家转变,结直肠癌等西化生活方式相关癌症的负担迅速增加。

一、病因学研究

(一)遗传因素

1.家族史

结直肠癌具有一定的家族聚集性,有家族史的人患结直肠癌的风险相对较高。某些遗传疾病,如家族性腺瘤性息肉病(FAP)、遗传性非息肉病性结直肠癌(HNPCC)等,与结直肠癌的发生密切相关。

2.基因突变

一些基因突变也与结直肠癌的发生相关,如APC基因、KRAS基因、TP53基因等。

(二)环境因素

1.饮食习惯

高脂肪、红肉、低纤维饮食习惯与结直肠癌的风险增加有关。过度摄入加工肉制品,以及高糖、高盐和低果蔬的饮食习惯也被认为是结直肠癌的危险因素。

2.肠道菌群

肠道菌群的失衡与结直肠癌的发生相关。一些研究表明,肠道菌群的失调可能会导致慢性炎症、代谢紊乱和肠道黏膜屏障功能障碍,从而导致结直肠癌的发生。

（三）生活方式因素

1. 缺乏运动

缺乏体育锻炼和长时间的久坐生活方式与结直肠癌的发生风险增加有关。

2. 肥胖和体重增加

肥胖、体重增加，以及腹部肥胖与结直肠癌的风险增加相关。

（四）肠道疾病

1. 炎症性肠病

长期患有溃疡性结肠炎或克罗恩病等炎症性肠病的人群患结直肠癌的风险增加。

2. 结肠息肉

结肠腺瘤息肉是结直肠癌的前体病变。较大的腺瘤息肉或具有高级别的异型增生是结直肠癌的高风险因素之一。

（五）其他因素

1. 吸烟

吸烟与结直肠癌的发生风险增加有关。

2. 酗酒

长期酗酒与结直肠癌的发生风险增加相关。

二、病理类型

结直肠癌主要病理类型为腺癌，占90%以上，其他类型包括黏液癌、腺鳞癌、未分化癌等。

（一）腺癌

腺癌是最常见的结直肠癌类型，约占90%以上的病例。

病理特征：由肠道上皮组织恶性变异而来，呈现腺管状结构，可分为不同分级和分期。

（二）黏液癌

黏液癌是一种特殊类型的腺癌，其特点是肿瘤细胞产生大量黏液。

病理特征：肿瘤细胞产生丰富的黏液，细胞排列紊乱，较少形成腺管状结构。

（三）腺鳞癌

腺鳞癌是一种少见的结直肠癌亚型，由腺癌和鳞状细胞癌两种组织类型共同组成。

病理特征：肿瘤组织中同时存在腺癌和鳞状细胞癌两种类型的恶性细胞。

（四）未分化癌

未分化癌是一种高度恶性的结直肠癌类型，其细胞分化程度非常低。

病理特征：未分化癌的细胞形态不规则，缺乏明确的腺管结构。

结直肠癌的病理类型不仅对治疗方案的选择有影响，还与预后相关。一些特殊类型的结直肠癌，如黏液癌和未分化癌，往往具有较差的预后。因此，对于不同病理类型的结直肠癌，临床医生需要根据患者的具体情况进行综合评估，制订个体化的治疗策略。

三、临床特点

（一）西医症状描述

1. 病程特点

（1）缓慢生长：结直肠癌通常具有较长的潜伏期和缓慢生长的特点，早期往往无明显症状，使得早期诊断较为困难。

（2）恶性侵袭：随着肿瘤的进一步发展，结直肠癌具有恶性侵袭的能力，可向邻近组织器官浸润，甚至发生远处转移。

2. 症状特点

（1）排便习惯改变：患者可能出现便秘或腹泻、排便不畅等排便习惯的改变。

（2）慢性腹痛或腹部不适：患者可能出现腹痛、腹胀、腹部不适等症状，尤其是在病变位于左侧结肠时较为明显。

(3)隐血便:部分患者可出现隐血便,导致贫血或乏力。

(4)黏液或脓血便:某些情况下,结直肠癌可引起黏液或脓血便。

(5)全身症状:如贫血、消瘦、乏力、低热等。

3.体征特点

(1)腹部肿块:当结直肠癌肿瘤较大时,可能在腹部触及肿块,通常在右下腹或左下腹。

(2)腹部压痛:当肿瘤浸润邻近组织时,可能出现腹部压痛或反跳痛。

(3)肝脏或其他器官转移体征:当结直肠癌发生远处转移时,可能出现肝大、骨痛、肺部症状等转移体征。

(二)中医症状描述

本病病位在肠,但与脾、胃、肝、肾的关系尤为密切。本病为本虚标实,正虚为本,气滞、湿热、毒聚、血瘀为标,合而发病。其病性早期以湿热、瘀毒邪实为主,晚期则多为正虚邪实,正虚又以脾肾(气)阳虚、气血两虚、肝肾阴虚多见。外感湿热或脾胃损伤导致水湿内生,郁久化热,是发病的重要原因;湿热久羁,留连肠道,阻滞气机,热渐成毒,损伤脉络,致使气滞、湿热、毒聚、血瘀,在肠道结积成块是发病的主要病机环节。

1.脾虚夹湿证

症见腹胀腹痛,肠鸣胀气,腹部窜痛,纳呆,神疲乏力,面色萎黄,大便稀溏,舌淡红,苔薄腻,脉濡滑或弦。

2.大肠湿热证

症见腹胀腹痛,里急后重,便频下坠,肛门灼热,大便黏滞恶臭或黏液血便,口渴纳少,舌红,苔黄腻,脉滑数。

3.邪毒内阻证

症见腹胀腹痛,欲呕少食,腹部可扪及包块,里急后重,便下黏液脓血,舌紫暗有瘀斑,苔薄黄,脉弦、大或涩。

4.脾肾双亏证

症见腹痛腹满,喜温喜按,消瘦乏力,面色灰暗无华,畏寒肢冷,胃纳减少,大便溏薄,次数频多或五更泄泻,腰酸腰痛、小便少频,舌淡,苔薄白,脉沉细无力。

5. 肝肾双亏证

症见五心烦热，头晕目眩，低热盗汗，口苦咽干，腰酸腿软，便秘，舌红，少苔或无苔，脉细弦或细数。

6. 气血两虚证

症见神疲乏力，面色苍白，头晕目眩，唇甲色淡，食欲减退，反复便血，脱肛，便溏，舌淡，苔薄，脉细弱。

四、治疗方式

（一）非转移性结直肠癌的治疗

1. 治疗原则

结直肠癌的治疗模式是以手术为主的整合治疗。多学科整合诊治团队诊疗模式可有效提升肿瘤的诊疗水平，有条件的单位结直肠癌患者应纳入整合诊疗模式，即由结直肠外科/胃肠外科、肝脏外科、肿瘤内科、放疗科、放射科、超声影像科及其他相关专业有一定资质的医生组成团队，定时、定点对患者的一般状况、疾病诊断、分期、发展及预后做出全面评估，并根据当前国内外治疗规范和指南，制订并实施最适合、最优的整合诊治方案。

2. 治疗方案

（1）内镜治疗。

1）治疗原则：内镜治疗应以整块切除早期病变为主。内镜治疗前应用超声内镜、CT、MRI等进行临床分期，排除浸润达到/超过肌层、区域淋巴结转移或远处转移的患者应用pit pattern分型、Samo分型和NICE分型，黏膜下注射是否有抬举征及超声内镜检查综合确定结肠病变浸润深度，以指导治疗方案选择。

2）适应证：Tis及T1期（黏膜下浸润深度<1000μm）的早期结直肠癌患者。

3）方法：ESD是最适合整块切除的方法，特别是对较大病变。分片EMR可使浸润深度的病理诊断和切除边界的确定变得困难。尽量减少切除肿瘤碎块的数目，且疑癌区域（可在治疗前通过放大内镜观察）不应被分片切除。

4）对内镜下切除标本进行规范化的病理分析。有以下情况需追加外科手术：①基底切缘阳性；②组织分化差（低分化腺癌、未分化癌、印戒细胞癌，黏液腺癌等）；③黏膜下浸润深度≥1000μm；④血管、淋巴管侵犯阳性；⑤肿瘤出芽G2/G3。

（2）外科治疗。

1）手术治疗原则：遵循肿瘤功能外科和损伤效益比、无菌、无瘤3个原则。根治手术推荐遵循全结肠系膜切除（CME）原则，切除病灶部位及所属区域淋巴结，达到根治和器官功能保护作用。

2）手术方式：首选手术切除范围是相应结肠肠段的切除+区域淋巴结清扫。后者必须包括肠旁、中间和系膜根部淋巴结。建议标识系膜根部淋巴结并送病理学检查；如怀疑清扫范围以外的淋巴结、结节有转移，推荐完整切除，无法完整切除者视为姑息切除。

- 右半结肠癌根治术：适用于盲肠、升结肠、结肠肝曲的癌肿。对盲肠和升结肠癌，切除范围包括右半横结肠、升结肠、盲肠，以及长15~20cm的回肠末段，进行回肠-横结肠吻合。对结肠肝曲癌肿，除上述范围外，视情况清扫胃网膜右动脉组的淋巴结。
- 横结肠癌根治术：适用于横结肠癌。切除包括肝曲或脾曲的整个横结肠，以及胃结肠韧带的淋巴结，进行升结肠-降结肠吻合。
- 左半结肠癌根治术：适用于结肠脾曲和降结肠癌。切除包括左半横结肠、降结肠，并根据降结肠癌灶位置高低切除部分或全部乙状结肠，做结肠间或结肠-直肠吻合。
- 乙状结肠癌根治术：根据乙状结肠的长短和痛肿所在部位，分别采用切除整个乙状结肠和全部降结肠，或切除整个乙状结肠、部分降结肠和部分直肠，做结肠-直肠吻合。
- 全结肠切除术：适用于部分结肠多原发癌及部分遗传性CRC。切除范围包括右半结肠、横结肠、左半结肠及乙状结肠，并进行回肠-直肠吻合术。

（3）内科治疗：辅助化疗要求患者体力状况评分及主要脏器功能良好，无化疗禁忌的基础疾患或其他并存疾病，一般在术后3~4周开始，不迟于术后8周。总疗程一般为3~6个月。

1）Ⅰ期：不推荐术后辅助化疗，建议观察和随访。

2）Ⅱ期：根据有无临床高危因素及微卫星状态制订方案。高危因素包括T4期、组织学分化差（3/4级，不包括MSI-H者）、血管及淋巴管侵犯、神经侵犯、术前肠梗阻或肿瘤部分穿孔、切缘阳性或情况不明、切缘安全距离不足、检出淋巴结不足12枚。①无高危因素，如微卫星状态是MSI-H或dMMR，不推荐术后辅助化疗，建议观察和随访；如微卫星状态是MSS或pMMR，推荐单药5-FU/LV持续静脉输注或口服卡培他滨化疗。②有高危因素，推荐CapeOx或FOLFOX方案化疗。不能耐受双药化疗的MSS或pMMR者可进行单药5-FU/LV持续静脉输注或口服卡培他滨化疗。

3)Ⅲ期：术后推荐含奥沙利铂的双药联合化疗，不耐受奥沙利铂者，推荐单药5-FU/LV持续静脉输注或口服卡培他滨化疗。基于IDEA研究结果，低危Ⅲ期(T1-3N1)可予CapeOx方案辅助化疗3个月。

不推荐在辅助化疗中使用以下药物：伊立替康、替吉奥、曲氟尿苷替匹嘧啶(TAS-102)、贝伐珠单抗、西妥昔单抗、瑞戈非尼、呋喹替尼和所有的免疫检查点抑制剂，但临床试验除外。

(二)结直肠癌肝转移的治疗

1.可切除的CRC肝转移

(1)治疗原则及策略。

手术：完全切除原发灶和肝转移灶，仍是目前治愈肝转移的最佳方法。

手术适应证：CRC原发灶能够或已经根治性切除，肝转移灶可R0切除且保留足够的功能性肝组织，没有不可切除或毁损的肝外转移灶或仅为肺部结节性病灶。

手术禁忌证：原发灶不能取得根治性切除，出现不能切除的肝外转移，预计术后残余肝脏容积不足，以及患者全身状况不能耐受手术。

除了手术切除外，消融、放疗等手段也能彻底毁损肝转移灶。对手术切除难度较大的个别肝转移灶，应积极联合多种治疗手段，使更多患者有机会达到无疾病证据NED状态，提高长期生存率。

(2)内科治疗。

1)新辅助治疗：目的是缩小术前肿瘤体积及减少体内微小转移的发生，也可作为评价化疗方案敏感性的依据，并指导术后化疗方案的选择。推荐对这类患者首先进行复发风险评分(CRS)，见表7.1。

表7.1 复发风险评分(CRS)

描述	评分
原发肿瘤淋巴结阳性	1分
同时性转移或异时性转移距离原发灶手术时间<12个月	1分
肝转移肿瘤数目>1个	1分
术前CEA水平>200ng/mL	1分
转移肿瘤最大直径>5cm	1分

注:0~2分为CRS评分低,3~5分为评分高,评分高意味着复发风险高。

具体策略如下:

• CRC确诊时合并初始可根治性切除的肝转移:在原发灶无出血、梗阻或穿孔等症状或原发灶症状解除情况下,CRS评分高,推荐术前新辅助化疗。

• 结肠癌根治术后发生可根治性切除的肝转移:原发灶切除术后未接受过化疗,或化疗12个月前已完成且CRS评分高,推荐术前新辅助化疗;肝转移发现前12个月内接受过化疗,新辅助化疗的作用有限,可直接切除肝转移灶。

• 新辅助化疗的疗程一般为2~3个月,首选奥沙利铂为基础的方案(FOLFOX/CapeOx),不耐受奥沙利铂者也可选择伊立替康为基础的方案(FOLFIRI),一般不推荐联合使用靶向药物,术前、术后化疗总时长为6个月。

2)辅助治疗:无论原发灶有无症状、CRS评分高或低,均应在结肠癌切除术和转移灶局部治疗后进行术后辅助化疗。肝转移灶清除后达到NED者,根据术前治疗情况及术后病理,推荐在MDT讨论下决定是否行术后辅助化疗。常用辅助化疗方案有氟尿嘧啶单药方案、奥沙利铂为基础的联合化疗方案。如术前已用含伊立替康方案且有效,术后可继续沿用。

(3)局部治疗。

1)手术治疗:可切除的同时性CRC肝转移者的手术方式为CRC原发灶与肝转移灶一期同步切除和二期分阶段切除。结肠癌根治术后发生肝转移者,如既往结肠原发灶为根治性切除且不伴有原发灶复发,肝转移灶能切除,并且肝切除量低于70%,应手术切除肝转移灶手术切除应符合R0原则。切缘至少>1mm,切除术后至少保留3根肝静脉中的1根且残肝容积>40%(同时性肝切除)或≥30%(异时性肝切除)。如局限于左半肝或右半肝,病灶较大且无肝硬化者,可进行规则的半肝切除并采用术中超声,有助于发现术前影像学检查未能诊断的转移病灶。预计手术切除后剩余肝脏体积不足30%的肝转移,门静脉选择性栓塞或结扎可使术后预期剩余肝脏代偿性增大,增加手术切除的可能。联合肝脏离断和门静脉结扎的二步肝切除术(ALPPS)可使残留肝脏的体积在短时间内增大,建议在严格选择的患者中由经验丰富的肝脏外科医生实施手术。

2)病灶毁损治疗:除手术切除肝转移灶外,射频消融、微波消融、立体定向放疗等也能彻底毁损肝转移灶,所以对手术切除难度较大的个别肝转移灶,应积极联合此类治疗手段,以便更多患者有机会达到NED,改善长期生存。射频消融适用于最大直径<3cm、消融边缘>5mm的肝转移灶,且一次消融最多5枚。微波消融可用于直径>3cm或邻近较大血管的CRC肝转移灶。立体定向放疗适用于肝转移数目≤5个、最大转移灶直径<6cm。

2.潜在可切除的CRC肝转移

(1)治疗原则。

潜在可切除:原发癌灶或肝转移灶在初始诊断时无法达到根治性切除,经积极治疗,可转化为适宜手术根治性切除的状态。经转化治疗后的肝转移切除患者,5年生存率与初始可切除肠癌的患者近似。

由于化疗可能增加肝转移切除术后并发症,转化治疗达到预期目标后尽快实施手术。根治性切除的患者,完成围手术期总共半年的治疗,以降低复发风险。术后是否继续应用靶向药物,在MDT指导下决策。治疗前原发灶如存在梗阻、穿孔或内科无法控制的出血,应优先处理原发灶,再考虑转化治疗。如经过6个月转化治疗后原发灶或肝转移无法达到根治性切除或NED目标时,建议改为低强度药物维持治疗。

(2)化疗和(或)靶向治疗:检测肿瘤组织中的KRAS、NRAS、BRAF基因及微卫星状态,以指导制订转化治疗方案。

1)化疗方案:FOLFOX、CapeOx和FOLFIRI均可提高转化切除率,作为首选推荐,XELIRI方案由于转化治疗证据相对不足,不作为常规推荐。FOLFOXIRI三药方案较双药方案具有更高的缓解率与转化率,目前被更多推荐用于体力状况与脏器功能良好的患者。

2)分子靶向药物。

● RAS/BRAF野生型:左半结肠癌首选双药联合西妥昔单抗;右半结肠癌推荐FOLFOXIRI联合贝伐珠单抗,但需谨慎选择适用人群与密切监测不良反应。不适合三药方案,推荐双药联合贝伐珠单抗,也可选择双药联合西妥昔单抗治疗。

• RAS突变型：推荐双药化疗联合贝伐珠单抗。三药联合贝伐珠单抗方案具有更高的缓解率，但需要谨慎选择适用人群与密切监测不良反应。

• BRAF V600E突变患者预后不佳，少量证据表明手术切除肝转移仍可能带来生存获益。FOLFOXIRI三药联合贝伐珠单抗仍可作为BRAF突变患者的推荐方案。

3）免疫检查点抑制剂治疗：由于MSI-H CRC肝转移发生率低，小样本研究显示手术切除可使患者获益，但尚缺乏免疫检查点抑制剂用于此类患者转化治疗的高级别证据。

3. 不可切除的CRC肝转移

（1）外科治疗原发灶处理。

1）原发灶无出血、梗阻症状或无穿孔时推荐全身治疗。但对合并有始终无法切除的肝或肺转移是否必须切除原发灶目前有争议。

2）CRC原发灶有出血、梗阻症状或穿孔时，应先处理原发灶，继而全身治疗。治疗后每6~8周予以评估，决定下一步治疗方案。原发灶处理包括原发灶切除、短路手术、单纯造口等，可用肠道支架置入处理梗阻、用局部介入栓塞处理原发灶出血。

（2）内科治疗。

1）姑息一线治疗：首选化疗联合靶向治疗，对有望较长时间肿瘤控制（PFS 4~6个月）的患者，推荐采用诱导化疗-维持治疗策略。

• 治疗前推荐常规检测肿瘤组织中的KRAS、NRAS、BRAF基因和微卫星状态。

• 对适合强烈治疗的患者。①化疗方案：根据患者年龄、体力状况、器官功能和肿瘤负荷选择双药或三药化疗方案。FOLFOX、CapeOx及FOLFIRI疗效相近，毒性反应存在差异。三药FOLFOXIRI的客观有效率、PFS优于双药化疗，但不良反应尤其骨髓毒性抑制更明显，建议限于PS评分0~1分、年龄<70岁、器官功能佳、肿瘤负荷大的患者。如存在严重心脏基础疾病或药物心脏毒性，考虑雷替曲塞替代氟尿嘧啶类。②靶向药物：根据基因状态、原发灶部位选择最佳靶向治疗。RAS和BRAF双野生/MSS型，右半肠癌优先推荐两药化疗联合贝伐珠单抗，左半肠癌优先推荐FOLFOX/FOLFIRI联合西妥昔单抗；RAS突变、BRAF野生/MSS型或不能耐受三药化疗的BRAF突变/MSS，优先推荐FOLF-OX/CapeOx/FOLFIRI联合贝伐珠单抗；年轻、体力状况好、肿瘤负荷大或生长迅速或BRAF V600E突变患者可选择FOLFOXIRI联合贝伐珠单抗。③免疫治疗：不论RAS

和BRAF基因状态，对于MSI-H/dMMR患者均优先推荐PD-1单抗。不适合免疫治疗者，可参考姑息性一线化疗联合靶向治疗。④维持治疗：适于接受一定时长（通常6~8个周期）一线强烈化疗±靶向治疗（即诱导化疗）达到CR/PR/SD，经MDT评估不适合局部处理。目前主要支持一线双药或三药化疗后采用维持治疗策略，优先推荐卡培他滨或5-FU±贝伐珠单抗方案，如不愿继续接受化疗者可单用贝伐珠单抗。

• 不适合强烈治疗者。年龄≥70岁，体力状况或器官功能欠佳和肿瘤负荷小且生长缓慢如仅肺转移者，推荐卡培他滨或5-FU联合贝伐珠单抗，无法耐受卡培他滨手足综合征或不愿接受持续输注5-FU者，可考虑曲氟尿苷替匹嘧啶片联合贝伐珠单抗作为替代选择；也可考虑减量30%~50%的两药联合方案；不适合贝伐珠单抗者，如近期发生血栓或大出血事件，可考虑单药卡培他滨或5-FU，如为RAS和BRAF野生/MSS型CRC，单药西妥昔单抗或联合伊立替康。

2）姑息二线治疗。

• 适合强烈治疗的患者。①化疗方案：含奥沙利铂和含伊立替康方案可互作为一、二线治疗，mXELIRI方案在中国人群安全有效。较FOLFIRI不良反应更少。如一线使用三药化疗出现进展者，后续治疗参照三线治疗原则。一线维持治疗中出现进展者，建议优先导入原诱导化疗方案。雷替曲塞可考虑与铂类联用作为二线治疗。②靶向药物：如一线治疗未使用靶向药物，二线治疗应根据基因型加用靶向药物。RAS和BRAF突变型且一线使用贝伐珠单抗进展者，推荐贝伐珠单抗跨线治疗。RAS和BRAF野生型CRC，一线西妥昔单抗进展，推荐二线选择贝伐珠单抗，不建议西妥昔单抗跨线治疗；一线贝伐珠单抗进展，推荐二线贝伐珠单抗跨线治疗或换用西妥昔单抗。一线治疗使用免疫检查点抑制剂的dMMR/MSI-H者，二线治疗推荐化疗联合靶向治疗。BRAF V600E突变者，二线治疗可选择西妥昔单抗+维罗非尼+伊立替康或达拉非尼+西妥昔单抗±曲美替尼。③免疫治疗：一线未使用免疫检查点抑制剂的dMMR/MSI-H者，推荐使用PD-1单抗单药或联合CTLA-4单抗作为二线治疗。少见的POLE或POLD基因致病突变者，亦可能是免疫检测点抑制剂敏感人群。

• 不适合强烈治疗的患者。根据体力状况、基因型及既往一线治疗方案选择二线治疗或参加临床研究。PS评分>2分者，建议最佳支持治疗；PS评分0~2分，RAS和BRAF野生型既往未使用抗EGFR单抗者，推荐西妥昔单抗单药治疗，RAS或BRAF突变者，既往未使用靶向药物，可考虑卡培他滨或5-FU或曲氟尿苷替匹嘧啶片联合贝伐珠单抗。

3）三线及后线治疗。

• 非分子标志物指导的选择：推荐瑞戈非尼、呋喹替尼不耐受或三线治疗失败者可选择新型复合化疗药曲氟尿苷替匹嘧啶片单药联合或不联合贝伐珠单抗。

• 分子标志物指导下的后续治疗选择：①如BRAF V600E突变/MSS型且既往未接受抗BRAF治疗者，西妥昔单抗+维罗非尼+伊立替康，或达拉非尼+西妥昔单抗±曲美替尼或参加临床研究；②HER2过表达者，曲妥珠单抗+拉帕替尼或曲妥珠单抗+帕妥珠单抗或参加临床研究；③dMMR/MSI-H者，推荐PD-1单抗治疗，如存在少见的POLE或POLD基因致病突变者，亦可能是免疫检测点抑制剂敏感人群；④RAS和BRAF野生型，既往未使用EGFR单抗者，考虑西妥昔单抗或联合伊立替康，既往使用过西妥昔单抗一线治疗达到客观有效（CR/PR）且PFS时间超过6个月者，ctDNA检测为RAS和BRAF均野生型，可考虑西妥昔单抗联合伊立替康再挑战策略；⑤NTRK融合基因者，可考虑NTRK抑制剂。

（三）其他部位转移的治疗原则

1.肺转移

目前推荐高分辨率胸部CT检查CRC肺转移，推荐胸部增强CT检查纵隔及肺门淋巴结转移。对胸部CT检查无法明确性质的肺结节（IPN），结合风险因素、随访情况、病理学检查等整合判断结节性质。

（1）手术治疗原则：可切除性肺转移，推荐R0切除。肺外有不可切除病灶时不建议进行肺转移灶切除。肺转移灶切除后余肺必须能维持足够的肺功能。肺外可切除转移灶可同期或分期处理。

（2）手术方式：常用方式为楔形切除，其次为肺段切除、肺叶切除及全肺切除。术前检查未怀疑肺门或纵隔淋巴结转移的患者，术中不常规清扫淋巴结；若怀疑淋巴结转移，术中则可考虑进行淋巴结活检或清扫。

（3）其他局部治疗手段：包括射频消融、立体定向放疗等。

1）射频消融：对转移灶小（最大径<3cm）、远离大血管的肺转移灶，射频消融表现出

良好的局部控制率(约90%)。

2)立体定向放疗:①肺转移灶数目1~3枚,小转移灶≤5枚,最大径≤5cm;②肺转移灶分布相对局限,在同一侧肺最优。

(4)不可切除肺转移的姑息性治疗:对不可切除肺转移应进行姑息性治疗,推荐在MDT的指导下决定是否进行局部病灶的处理。

2. 腹膜转移

腹膜是CRC常见转移部位之一,有腹膜转移者预后更差。第8版AJCC分期已将腹膜转移作为单独的M1c期,以区别于其他部位的远处转移。腹膜转移因无特异性临床表现,故临床诊断困难。推荐影像学检查、肿瘤标志物、腹水细胞学或组织学联合检测,必要时行腹腔镜探查,可提高腹膜转移的诊断率。腹膜癌指数(PCI)评估腹膜转移程度,应当在MDT指导下制订CRC腹膜转移治疗策略,包括手术、化疗、靶向药物、腹腔治疗等。

(1)局限性腹膜转移:对部分选择性腹膜转移患者,肿瘤细胞减灭术联合腹腔热灌注化疗(HIPEC)可延长生存时间。在有HIPEC经验的中心,对局限性腹膜转移且无远处广泛转移者可考虑进行CRS手术,要求达到CCO-1的减瘤程度(即无腹膜残余瘤或残余瘤直径<2.5mm)。在彻底的CRS术后联合HIPEC可达到细胞学减灭的目的。

(2)广泛性腹膜转移或合并有广泛远处转移:全身化疗是治疗CRC腹膜转移的重要方法,优于最佳支持治疗,方案参见晚期不可切除CRC治疗。完全的细胞减灭术和(或)HIPEC可考虑在有经验的中心开展,用于治疗选择性的、可达到R0切除的局限腹膜癌性播散者。目前国内常用CRC腹腔化疗的药物有氟尿嘧啶植入剂、雷替曲塞、奥沙利铂、卡铂、洛铂等,药物剂量原则上以系统化疗用量为标准,可根据患者年龄、身体状况、化疗药物耐受性和骨髓增生能力进行适当调整。

3. 卵巢转移、骨转移、脑转移

对于明确CRC卵巢转移者,推荐双侧附件切除,如侵犯子宫则加子宫切除,不推荐CRC手术时将外观正常的卵巢进行预防性切除。有生育意愿的患者,在初始治疗前应咨询生殖医学专业医生进行评估。

对获得R0切除的卵巢转移患者,推荐术后化疗。对无法通过治疗达到NED的卵巢转移患者,参见晚期不可切除CRC治疗。骨转移诊断主要靠ECT、X线、CT、MRI或

PET-CT。ECT常为诊断骨转移的主要手段。CRC骨转移综合治疗的目标:改善生活质量、延长生存时间、预防或延缓骨相关事件。系统治疗中,双膦酸盐是CRC骨转移的基础用药。当影像学提示有骨破坏或骨转移时,应采用骨保护药物治疗。在应用双膦酸盐治疗过程中,即使发生骨相关事件仍建议继续用药,用药时间至少持续12个月。局部手术治疗应综合考虑,谨慎实施。骨转移灶可进行局部放疗。

CRC脑转移治疗与其他实体瘤脑转移类似,以控制原发灶为主,以脑转移灶局部治疗为辅。

(四)局部复发结直肠癌的治疗原则

1.外科治疗原则

对局部复发的CRC患者,应进行MDT评估,如果手术是达到治愈的重要方法,应积极争取再次手术。

(1)复发灶可切除者,建议进行R0切除联合围手术期化疗的整合治疗,侵犯周围脏器,条件允许应考虑联合脏器切除。

(2)局部可切除但有远处转移者,建议围手术期化疗后进行手术。

(3)无法切除者,建议全身治疗,如存在肠道梗阻、消化道出血、穿孔等情况,可先进行肠造瘘、复发灶局部切除等姑息性手术。

2.内科治疗原则

应开展MDT讨论,依据影像和外科评估分为可切除、潜在可切除和不可切除复发CRC,基于不同疾病分类给予内科治疗策略。

(1)可R0切除者,既往无辅助化疗史或仅用氟尿嘧啶单药者建议CapeOx或FOLFOX方案围手术期治疗半年或密切随访,如无法耐受双药治疗,建议LV/5-FU或卡培他滨单药化疗半年。

(2)潜在可R0切除者,选择客观有效率高的双药或三药化疗联合靶向药物,复发灶与周围器官、组织粘连固定者,可考虑放化疗。每2~3个月评估疗效,MDT讨论切除的可能性。

(3)经MDT讨论评估不可切除复发者,治疗目标为姑息性治疗,参考不可手术切除转移性CRC的内科治疗和方案选择。

（五）中医治疗

中医辨证治疗原则：结直肠癌病机的中心环节是在正气亏虚的基础上，大肠湿热持续，并由湿热进一步演化为热毒、瘀毒，蕴结于肠内，日久形成结块，故早中期以清热利湿、化瘀解毒为治疗原则，兼顾扶正。病至晚期，多为正虚邪实，当根据患者所表现的不同证候，以补虚为主，兼以解毒散结。应在辨病施治的基础上，结合辨证论治进行施治，可选用具有一定抗癌作用的中药。

1.分证论治

（1）脾虚气滞夹湿证：健脾理气渗湿。

【方药】香砂六君子汤加减。

【常用药】木香、砂仁、党参、半夏、藿香、厚朴、炒白术、茯苓、陈皮、猪苓、薏苡仁、八月札、枳壳、乌药、绿萼梅、野葡萄藤、蛇莓等。

（2）大肠湿热证：清热祛湿。

【方药】白头翁汤合槐角丸加减。

【常用药】槐花、地榆、白头翁、败酱草、仙鹤草、黄连、红藤、马齿苋、虎杖、黄柏、苦参、生薏苡仁、黄芩、赤芍、陈皮、茯苓等。

（3）邪毒内阻证：行气活血，清瘀祛邪解毒。

【方药】膈下逐瘀汤加减。

【常用药】当归、红花、桃仁、赤芍、丹参、生地黄、川芎、生薏苡仁、半枝莲、藤梨根、败酱草、红藤、枳壳、白花蛇舌草、山慈菇、重楼、醋鳖甲、蜈蚣等。

（4）脾肾双亏证：温补脾肾。

【方药】理中丸合四神丸加减。

【常用药】制附子、鹿角霜、山药、党参、白术、茯苓、生薏苡仁、补骨脂、肉桂、菟丝子、熟地黄、肉豆蔻、吴茱萸、干姜、陈皮、五味子等。

（5）肝肾双亏证：滋养肝肾，清热解毒。

【方药】知柏地黄丸加减。

【常用药】川芎、当归、生地黄、熟地黄、知母、黄柏、白芍、牡丹皮、山茱萸、五味子、麦冬、沙参、枸杞子、女贞子、玄参、半枝莲等。

(6)气血两虚证：补气养血。

【方药】补中益气汤合四物汤。

【常用药】党参、当归、茯苓、黄芪、熟地黄、白芍、川芎、升麻、白术、丹参、陈皮、八月札、大枣、甘草、干姜、鸡血藤、墨旱莲、红藤、地榆、藤梨根等。

2.常用中药方剂

(1)清肠消肿汤：理气化瘀，消肿解毒。主治结直肠癌，也适用于胃癌和肝癌。

【方药组成】八月札15g、木香9g、红藤15g、白花蛇舌草30g、菝葜30g、野葡萄藤30g、苦参10g、薏苡仁30g、丹参15g、地鳖虫9g、乌梅9g、瓜蒌仁30g、白毛藤30g、贯仲炭30g、半枝莲30g，水煎服。壁虎4.5g，研成粉末，分3次吞服。并将本方煎剂1/3(200mL)保留灌肠，每日1~2次。

(2)消瘤净汤：活血化瘀，散结止痛。主治直肠癌、乙状结肠癌、结肠癌、肛管癌、肠系膜根部恶性肿瘤。

【方药组成】将三七、天龙、桂枝、地龙加工制成片剂，每片含生药1.5g，每次2~3片，每日3次，饭后服用，连续治疗6个月。

(3)八角山蛇汤：清热解毒，活血化瘀，消肿排脓。主治直肠癌。

【方药组成】八角金盘12g、山慈菇20g、蛇莓30g、八月札30g、石见穿30g、败酱草30g、薏苡仁30g、黄芪15g、鸡血藤15g、丹参15g、大黄6g、枳壳10g，水煎服，3个月为1个疗程。

(4)海蛇软坚汤：理气活血，清热解毒。主治直肠癌。

【方药组成】夏枯草15g、海藻18g、海带12g、牡蛎30g、玄参12g、花粉12g、蜂房15g、丹参15g、贝母9g、川楝子12g、贯仲炭30g、白花蛇舌草30g、蜀羊泉15g，水煎服。

(5)野藤风莲汤：清热解毒，利湿消肿。主治直肠癌。

【方药组成】藤梨根30g、野葡萄根15g、水杨梅根15g、凤尾草15g、重楼15g、白茅根30g、半枝莲15g、半边莲15g、土贝母15g、黄药子30g，水煎服。此外，用鸦胆子研碎，加水煎2次，合并浓缩后加乙醇处理过滤，回乙醇浓缩，再加水稀释至20%，每次去4mL，加温水10mL，保留灌肠，每晚1次(用导尿将药液注入瘤体上方)。

(6)野蟾白龙汤：清热解毒，理气消肿。主治结直肠癌，也适用于胃癌和肝癌。

【方药组成】蛤蟆皮15个、藤梨根30g、白茅根30g、野葡萄藤30g、野杨梅根30g、龙葵

30g、白花蛇舌草30g、蛇莓30g、半边莲30g、半枝莲30g、蜀羊泉30g、香附30g、木香30g、枳壳30g、延胡索30g、郁金30g，黄酒500mL，加水3000mL，煎成2000mL，每日服50mL，服药时，可加白糖少许。

(7)昆布石莲汤：清热解毒，凉血散结。主治结直肠癌。

【方药组成】半枝莲60g、石见穿30g、生地榆30g、薏苡仁30g、忍冬藤30g、昆布30g、山豆根15g、槐角15g、胡麻仁15g、白蚤休12g、枳壳9g、川朴9g，水煎服。

(8)汉防己汤：祛风止痛，利尿消肿。主治直肠癌。

【用法】汉防己经加工制成汉防己甲素栓剂，每次180mg；汉防己甲素片，每片60mg。栓剂每日2次，每次1支塞入直肠内，同时口服汉防己甲素片，每日3次，每次1片。

(9)槐角地榆汤：清热利湿，化瘀消肿。主治直肠癌。

【方药组成】槐角12g、银花12g、白花蛇舌草30g、生薏苡仁30g、藤梨根30g、土茯苓30g、猫人参60g、无花果15g、侧柏叶9g、苦参9g、生地榆9g，水煎服。

(10)黄白解毒汤：益气补血，消肿解毒。主治结直肠癌。

【方药组成】黄芪30g、黄精15g、枸杞子15g、鸡血藤15g、槐花15g、败酱草15g、马齿苋15g、仙鹤草15g、白英15g，水煎服。

(11)苦参红藤汤：清热解毒，祛瘀消肿。主治结直肠癌。

【方药组成】苦参12g、七叶一枝花15g、白头翁15g、白槿花12g、红藤15g、无花果10g、半枝莲30g、生薏苡仁30g、白花蛇舌草30g，水煎服。

(12)铁蜀殃汤：清热解毒，散瘀消积。主治结直肠癌。

【方药组成】猪殃殃60g、鸦胆子15粒(胶囊包吞)、蜀羊泉60g、败酱草30g、铁扁担30g、水红花子15g，水煎服。

(13)白马龙蛇汤：清热解毒，理气降逆，和血消肿。主治直肠癌。

【方药组成】白英20g、蛇莓20g、龙葵20g、马齿苋30g、代赭石30g、旋覆花9g、鸡血藤30g、当归9g、川芎6g、白头翁20g，水煎服。

(14)红白莲花汤：清热解毒，利湿，活血。主治结直肠癌。

【方药组成】苦参9g、七叶一枝花9g、红藤15g、白头翁9g、半枝莲30g、白槿花9g，水煎服。

五、小结

结直肠癌的发生与年龄、饮食习惯、遗传和肠道疾病密切相关。目前结直肠癌的治疗仍以手术治疗为主，尤其是有根治机会的时候，中医药和其他治疗为辅。早中期以根治为目的，局部治疗为主要治疗手段；晚期以延长生存期、提高生活质量为主，中医药将发挥重要治疗作用。

结直肠癌的早期筛查可提高早期发现率和治愈率。有家族史或遗传性结直肠癌综合征的人群应定期进行结直肠癌的筛查和监测。常用的筛查方法包括粪便潜血试验、结肠镜检查、虚拟结肠镜检查等。根据个体风险因素和国际指南建议，选择适当的筛查方法和筛查频率。结直肠癌患者应进行微卫星不稳定性（MSI）检测和扩展RAS基因检测，以检测KRAS/NRAS和BRAF基因突变，这将对结直肠癌患者的治疗产生影响。早发现、早诊断、早治疗是提高结直肠癌疗效的关键。

因此，采取中西医综合治疗的原则，根据患者的一般状况、疾病的诊断、分期、侵犯范围、发展趋向，采取多学科综合治疗（MDT）模式，合理应用中医药、手术、化疗、放疗、生物靶向等治疗手段，根据治疗过程中患者机体状况的变化、肿瘤的反应而适时调整治疗方案，以期最大幅度地延长患者的生存期、提高治愈率和改善生活质量。

参考文献

[1] LORD AC, CORR A, CHANDRAMOHAN A, et al. Assessment of the 2020 NICE criteria for preoperative radio-therapy in patients with rectal cancer treated by surgery alone in comparison with proven MRI prognostic factors: Aretrospective cohort study[J]. Lancet Oncol, 2022, 23 (6): 793-801.

[2] BATES D, HOMSI ME, CHANG KJ, et al. MRI for rectal cancer: Staging, mrCRM, EMVI, lymph node staging and post-treatment response[J]. Clin Colorectal Cancer, 2022, 21 (1): 10-18.

[3] CERCEK A, LUMISH M, SINOPOLI J, et al. PD-1 Blockade in mismatch repair-deficient, locally advanced rectal cancer[J]. N Engl J Med, 2022, 386(25): 2363-2376.

[4] KELLY RJ, BEVER K, CHAO J, et al. Society for Immunotherapy of Cancer (SITC) clinical practice guideline on immunotherapy for the treatment of gastrointestinal cancer[J]. J Immunother Cancer, 2023, 11 (6): e006658.

[5] HENRIKSEN TV, TARAZONA N, FRYDENDAHL A, et al. Circulating tumor DNA in Stage III colorectal cancer, beyond minimal residual disease detection, toward assessment of adjuvant therapy efficacy and clinical behavior of recurrences[J]. Clin Cancer Res, 2022, 28(3): 507-517.

[6] TIE J, COHEN JD, LAHOUEL K, et al. Circulating tumor DNA analysis guiding adjuvant therapy in stage II colon cancer[J]. N Engl J Med, 2022, 386 (24): 2261–2272.

[7] HU H, KANG L, ZHANG J, et al. Neoadjuvant PD–1 blockade with toripalimab, with or without celecoxib, in mis–match repair–deficient or microsatellite instability–high, locally advanced, colorectal cancer (PICC): A single–centre,parallel–group, non–comparative, randomised, phase 2 trial[J]. Lancet Gastroenterol Hepatol, 2022, 7(1): 38–48.

[8] CHALABI M, VERSCHOOR YL, VAN DEN BERG J, et al. Neoadjuvant immune checkpoint inhibition in locally advanced MMR–deficient colon cancer: The NICHE–2 study[J]. Ann Oncol, 2022, 33 (suppl_7): S808–S869.

[9] YUAN Y, XIAO WW, XIE WH, et al. Neoadjuvant chemoradiotherapy for patients with unresectable radically locally advanced colon cancer: A potential improvement to overal survival and decrease to multivisceral resection[J]. BMC Cancer, 2021,21 (1): 179.

[10] BOND MJG, BOLHUIS K, LOOSVELD OJL, et al. First–line systemic treatment strategies in patients with initially unresectable colorectal cancer liver metastases (CAIRO5): An open–label, multicentre, randomised, controlled, phase3 study from the Dutch Colorectal Cancer Group[J]. Lancet Oncol, 2023, 24 (7): 757–771.

[11] OVERMAN MJ, LENZ H, ANDRE T, et al. Nivolumab (NIVO) +ipilimumab (IPI) in patients (pts) with microsatellite instability–high / mismatch repair–deficient (MSI–H / dMMR) metastatic colorectal cancer (mCRC): Five–year follow–up from CheckMate 142[J]. J Clin Oncol, 2022, 40 (16_suppl): 3510.

[12] WANG F, JIN Y, WANG M, et al. Combined anti–PD–1, HDAC inhibitor and anti–VEGF for MSS/ pMMR colorectal cancer: A randomized phase 2 trial[J]. Nat Med, 2024.

[13] ERRA–ARACIL X, PERICAY C, BADIA–CLOSA J, et al. Short–term outcomes of chemoradiotherapy and local excision versus total mesorectal excision in T2–T3ab, N0, M0 rectal cancer: A multicentre randomised, controlled,phase Ill trial (the TAU–TEM study)[J]. Ann Oncol, 2023, 34 (1): 78–90.

[14] CHEN G, JIN Y, GUAN WL, et al. Neoadjuvant PD–1 blockade with sintilimab in mismatch–repair deficient, locally advanced rectal cancer: An open–label, single–centre phase 2 study[J]. Lancet Gastroenterol Hepatol, 2023, 8 (5): 422–431.

[15] GARCIA–AGUILAR J, PATIL S, GOLLUB MJ, et al. Organ preservation in patients with rectal adenocarcinoma treated with total neoadjuvant therapy[J]. J Clin Oncol, 2022, 40(23): 2546–2556.

[16] VERHEIJ FS, OMER DM, WILLIAMS H, et al. Long–term results of organ preservation in patients with rectal adenocarcinoma treated with total neoadjuvant therapy: The randomized phase II OPRA trial[J]. J Clin Oncol, 2024, 42(5):500–506.

[17] SCHRAG D, SHI Q, WEISER MR, et al. Preoperative treatment of locally advanced rectal cancer[J]. N Engl J Med,2023,389(4):322–334.

第八章

肝癌

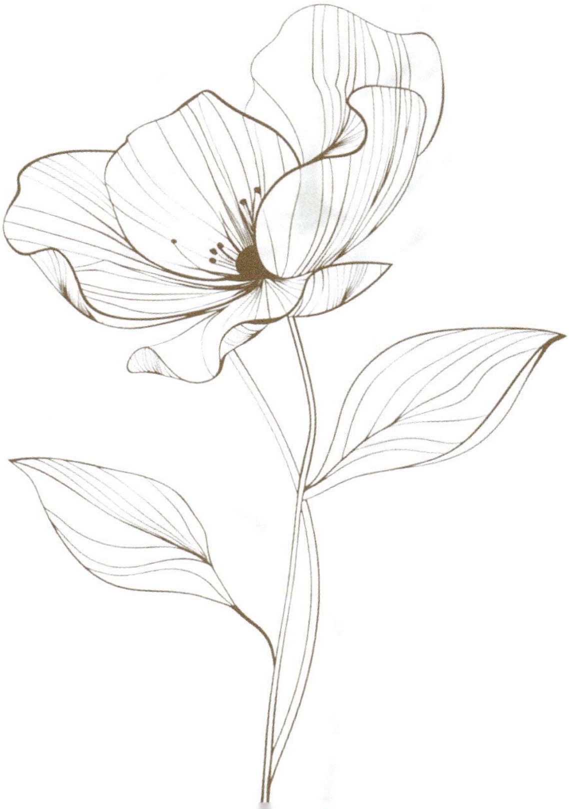

肝癌即肝脏恶性肿瘤，可分为原发性和继发性两大类。原发性肝癌是指发生于肝细胞与肝内胆管上皮细胞的癌变，是人类最常见的恶性肿瘤之一。继发性肝癌（转移性肝癌）可通过不同途径，如随血液、淋巴转移或直接侵犯肝脏而导致。我国肝癌中，肝细胞癌（HCC）占80%~90%，其次为肝内胆管细胞癌（ICC）和混合型肝细胞癌-胆管细胞癌（CHCC-CC）。目前原发性肝癌是我国第4位常见恶性肿瘤及第2位肿瘤致死病因，严重威胁人们的生命和健康。原发性肝癌始于肝组织，主要包括肝细胞癌、肝内胆管癌和混合型肝细胞癌-胆管细胞癌3种不同病理学类型。由于中国大多数肝癌患者被确诊时已处于晚期，高达80%的患者在首次诊断时已属不可切除或发生转移的晚期阶段，中国每年死于肝癌约11万人。

一、病因学研究

肝癌的发生主要与乙型和丙型肝炎病毒感染、黄曲霉毒素、饮水污染等有关，一些农药、肝吸虫、遗传等也可能与肝癌的发病有关。

（一）乙型肝炎或丙型肝炎病毒感染

肝癌与病毒性肝炎有一定的相关性，主要是乙型肝炎与丙型肝炎病毒感染。肝癌患者中约1/3有慢性肝炎史，HbsAg阳性率明显高于低发区，已发现丙型肝炎病毒感染和乙型肝炎病毒感染一样，与肝癌发病有密切的关系，乙型肝炎病毒和丙型肝炎病毒是促癌因素之一。肝癌患者中合并肝硬化者有50%~90%，近年来发现丙型肝炎发展为肝硬化的比例不低于乙型肝炎。

（二）黄曲霉毒素

黄曲霉毒素的代谢产物为黄曲霉毒素B1，有强烈的致癌作用，常存在于霉变的玉米、花生等食品中，食品被黄曲霉毒素B1污染严重的地区，肝癌的发病率也较高。亚硝胺类、偶氮芥类、酒精、有机氯农药等均是可疑的致癌物质。

（三）饮用含大量有机氯化合物与藻类毒素的污水或塘水

一些饮用水常被多氯联苯、氯仿等污染，近年来发现池塘中生长的蓝绿藻是强烈的致癌植物，可污染水源。寄生虫病如华支睾吸虫感染可刺激胆管上皮增生，可导致原发性胆管癌。

（四）其他因素

如家族聚集性，低硒、酒精性、营养性肝硬化，机体免疫力低下等都与肝癌的发生密切相关。

二、病理类型

（一）按组织学类型分类

肝癌的主要病理类型如下。

1.肝细胞肝癌

这是肝癌当中发病率最多的一种病理类型。分化程度差异较大，分化高时，癌细胞类似于肝细胞，可分泌胆汁，癌细胞排列成巢状，血管多似肝血窦，间质比较少。分化低，异型性明显，癌细胞大小不一，形态各异。

2.肝内胆管细胞癌

肝内胆管细胞癌发生于肝内胆管上皮，癌细胞呈立方形或柱状，排列成腺体，纤维组织多，而血窦较少，可分泌黏液，癌组织间质比较多，一般不会并发肝硬化。

3.混合型肝细胞癌-胆管细胞癌

此类型癌组织中具有肝细胞癌及胆管细胞癌两种成分，或呈过渡形态，不完全像肝细胞，也不完全像胆管细胞，临床比较少见。

（二）按肉眼形态分类

肝癌按肉眼形态可分为五类，以结节型多见，多伴有肝硬化。

1.弥漫型

小癌结节弥漫分布于全肝。

2.块状型

瘤体直径在5~10cm之间，根据肿块数量和形态，又分单块型、融合块状型、多块状型。

3.巨块型

瘤体直径大于10cm。

4.结节型

瘤体直径在3~5cm之间。

5.小癌型

瘤体直径小于3cm,边界清楚。

三、临床特点

(一)西医症状描述

肝癌起病常隐匿,多在肝病随访中或体格检查中应用AFP及超声检查时偶然发现肝癌。此时患者既无症状,体格检查亦缺乏肿瘤本身的体征,此期称之为亚临床期。肝癌一旦出现症状,其病程大多已进入中晚期。不同阶段的肝癌其临床表现有明显差异。肝痛、乏力、食欲减退、消瘦是肝癌最具特征性的临床症状。如患者出现肿瘤破裂出血、消化道出血、肝性脑病等并发症,多危及生命。

1.早期症状

肝癌从第一个癌细胞形成发展到有自觉症状大约需要2年时间,在此期间,患者可无任何症状或体征,少数患者会出现食欲减退、上腹闷胀、乏力等,有些患者可能有轻度肝大。

2.中晚期症状

肝癌的典型症状和体征一般出现于中晚期,主要有肝区疼痛、乏力、消瘦、黄疸、腹水等。

(1)肝区疼痛:最常见的是间歇持续性钝痛或胀痛,由癌迅速生长使肝包膜绷紧所致肿瘤侵犯膈肌疼痛,可放射至右肩或右背;向右后生长的肿瘤可致右腰疼痛;突然发生剧烈腹痛和腹膜刺激征提示癌结节包膜下出血或向腹腔破溃。

(2)消化道症状:食欲减退、消化不良、恶心、呕吐、腹泻等因缺乏特异性而易被忽视。

(3)乏力、消瘦:全身衰弱,晚期少数患者可呈恶病质状。

(4)发热:一般为低热,偶达39℃以上,呈持续发热或午后低热或弛张型高热。发热与癌肿坏死产物吸收有关。癌肿压迫或侵犯胆管可并发胆道感染。

(5)转移灶症状：肿瘤转移之处有相应症状，有时成为发现肝癌的初现症状。如转移至肺可引起咳嗽、咯血；胸膜转移可引起胸痛和血性胸腔积液；癌栓栓塞肺动脉或发炎可引起肺梗死，可突然发生严重呼吸困难和胸痛；癌栓阻塞下腔静脉可出现下肢严重水肿，甚至血压下降；阻塞肝静脉可出现Budd-Chiari综合征，亦可出现下肢水肿；转移至骨可引起局部疼痛或病理性骨折；转移到脊柱或压迫脊髓神经可引起局部疼痛和截瘫等；颅内转移可出现相应的定位症状和体征，如颅内高压可导致脑疝而突然死亡。

(6)其他全身症状：癌肿本身代谢异常或癌组织对机体产生的各种影响引起的内分泌或代谢方面综合征群称为伴癌综合征，有时可先于肝癌本身的症状。常见的如下。①自发性低糖血症：10%~30%的患者可出现因肝细胞能异位分泌胰岛素或胰岛素样物质，或肿瘤抑制胰岛素酶，或分泌一种胰岛β细胞刺激因子，或糖原储存过多，亦可因肝癌组织过多消耗葡萄糖所致此症。严重者可致昏迷休克导致死亡，正确判断和及时对症处理可挽救患者生命而避免死亡。②红细胞增多症：2%~10%的患者可发生可能是循环中红细胞生成素增加引起的相关症状。③其他罕见的尚有高脂血症、高钙血症、类癌综合征、性早期和促性腺激素分泌综合征、皮肤卟啉症、异常纤维蛋白原血症等，可能与肝癌组织的异常蛋白合成异位内分泌及卟啉代谢紊乱有关。

(7)肝癌体征——黄疸：黄疸是中晚期肝癌的常见体征，弥漫性肝癌及肝内胆管细胞癌最易出现黄疸。黄疸多因胆管受压或癌肿侵入胆管而致胆管阻塞，亦可因肝门转移淋巴结肿大压迫胆管所致。少数患者因肝癌组织向胆管内生长，肿块将胆管堵塞，引起阻塞性黄疸。

3.肝癌的扩散转移

(1)血行转移：肝内血行转移发生最早，也最常见，可侵犯门静脉并形成瘤栓。瘤栓脱落在肝内可引起多发性转移病灶，门静脉主干癌栓阻塞可引起门静脉高压和顽固性腹水，肝癌细胞侵犯肝静脉后即可进入体循环，发生肝外转移，以肺转移最常见，还可血行转移至全身各部，以肾上腺、骨、肾、脑等器官较为常见。肝细胞型肝癌以血行转移多见。

(2)淋巴转移：局部转移到肝门淋巴结最常见，也可转移至锁骨上、主动脉旁、胰、脾等处淋巴结，胆管细胞型肝癌转移以淋巴转移居多。淋巴转移仅占转移总数的12.6%。

(3)种植转移：偶尔发生，如种植于腹膜后形成血性腹水，女性尚可有卵巢转移癌。

(4)直接浸润:肝癌一般较少发生邻近脏器的直接浸润,但偶尔也可直接蔓延、浸润至邻近组织器官,如膈、胃、结肠、网膜等。

(5)转移患者手术意义不大,如放化疗的毒性反应会使患者本来虚弱的身体受到的伤害更大。

(二)中医症状描述

肝癌为癌毒之邪结聚而成。其基本证候有虚实两个方面,实证主要为气滞、血瘀、痰凝、热毒、肝郁、湿热等,而以肝郁、血瘀、湿热为多见;虚证主要为气虚、阴虚、阳虚、血虚,而以阳虚、阴虚多见。肝癌病位在肝,与脾、胆、胃、肾密切相关。其病机复杂,统而言之为正虚于内、邪毒为结。

1.湿热血瘀证

症见上腹肿块质硬如石,疼痛拒按,或胸胁掣痛不适,烦热口干,或烦躁口苦喜饮,大便干结,尿黄或短赤,甚则肌肤甲错,舌红或暗红,边尖有瘀点、瘀斑,苔白厚或黄,脉弦数或弦滑有力。

2.肝郁脾虚证

症见上腹肿块胀满不适,消瘦乏力,倦怠短气,腹胀纳少,进食后胀甚,眠差转侧,口干,大便溏薄,尿黄短,甚则出现腹水、黄疸、下肢水肿,舌胖,苔白,脉弦细。

3.肝肾阴虚证

症见鼓胀肢肿,蛙腹青筋,四肢柴瘦,唇红口燥,气短喘促,纳呆畏食,烦躁不眠,小便短少,上下血溢,甚则神昏摸床,舌红绛,舌光无苔,脉细数无力,或脉如雀啄。

4.阳虚夹湿证

阳虚湿盛主要症状有脘腹胀满、食欲减退、大便溏薄、精神倦怠、肢体乏力、肌肉酸重、疼痛、怕冷、四肢不温。阳虚湿盛主要是脾阳不足、湿气内停导致。中医认为脾主运化水湿,不论是脾气虚还是脾阳虚,都会导致水湿不化。水湿不化滞留体内,就会形成病理因素,阻滞气机运行,就会导致腹胀、食欲减退。脾虚四肢失去所主,所以乏力。阳气有温煦的作用,所以脾阳虚会导致怕冷、四肢不温。腹胀为主要症状,可以用木香顺气丸。怕冷或四肢不温,可以用附子理中丸。

四、治疗方式

（一）手术治疗

肝癌的治疗仍以手术切除为首选，早期切除是提高生存率的关键，肿瘤越小，5年生存率越高。手术适应证：①诊断明确，估计病变局限于一叶或半肝者；②无明显黄疸、腹水或远处转移者；③肝功能代偿尚好，凝血酶时间不低于50%者；④心、肝、肾功能耐受者。在肝功能正常者肝切除量不超过70%；中度肝硬化者不超过50%，或仅能做左半肝切除；严重肝硬化者不能做肝叶切除。手术和病理证实约80%的肝癌合并肝硬化，公认以局部切除代替规则性肝叶切除的效果相同，而术后肝功能紊乱减轻，手术死亡率亦降低。由于根治切除仍有相当高的复发率，故术后宜定期复查甲胎蛋白（AFP）及超声显像以监测复发。

由于根治切除术后随访密切，故常检测到亚临床期复发的小肝癌，仍以再手术为首选，第2次手术后5年生存率仍可达38.7%。肝移植术虽为治疗肝癌的一种方法，国外报道也较多，但在治疗肝癌中的地位长期未得到证实，术后长期应用免疫抑制剂，患者常死于复发。对发展中国家而言，由于供体来源及费用问题，近年来仍难以推广。

（二）多模式的综合治疗

多模式的综合治疗是近年来对中期肝癌积极有效的治疗方法，可使不能切除的大肝癌转变为可切除的较小肝癌。其方法有多种，一般多以肝动脉结扎+肝动脉插管化疗的二联方式为基础，外加放疗为三联，合并免疫治疗为四联。以三联以上效果最佳。经多模式综合治疗后的患者肿瘤缩小率达31%，因肿瘤明显缩小，获二步切除，二步切除率达38.1%。上海医科大学肝癌研究所亦曾研究超分割放疗及导向治疗，超分割外放射和肝动脉插管化疗联合治疗的方法是：第1周肝动脉导管内化疗顺铂（CDDP）每日20mg，连续3天；第2周肝肿瘤区局部外放射，上、下午各2.5Gy（250rads），连续3天，2周为1个疗程，如此隔周交替可重复3~4个疗程。导向治疗以^{131}I–抗肝癌铁蛋白抗体或抗肝癌单克隆抗体或^{131}I–碘化油肝动脉导管内注射，每隔1~2个月一次，治疗间期动脉导管内化疗CDDP 20mg，每日一次，连续3~5天。若上述治疗同时加免疫治疗如干扰素、白介素-2等则更佳。

1.肝动脉栓塞化疗(TAE)

这是20世纪80年代发展的一种非手术的肿瘤治疗方法,对肝癌有很好的疗效,甚至被推荐为非手术疗法中的首选方案。多采用碘化油混合化疗药或^{131}I或^{125}I-碘化油或^{90}Y微球栓塞肿瘤远端血供,再栓塞肿瘤近端肝动脉,使之难以建立侧支循环,致使肿瘤病灶缺血坏死。化疗药常用CDDP 80~100mg、5-FU1000mg、丝裂霉素10mg[或阿霉素(ADM)40~60mg],先进行动脉内灌注,再混合丝裂霉素(MMC)10mg于超声乳化的碘化油内进行远端肝动脉栓塞。肝动脉栓塞化疗应反复多次治疗,效果较好。根据放射资料,345例不能手术切除的较大肝癌,单纯肝动脉灌注化疗1年生存率仅为11.1%,合并肝动脉栓塞治疗1年生存率提高到65.2%,随访生存期最长为52个月,30例肿瘤缩小获手术切除机会。对肝功能严重失代偿者此法属于禁忌,门静脉主干癌栓阻塞者也不适应。

2.无水酒精瘤内注射

超声引导下经皮肝穿刺肿瘤内注入无水酒精治疗肝癌。以肿瘤直径≤3cm、结节数在3个以内者伴有肝硬化而不能手术的肝癌为首选。对小肝癌有可能治愈。肿瘤直径≥5cm的效果差。

3.放疗

由于放射源、放射设备和技术的进步,各种影像学检查的准确定位使放疗在肝癌治疗中的地位有所提高,疗效亦有所改善。放疗适于肿瘤仍局限的不能切除肝癌,通常如能耐受较大剂量,其疗效也较好,外放射经历全肝放射、局部放射、全肝移动条放射、局部超分割放射、立体放射总量超过近来有用质子做肝癌放疗者。有报道,放射总量超过40Gy(4000rads容气量)合并理气健脾中药使1年生存率达72.7%,5年生存率达10%,与手术、化疗等综合治疗可起杀灭残癌的作用,化疗亦可辅助放疗起增敏作用。肝动脉内注射^{90}Y微球、^{131}I-碘化油或同位素标记的单克隆抗体等可起内放疗作用。

总的来说,肝癌放疗不可避免地会对人体正常细胞造成伤害,建议患者在放疗的同时,服用一些有抗肿瘤及扶正作用的中药,一方面可增强疗效,另一方面能减轻肝癌放疗的副作用,提高人体免疫力。

4.化疗

对肝癌较为有效的药物以CDDP为首选,常用的还有5-FU、阿霉素(ADM)及其衍生物、丝裂霉素、VP16、甲氨蝶呤等。一般认为单个药物静脉给药疗效较差。采用肝动脉给药和(或)栓塞,以及配合内、外放疗应用较多,效果较明显。对某些中晚期肝癌无手术指征且门静脉主干癌栓阻塞不宜肝动脉介入治疗者和某些姑息性手术后患者可采用联合或序贯化疗,常用联合方案为顺铂20mg+5-FU750~1000mg静脉滴注,共5天,每月1次,3~4次为1个疗程;阿霉素40~60mg第1天,继以5-FU500~750mg静脉滴注,连续5天,每月1次,连续3~4次为1个疗程。上述方案效果评价不一。

5.导向治疗

应用特异性抗体和单克隆抗体或亲肿瘤的化学药物为载体,标记核素或与化疗药物或免疫毒素交联进行特异性导向治疗,是有希望的疗法之一。临床已采用的抗体有抗人肝癌蛋白抗体、抗人肝癌单克隆抗体、抗甲胎蛋白单克隆抗体等。除^{131}I、^{125}I外,已试用^{90}Y。此外,毒蛋白和化疗药物与抗体的交联人源单抗或基因工程抗体等正在研究中。

研究发现,分子靶向药物索拉非尼对治疗肝癌具有比较好的效果,索拉非尼是一种酪氨酸激酶抑制剂,能抑制新生血管生成,从而导致癌细胞供血不足,癌细胞无法获得足够的营养因子,细胞增殖受到抑制,可有效杀死肝癌细胞。但使用该靶向药物后患者出现的副作用非常大,目前仍是临床药理研究者极力要解决的问题。此外,瑞戈非尼不仅作为结直肠癌的三线治疗药物疗效肯定,用于二线治疗肝癌也有很好的疗效。近年来,应用免疫检查点抑制剂(PD-1)(如替雷利珠、卡瑞利珠单抗)联合抗血管生成小分子靶向药物(如仑伐替尼、阿帕替尼)治疗肝细胞肝癌取得了明显的效果,有效率和生存期均获得了显著延长。

双免药物及双抗药物,如依沃西单抗、卡度尼利单抗、艾帕洛利和托沃瑞利单抗也在临床试验中。

6.生物免疫治疗

生物免疫治疗不仅有配合手术、化疗、放疗以减轻对免疫的抑制、消灭残余肿瘤细胞的作用,近年来,由于基因重组技术的发展,使获得大量免疫活性因子或细胞因子成为可能。应用重组淋巴因子和细胞因子等生物反应调节因子对肿瘤生物治疗已引起医学界的普遍关注,已被认为是第4种抗肿瘤治疗,临床上普遍应用α和γ干扰素(IFN)进行治疗,天然和重组IL-2、TNF也已出现。此外,淋巴因子激活的杀伤细胞-LAK细胞、肿瘤浸润淋巴细胞(TIL)等已开始试用。

7.姑息性外科治疗

姑息性外科治疗适于较大肿瘤或散在分布或靠近大血管区，或合并肝硬化限制而无法切除者，具体方法有肝动脉结扎和(或)肝动脉插管化疗、冷冻、激光治疗、微波治疗、术中肝动脉栓塞治疗或无水酒精瘤内注射等，有时可使肿瘤缩小，血清AFP下降，为二步切除提供机会。

(三)中医治疗

肝癌为癌毒之邪结聚，引起的基本证候有虚实两个方面。实证主要为气滞、血瘀、水湿、热毒，而以气滞、血瘀、水湿多见；虚证主要为气虚、阴虚、阳虚、血虚，而以气虚、阴虚多见。

1.分证论治

(1)肝热血瘀证：清肝解毒，祛瘀消癥。

【方药】龙胆泻肝汤(《医方集解》)合下瘀血汤(《金匮要略》)去当归、木通、车前子加重楼、半枝莲。

【分析】方中龙胆草大苦大寒，能清泻肝胆实火，为君药；栀子、黄芩苦寒泻火解毒，归肝、胆、三焦经，合重楼、半枝莲清热解毒，皆为臣药；土鳖、桃仁、大黄祛瘀消癥，加生地黄养阴，使祛邪不伤正，得柴胡畅达肝气而归肝、胆经，皆为佐药；甘草为使药，一可缓苦寒之品防其伤胃，二可调和诸药。

【加减】腹部疼痛或胸胁掣痛甚者酌加徐长卿、蒲黄、五灵脂；大便干结者加知母、大黄。

(2)肝盛脾虚证：健脾益气，泻肝消癥。

【方药】六君子汤(《妇人良方》)合茵陈蒿汤(《伤寒论》)加干蟾皮、重楼、半枝莲。

【分析】方中党参大补脾气，为君药；白术苦温健脾燥湿，茯苓甘淡健脾渗湿，共为臣药；陈皮、半夏理气和胃，茵陈、栀子、大黄清热利胆退黄，半枝莲、重楼、干蟾皮清热解毒泻肝，为佐药；炙甘草益气和中、调和诸药，为使药。

【加减】气短乏力甚者用生晒参易党参；腹胀顶甚者加槟榔、木香；有腹水、黄疸者酌加蒲公英、徐长卿、泽泻。

(3)肝肾阴虚证：滋阴柔肝，凉血软坚。

【方药】一贯煎(《柳州医话》)加减。

【分析】方中生地黄为君药,可滋阴养血、补益肝肾;当归、沙参、麦冬、枸杞子养血滋阴,为臣药,配合君药以养血柔肝、育阴涵阳;鳖甲、龟板软坚散结,牡丹皮、女贞子、旱莲草凉血养肝软坚,共为佐药;川楝子疏肝理气,为使药。

【加减】腹胀顶者酌加木香;肝性脑病神昏加羚羊角送服安宫牛黄丸;上下血溢加鲜旱莲叶、鲜藕汁、水牛角。

(4)阳虚夹湿证:祛湿,补肾阳虚。

【方药】苓桂术甘汤、甘草干姜茯苓白术汤、真武汤、参苓白术散等。

1)苓桂术甘汤:苓桂术甘汤可温阳、散寒、利水,药物组成有茯苓、白术、甘草、桂枝等。茯苓、白术健脾利水,桂枝温阳化饮,甘草益气和中,组合起来可起到祛湿、补肾阳虚的功效。

2)甘草干姜茯苓白术汤:甘草干姜茯苓白术汤能温阳、散寒、除湿,治疗肾虚身重、水湿停留。干姜温中散寒,茯苓、白术健脾祛湿,甘草和脾胃,组合起来可起到祛湿、补肾阳虚的功效。

3)真武汤:真武汤能温阳化水,药物组成有附子、茯苓、白术、白芍、生姜等。附子温肾,茯苓、白术健脾祛湿,白芍利小便,生姜温阳散寒,组合起来可起到祛湿、补肾阳虚的功效。

4)参苓白术散:参苓白术散能利水祛湿,药物组成有人参、白术、茯苓、甘草、薏苡仁、山药、白扁豆等。薏苡仁祛湿,山药健脾,人参、白术、茯苓健脾祛湿,组合起来可起到祛湿、补肾阳虚的功效。

2.常用中草药

(1)斑蝥:味辛,性热,有大毒。攻毒散结,破血逐瘀。《神农本草经》记载其"主寒热、鼠瘘、恶疮、疽蚀、死肌、破石癃"。《本草从新》记载其"外用蚀死肌,敷疥癣恶疮,内用破石淋"。含斑蝥素,即斑蝥酸酊。临床常用于肝癌、胃癌、食管癌、结肠癌、皮肤癌等癌瘤中属瘀毒内壅者。内服:多入丸、散,每天0.03~0.06g。外用:适量,研末敷贴,或酒、醋浸涂,或作发泡剂用。内服:需以糯米同炒,或配青黛、丹参缓其毒。

(2)干蟾皮:味辛,性凉,微毒。清热解毒,利水消胀。《本草纲目拾遗》记载其"贴大毒,能拔毒、收毒"。《浙江中药手册》记载其"为小儿五疳惊风药,又能和小便,消腹胀"。

临床常用于肝癌、胃癌、食管癌、乳腺癌等癌瘤中属瘀毒内壅者。煎服，每天3~6g，研末入丸、散，每次0.3~0.9g。外用：适量，可研末调敷患处，或以新鲜蟾皮外贴患处。

（3）蜈蚣：味辛，性温，有毒。攻毒散结，通络止痛，息风镇痉。《神农本草经》记载其“啖诸蛇虫鱼毒……温疟，去三虫”。《名医别录》记载其“主治心腹寒热结聚，堕胎，去恶血”。《本草纲目》记载其“治小儿惊痫风搐，脐风口噤，丹毒，秃疮，瘰疬，便毒，痔漏，蛇瘕，蛇瘴，蛇伤”。临床常用于肝癌、鼻咽癌、骨癌等癌瘤中属瘀毒内壅或见肝风内动者。煎服，1~3g，研末吞服，每次0.6~1g。外用：适量。

（4）半枝莲：味辛、苦，性寒。清热解毒，活血祛瘀，利水消肿。《南京民间药草》记载其“破血通经”。《泉州本草》记载其“内服主血淋，吐血，衄血……痈疽，疔疮，无名肿毒”。临床常用于肝癌、胃癌、结直肠癌、肺癌等癌瘤中属热毒蕴结、水湿内盛、瘀血阻滞者。煎服，用量15~30g，大量可用至60g。外用：适量，鲜品捣烂敷患处。

（5）七叶一枝花：亦称蚤休、重楼、草河车，味苦、辛，性寒，有小毒。清热解毒，平喘止咳，息风止痉，活血止痛。《神农本草经》记载其“主惊痫，摇头弄舌，热气在腹中，癫疾，痈疮，阴蚀……”《滇南本草》记载其“消诸疮，无名肿毒，利小便”。临床常用于肝癌、胃癌、结肠癌、恶性淋巴瘤等癌瘤中属热毒瘀阻者。煎服10~15g。外用：适量。

（6）莪术：味辛、苦，性温。破血祛瘀，行气止痛。《药性论》记载其“治女子血气心痛，破孩癖冷气”。《开宝本草》记载其“主心腹痛，中恶……霍乱冷气，吐酸水，解毒，食饮不消。酒研服之，又疗妇人血气、丈夫奔豚”。《日华子诸家本草》记载其“治一切气滞，开胃消食，通月经，消瘀血，止扑损痛，下血及内损恶血等”。临床常用于膀胱癌、宫颈癌、肝癌、胃癌等癌瘤中属血瘀气滞者。煎服6~15g，醋制后可加强祛瘀止痛的作用。外用：适量。

3.常用中成药

（1）大黄䗪虫丸（《金匮要略》）：具有活血祛瘀、消肿散结的功效，适用于各期肝癌正气未全虚者。每次3~6g，每日3次。

（2）安宫牛黄丸（《温病条辨》）：有清热解毒、凉血退热、醒神开窍的功效。对肝癌癌性发热、肝性脑病等有较好的作用。每次1丸，凉开水送服，每日1~3次。

（3）化癥回生口服液：源于《温病条辨》中的化癥回生丹，具有消癥化瘀、益气养血、健脾补肾的功效。用于治疗肝癌、肺癌，还可用于治疗胃癌、食管癌、结肠癌、卵巢癌等。每次10mL，每日3次。

(4)阿克拉定:淫羊藿提取物,有一定的抗肿瘤作用。

4.针灸治疗

【处方】取足厥阴肝经、足少阳胆经穴为主。

【穴位】肝俞、期门、日月、胆俞、阳陵泉、支沟、太冲。

【方义】足厥阴、少阳之脉同布胁肋,期门、肝俞、日月、胆俞为肝胆经俞募相配,疏肝利胆。支沟即飞虎穴,为治胁痛之验穴,阳陵泉为胆经下合穴,一上一下和解少阳。太冲以助疏肝调肝,清泄肝热。

【辨证配穴】肝热血瘀证加膈俞、血海配三阴交以活血祛瘀,行间、侠溪点刺放血泻肝热;肝盛脾虚证加脾俞配足三里以健脾益气,可灸;肝盛阴亏证加肾俞、太溪。

【随证配穴】口苦者配丘墟、大陵;恶心、呕吐者加中脘、内关;痛甚则加神门、外丘以调神止痛;腹胀、便溏甚者加天枢、关元,可加灸;黄疸者加阳陵泉、阴陵泉;神疲畏寒甚者加关元、命门;腹水明显者加神阙,隔甘遂末灸3壮;肝性脑病神昏谵语者加中冲、少冲点刺出血。

【刺灸法】毫针刺,补泻兼施。每日1次,每次留针30分钟,10次为1个疗程。虚证可加灸。痛甚加电针:在体针的基础上,将电针输出电极,连接期门、日月、支沟、阳陵泉等腧穴,用疏密波,频率为2/15Hz,持续刺激20~30分钟。

【耳针法】皮质下、脑干、肝、胆、脾,轮4~6的反应点。恶心、呕吐者加贲门、胃;呃逆者加耳中;便秘者加大肠、便秘点。毫针刺,中强度刺激,每次留针30分钟,间歇运针2~3次,10次为1个疗程。或用揿针埋藏或王不留行籽贴压,每3~5天更换1次。

【隔姜灸】神阙、关元、天枢、脾俞、胃俞、足三里,每次3壮,每日1次。适用于虚寒证。

5.外治法

外用药物作用于体表,可使药物透过皮毛腠理,内达脏腑,调整机体阴阳偏性,祛除病邪。《理瀹骈文》谓:“外治之理,即内治之理,外治之药,亦即内治之药,所异者法耳。”

(1)阿魏化痞膏:功能为消痞散结。主治腹部肿块、胀满疼痛。外用:用火将阿魏化痞膏烘烤,贴患处。

(2)双柏散:功能为活血祛瘀、消肿止痛。主治跌打损伤早期,疮疡初起,局部红肿热痛或局部包块形成而未溃疡者。外用:用蜜糖大调敷或煎水熏洗患处。

(3)田螺敷脐贴:主要成分为鲜田螺肉100g、生姜汁30g、徐长卿末30g、七叶一枝花末40g、冰片3g。功能为通利小便、逐水消胀。主治肝癌腹水、胀顶难忍、小便不利。外用:冷饭适量和上药,捣烂至有黏性外敷肚脐。

拔罐法:选第6~11相应背俞穴拔罐。

挑治法:第6~11脊椎夹脊点或阳性反应点挑治,每周1次。

五、小结

肝脏是人体重要的解毒器官,熬夜、酗酒等都可能造成肝脏的不可逆损害。肝癌已成为严重威胁人类生命健康的疾病之一。肝癌治疗方案包括外科手术治疗、肝动脉栓塞化疗、局部射频消融、放疗、分子靶向治疗等。外科手术治疗包括肝切除和肝移植两种方案。传统的肝癌根治方法为肝切除,也是肝癌治疗的首选,根治后的5年生存率为50%以上。肝移植治疗肝癌适合合并肝硬化、肝功能不全的早期肝癌,可同时治疗合并的肝硬化,特别是早期肝癌和小肝癌效果更好。肝癌切除术后,复发率较高,术后5年累计复发率可达61.5%~79.9%。因此,在接受手术治疗后,应遵医嘱按时进行肿瘤标志物、超声、CT、MRI等检查,早期发现复发情况、早期治疗。再次接受治疗后的5年生存率仍可达到38.7%。手术治疗是根治肝癌可能性最大的方法。

近年来,中国肝癌发病人数及新发病人数逐年增加,分子靶向药物通过携载药物或载体精准在病变部位释放和蓄积有效成分,实现抑制和杀伤肿瘤细胞的作用,降低对正常器官、组织和细胞的伤害而在临床上应用广泛。索拉非尼、仑伐替尼、瑞戈非尼是被批准用于晚期肝癌治疗的靶向药物,给众多肝癌患者带来临床获益。未来,小分子靶向药物与免疫疗法的联合用药或成为肝癌治疗的发展趋势。我国中医对肝细胞癌治疗也积累了丰富的经验,中医药能控制疾病进展,提高机体免疫力,提升患者的生存质量,延长患者的生存期。中医药与靶向药物及免疫疗法联合应用治疗原发性肝癌有协同增效、降低毒性反应、逆转耐药的作用,增加患者的临床获益率。

参考文献

[1] BRAY F, LAVERSANNE M, SUNG H, et al. Global cancer statistics 2022: GLOBOCAN estimates of incidence and mortality worldwide for 36 cancers in 185 countries[J]. CA Cancer J Clin, 2024, 74 (3):229-263.

[2] SUN LY, WANG NY, DIAO YK, et al. Comparison between models for detecting hepatocellular carcinoma in patients with chronic liver diseases of various etiologies:ASAP score versus GALAD score[J].Hepatobil-

iary Pancreat Dis Int, 2023.
[3] DINH TA, UTRIA AF, BARRY KC, et al. A framework for fibrolamellar carcinoma research and clinical trials[J].Nat Rev Gastroenterol Hepatol,2022,19(5):328-342.
[4] SETH I, SIU A, HEWITT L, et al. Clinical practice guidelines for the management of hepatocellular carcinoma: a systematic review[J]. J Gastrointest Cancer,2024,55(1):318-331.
[5] LAU G. TC1-2 APASL clinical practice guideline on systemic therapy for hepatocellular carcinoma-2024//Asian Pacific Association for the Study of the Liver.The 33rd Annual Meeting the Asian Pacific Association for the Study of the Liver Summary/Abstracts[J]. Kyoto:APASL, 2024.
[6] ZHONG BY, JIANG JQ, SUN JH, et al. Prognostic performance of the China liver cancer staging system in hepatocellular carcinoma following transarterial chemoembolization[J]. J Clin Transl Hepatol, 2023, 11 (6): 1321-1328.
[7] SUDDLE A, REEVES H, HUBNER R, et al. British Society of Gastroenterology Guidelines for the management of hepatocellular carcinoma in adults[J]. Gut,2024,73(8):1235-1268.
[8] XU XF, WU H, LI JD, et al. Association of tumor morphology with long-term prognosis after liver resection for patients with a solitary huge hepatocellular carcinoma: a multicenter propensity score matching analysis[J].Hepatobiliary Surg Nutr, 2023,12(3):314-327.
[9] YANG SC, LIANG L, WANG MD, et al. Prospective validation of the Eastern Staging in predicting survival after surgical resection for patients with hepatocellular carcinoma: a multicenter study from China[J]. HPB(Oxford),2023,25(1):81-90.
[10] YAO LQ, FAN ZQ, WANG MD, et al. Prognostic value of serum a-fetoprotein level as an important characteristic of tumor biology for patients undergoing liver resection of early-stage hepatocellular carcinoma (BCLC stage 0/A): a large multicenter analysis[J]. Ann Surg Oncol, 2024,31 (2):1219-1231.
[11] WANG K, XIANG YJ, YU HM, et al. Adjuvant sintilimab in resected high-risk hepatocellular carcinoma: a randomized, controlled, phase 2 trial[J]. Nat Med, 2024,30(3):708-715.
[12] XU X, WANG MD, XU JH, et al. Adjuvant immunotherapy improves recurrence-free and overall survival following surgical resection for intermediate/advanced hepatocellular carcinoma:a multicenter propensity matching analysis[J]. Front Immunol, 2023, 14: 1322233.
[13] GORJI L, BROWN Z J, LIMKEMANN A, et al. Liver transplant as a treatment of primary and secondary liver neoplasms[J]. JAMA Surg, 2024,159(2):211-218.
[14] LENCIONI R, KUDO M, ERINJERI J, et al. EMERALD-1: a phase 3, randomized, placebo-controlled study of transarterial chemoembolization combined with durvalumab with or without bevacizumab in participants with unresectable hepatocellular carcinoma eligible for embolization[J]. J Clin Oncol, 2024,42(3 suppl): LBA432.
[15] GALLE PR, DECAENS T, KUDO M, et al. Nivolumab (NIVO) plus ipilimumab (IPI) vs lenvatinib (LEN) or sorafenib (SOR)as first-line treatment for unresectable hepatocellular carcinoma (uHCC): first results from CheckMate 9DW[J]. J Clin Oncol, 2024,42 (17 suppl) LBA4008.
[16] SANGRO B, CHAN SL, KELLEY RK, et al. Four-year overall survival update from the phase III HIMA-

LAYA study of tremelimumab plus durvalumab in unresectable hepatocellular carcinoma[J]. Ann Oncol, 2024,35(5):448-457.

[17] MOU Y, LIAO W, LI Y, et al. Glycyrrhizin and the related preparations: an inspiring resource for the treatment of liver diseases[J]. Am J Chin Med, 2024,52(2):315-354.

[18] WANG MD, SUN LY, QIAN GJ, et al. Prothrombin induced by vitamin K absence-II versus alpha fetoprotein in detection of both resectable hepatocellular carcinoma and early recurrence after curative liver resection: a retrospective cohort study[J]. Int J Surg, 2022,105:106843.

[19] ABDELRAHIM M, ESMAIL A, HE AR, et al.960P Personalized circulating tumor DNA (ctDNA)monitoring for recurrence detection and treatment response assessment in hepatocellular carcinoma (HCC)[J]. Ann Oncol, 2023, 34 (2_suppl): S600.

[20] CHAMSEDDINE S, KASEB A. 961P Blood circulating galectin-3 is a prognostic biomarker in hepatocellular carcinoma[J]. Ann Oncol, 2023,34 (2 suppl): S600.

第九章

肾癌

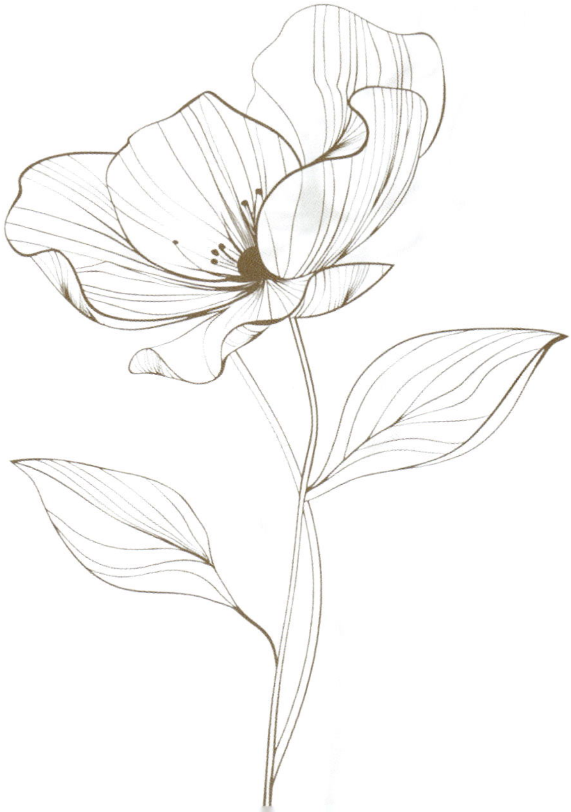

肾癌占成人恶性肿瘤的2%~3%，占成人肾脏恶性肿瘤的80%~90%。肾癌在世界范围内各国或各地区的发病率各不相同，总体上发达国家发病率高于发展中国家，城市地区高于农村地区，男性多于女性，男女患者比例约为2∶1，发病年龄可见于各年龄段，高发年龄为50~70岁。2020年肾癌全球新发病例超过43万例，新发死亡病例约18万例；2020年中国新发肾癌约7.4万例，约占全球新发病例的17%。肾癌主要表现为血尿、肾区疼痛、腹部肿块。但其在临床上出现概率较小，多数患者就其中一项前来就诊。30%的患者出现副肿瘤综合征，表现为贫血、高血压、体重下降等，近年来无症状患者发现率逐年增长。肾癌是起源于肾实质泌尿小管上皮系统的恶性肿瘤，不包括肾间质及肾盂的肿瘤，目前治疗方案以手术和内科治疗为主，亦可采用中西医综合治疗。

一、病因学研究

导致肾癌的危险因素主要包括吸烟、肥胖和高血压，因此预防肾癌的措施主要包括戒烟和避免肥胖。超过20%的肾癌患者存在活动少、饮酒过量、肥胖、饮食习惯不良等现象，因此应当尽量避免，有可能预防肾癌的发生。职业暴露于三氯乙烯、石棉、多环芳香烃等物质有可能增加患肾癌的风险。

二、病理类型

（一）肾透明细胞癌

肾透明细胞癌的发病率较高，也最为常见，一般所占百分比为60%~85%。肾透明细胞癌是由胞浆透明或嗜酸性的肿瘤细胞构成的恶性肿瘤，肿瘤内有纤细的血管网。多发生于双侧肾脏，肿瘤中常见囊腔、坏死、出血和钙化，影像学可显示钙化影。

（二）乳头状肾细胞癌

乳头状肾细胞癌虽然发病率为7%~14%，但在肾癌患者中也较为普遍。乳头状肾细胞癌是一种具有乳头状或小管乳头状结构的肾实质恶性肿瘤，常伴出血、坏死和囊性变，肿瘤组织易碎，可有假包膜，常可发生于双侧肾脏。

（三）肾嫌色细胞癌

肾嫌色细胞癌作为肾癌病理中的一个类型，其发病症状较不明显，易被患者忽视，其发病率为4%~10%。肾嫌色细胞癌癌细胞大而浅染，细胞膜清楚，无特殊的症状和体征，影像学检查常表现为肿块，无坏死和钙化。

（四）Bellini集合管癌

Bellini集合管癌一般多发于中老年人群中，其发病率为1%~2%。Bellini集合管癌是来源于Bellini集合管的恶性上皮性肿瘤，患者常有腹部疼痛、肋部肿块和血尿，常转移至骨，肿瘤多为实性，呈灰白色，可见坏死和卫星结节。

三、临床特点

（一）西医症状描述

肾癌的典型临床表现是肾癌的三联征，也就是腰痛、腹部肿块、血尿。腰痛一般局限于一侧，且是持续性的局部钝痛，并不是非常剧烈。腰部或腹部能摸到肿块，还有表现为无痛性的肉眼血尿。但有很多小肾癌没有任何临床表现，一般是在常规体格检查时发现。

（二）中医症状描述

传统医学中无肾癌病名的记载，肾癌多属于中医学的“血尿”“腰痛”“肾积”等范畴。肾癌根据临床表现，如尿血、腰痛、癥积等，可将肾癌分为湿热蕴结证、瘀血内阻证、脾肾气虚证、气血两虚证。

1.湿热蕴结证

症见尿血鲜红，或尿急、尿频、尿灼热疼痛，腰痛或坠胀不适，伴发热，口渴，纳差，舌红，苔黄腻，脉滑数。

2.瘀血内阻证

症见肉眼血尿，有时尿中夹有血丝或血块，腰部或腹部可触及肿块，腰痛加剧，多呈刺痛或钝痛，痛处固定，面色晦暗，舌紫暗，或见瘀斑或瘀点，苔薄白，脉弦或沉细无力。

3.脾肾气虚证

症见无痛性血尿，腰膝酸软，畏寒肢冷，纳呆食少，腹痛便溏，小便不利，两下肢水肿，舌淡，苔白腻，脉沉细无力或沉涩。

4.气血两虚证

症见无痛性持续血尿，腰腹肿块日渐增大，疼痛加剧，心悸气短，神疲乏力，面色苍白，形体消瘦，纳呆食少，舌淡，见瘀斑或瘀点，苔薄白，脉沉细或大无力。

四、治疗方式

综合影像学检查结果评价临床分期(cTNM分期)，根据cTNM分期初步制定治疗方案。依据术后组织学确定的侵袭范围进行病理分期(pTNM)评价，如pTNM与cTNM分期有偏差，按pTNM分期结果修订术后治疗方案。

(一)局限性肾癌

外科手术是局限性肾癌的首选治疗方法。

1.根治性肾切除手术

对于临床分期Ⅰ期(T1N0M0)不适于行肾部分切除的肾癌患者、临床分期Ⅱ期(T2N0M0)的肾癌患者，根治性肾切除术是首选的治疗方法。

治疗方式包括开放性手术、腹腔镜手术、机器人腹腔镜手术、单孔腹腔镜手术、小切口腹腔镜辅助手术等。开放性手术和腹腔镜手术两种手术方式的治疗效果无明显区别。

目前，没有明确证据显示肾癌患者进行区域或广泛性淋巴结切除术能提高患者的总生存时间，因此，不推荐对局限性肾癌患者进行区域或扩大淋巴结清扫术。但若术中可触及明显增大的淋巴结或CT扫描发现增大淋巴结时，为明确病理分期可进行肿大淋巴结切除术。

2.保留肾单位手术(NSS)

(1)适应证：肾癌发生于解剖性或功能性的孤立肾，根治性肾切除术将会导致肾功能不全或尿毒症的患者，如先天性孤立肾、对侧肾功能不全或无功能、遗传性肾癌、双侧肾癌等。

(2)相对适应证：肾癌对侧肾存在某些良性疾病，如肾结石、慢性肾盂肾炎或其他可能导致肾功能恶化疾病（如高血压、糖尿病、肾动脉狭窄等）的患者。

(3)可选择适应证：对侧肾功能正常，临床分期T1a期（肿瘤≤4cm），肿瘤位于肾脏周边，单发的无症状肾癌患者；临床分期T1b期（肿瘤最大径4~7cm）也可选择实施NSS。

3. 其他治疗

射频消融、冷冻消融、高强度聚焦超声可用于不适合手术的小肾癌患者的治疗，但应按适应证慎重选择。

4. 积极监测

通过连续的影像学检查（超声、CT或MRI），密切监测肾肿瘤的大小变化，暂时不处理肾肿瘤，若肿瘤发生变化时再及时处理。

适应证：部分有严重并发症或预期寿命比较短的高龄小肾癌患者可采用积极监测手段。

5. 肾动脉栓塞

对于不能耐受手术治疗但伴有严重血尿、腰痛的患者，肾动脉栓塞术可作为缓解症状的一种姑息性治疗方法。

6. 术后辅助治疗

尚无标准的可推荐的辅助治疗方案。

（二）局部进展性肾癌

伴有区域淋巴结转移和（或）肾静脉瘤栓和（或）下腔静脉瘤栓和（或）肿瘤侵及肾周脂肪组织和（或）肾窦脂肪组织（但未超过肾周筋膜），无远处转移的肾癌，2010年版AJCC临床分期为Ⅲ期，既往称为局部晚期肾癌。

局部进展性肾癌（T1N1M0、T2N1M0、T3N0M0及T3N1M0期）首选治疗方法为根治性肾切除术，转移的淋巴结或血管瘤需根据病变程度、患者的身体状况等因素选择是否切除。术后尚无标准的辅助治疗方案。

（三）转移性肾癌（mRCC）（临床分期Ⅳ期）

转移性肾癌应采用综合治疗，外科手术主要为转移性肾癌辅助性治疗手段，极少数患者可通过外科手术而获得较长期生存。靶向药物的临床应用可明显提高患者的生存期。

1.一线治疗

(1)低危患者可选择1种免疫检查点抑制剂(ICI)和1种血管内皮生长因子受体-酪氨酸激酶抑制剂(VEGFR TKI)联合使用。部分低危或合并其他临床问题的患者,可使用VEGFR TKI或ICI进行单药治疗。

(2)中危和高危患者推荐2种ICI联合应用,如纳武单抗+伊匹单抗或1种ICI和VEGFR TKI联合应用。

(3)有经验的医学中心可应用大剂量的IL-2。然而,根据现有数据还不能确定应优先接受这种治疗的患者群体。

2.二线治疗

(1)对于2种ICI联合应用的患者,如果发现进展应给予VEGFR TKI。

(2)ICI联合VEGFR TKI治疗失败可改为另一种VEGFR TKI单药治疗。

(3)VEGFR TKI单药治疗后出现疾病进展时,二线选择纳武单抗或卡博替尼。

(4)对于应用免疫药物后出现局限性病情进展(如仅出现单一转移灶)的患者,可在不停药的情况下局部应用手术、放疗、消融等治疗。

3.骨转移、脑转移等转移灶的治疗

(1)对于肿瘤负荷低的转移性ccRCC患者推荐转移灶切除术、消融术、放疗等局部治疗。若手术可完整切除转移灶,不常规推荐后续TKI。

(2)有症状的骨转移患者推荐针对骨转移病灶进行放疗。

(3)骨转移患者若存在骨折或骨相关事件发生风险,推荐联合应用骨吸收抑制剂类药物,包括双膦酸盐或NF-κB配体抑制剂的受体激动剂(RANKL)。

(4)脑转移患者应针对脑转移灶进行局部治疗,包括手术切除和放疗。

(四)中医治疗

本病属于中医尿血、腰痛、肾积等范畴,本病病位在肾,尿血、腰痛为主症,正虚是发病的关键所在,而又与脾、肝关系密切,本病的主要病机为内有正虚,肝肾双亏、气血双亏;外有湿热蕴困、邪凝毒聚日久成积所致。肾癌的病势为由实致虚,虚实夹杂。病机转化:早期为脾肾气虚,气化失司而湿热内生;湿热聚久,化毒伤阴,痰湿瘀毒缠绵难化,益损气血;晚期出现气血双亏,毒热瘀结证。肾癌为本虚标实,局部邪实而全身正虚,临证宜祛邪与扶正并举。祛湿则针对痰湿瘀毒之结聚,酌用化痰除湿解毒或活血化瘀解毒之法;扶正尤重气血,调理脾肾,贯穿治疗全程。

1.辨证治疗

(1)肾脾两虚型:健脾补肾,软化坚硬,祛除肿块。

【方药】四物汤合右归饮加减。

【组成】白术、党参各10g,黄芪、杜仲、补骨脂各15g,当归、陈皮、棕榈炭、赤芍各12g,马鞭草、白花蛇舌草、瞿麦、生薏苡仁各30g,黄精15g,山萸肉、生地黄、山药各15g。

(2)肾阴虚弱型:滋阴养阴,清热凉血。

【方药】知柏地黄汤加减。

【组成】知母、山药、牡丹皮、泽泻、旱莲草各10g,生地黄、大蓟、小蓟、生侧柏叶各15~30g,黄柏、山萸肉各10g,血余炭、藕节各15g。

(3)湿热下注型:清热祛湿,解毒祛瘀。

【方药】八正散加减。

【组成】木通、大黄、栀子、白术各10g,滑石、萹蓄、马鞭草、白花蛇舌草、瞿麦、重楼、生薏苡仁各15~30g,车前子、赤芍各15g,灯心草5g。热盛者加黄柏、龙胆草各10g。

(4)气滞血瘀证:缓解肝脏不适及抑郁,化痰化瘀。

【方药】桃红四物汤加减。

【组成】桃仁10g、红花10g、川芎10g、当归10g、熟地黄15g、白芍10g、黄芪30g、石见穿30g、三七粉(冲服)6g、莪术15g。

2.常用中成药

(1)康莱特注射液:具有健脾利水、清热渗湿等功效,适用于不宜手术的气阴两虚、脾虚湿困证。配合放化疗有一定的增效作用,对于中晚期肿瘤患者具有一定的抗恶病质和止痛作用。缓慢静脉滴注100~200mL,21天为1个疗程,间隔3~5天,可进行下一疗程。联合放疗、化疗时,可酌减剂量。

(2)复方苦参注射液:具有清热解毒、抗癌散结的功效,适用于肾癌、肝癌等毒热内蓄证。静脉滴注,一次10~20mL,每日1次,全身用药总量250mL为1个疗程,一般可连续使用2~3个疗程。

(3)榄香烯乳注射液:榄香烯属细胞毒类抗癌中药,具有扶正抗癌作用。静脉滴注,每次0.2~0.5g,每日1次,每5~10天为1个疗程。

(4)平消胶囊:具有理气活血、祛瘀通络、攻坚破积等功效,对肿瘤具有一定的作用。口服,每次4~8片,每日3次。

(5)大黄䗪虫丸:具有祛瘀生新、缓中补虚的功效,适用于证属气虚血瘀者,兼有热毒者。口服,每次3~6g(1~2丸),每日2次。

3.针灸治疗

【推荐穴位】三阴交、足三里、肾俞、委中、命门。三阴交健脾益肾,足三里健脾益气,肾俞、命门调补肾气,委中利尿止痛。

【辨证配穴】湿热盛者配以昆仑、内关,肾阴虚者配太溪、三阴交,瘀血内阻者配膈俞、血海。

【根据症状针灸】对于排尿困难、小便不利者可选中极、膀胱俞、秩边;虚冷者可温灸肾俞、命门;便秘者可选大肠俞、天枢、上巨虚。针灸方法:穴位采用补泻兼施,每日1次,每次留针20~30分钟,疗程持续10天。

【穴位注射】取穴三阴交、昆仑、足三里,并以复方丹参注射液2mL稀释于5mL生理盐水之中,每次分别注射1mL,每日或隔日一次,连续10天为1个疗程。休息5天再开始另一疗程。适用于肾脏肿瘤疼痛、血尿有条索状血块、排尿困难者。

【推拿】取曲池、合谷、肾俞、三阴交等穴位,采用擦、拿、抹、拍、击等手法以扶正固本、理气活血化瘀。适用于肾脏肿瘤气机不畅之腰痛、尿血等症。

4.不同症状的针对性治疗

(1)尿血:肾癌并发症主要为尿血,表现为间歇无痛性肉眼血尿,在间歇期常有镜下血尿。中医认为,肾癌尿血与湿热、血瘀及脾肾不固有关。辨证时,当注意标本虚实及尿血颜色。治疗时,当辨明病期早晚,若病期较早,湿热较重者,应以清热利湿、凉血解毒为主,若血瘀之象明显,还应予化瘀止血之品,使气血通畅,血归经脉;若病期较晚,本虚标实,当注意气血双亏,脾肾失固,应予健脾固肾、滋阴宁血。

(2)腰痛:腰痛是肾癌的主要症状之一,临证常见到患者以此为主诉就诊。临床上可将腰痛辨为瘀血腰痛、肾虚腰痛。瘀血腰痛多见腰部刺痛,痛有定处,日轻夜重,痛处拒按,尿血或尿中有血块,舌紫暗,或有瘀斑,脉弦涩或结代,治宜活血止血、理气散结,方用桃红四物汤(《医宗金鉴》)加减。肾虚腰痛常见腰膝酸软,卧则减轻,偏阳虚者,则面色皖白,手足不温,少气,舌淡,脉沉细,治宜温补肾阳,方用金匮肾气丸(《济生方》)加减。偏阴虚者,则口燥咽干,面部潮红,盗汗,手足心热,舌红少苔,脉弦细数,治宜滋补肾阴,方用六味地黄丸加减。除内服药外,外敷药散也具有较好的止痛效果。对于肾癌局部疼痛者,可用冰片3g、藤黄3g、麝香0.3g、生南星20g共研细末,酒、醋各半调成糊状,涂于腰部肿痛处,药干则换之;或用癌痛散,乳香、没药、姜黄、栀子、白芷、黄芩各20g,小茴香、丁香、赤芍、木香、黄柏各15g,蓖麻仁20粒,上药共为细末,用鸡蛋清调匀外敷腰部肿痛处,6~8小时更换1次。

五、小结

肾癌是起源于肾实质泌尿小管上皮系统的恶性肿瘤,随着人们健康体检频率的增加,肾癌也越来越早被发现。肾癌的临床诊断主要依靠影像学检查(腹部超声或彩色多普勒超声,胸部CT平扫、腹部CT平扫和增强扫描,其中腹部CT平扫和增强扫描,以及胸部CT是术前临床分期的主要依据),确诊则需依靠病理学检查。

肾癌患者手术切除以后,需要根据肿瘤大小、肿瘤部位,以及肿瘤分期、分级、恶性程度进行评估,决定肾癌需不需要进行免疫治疗或靶向治疗等治疗方法。早期肾癌患者可用干扰素、白介素来增强抵抗力,对于部分晚期、复发的肾癌患者,可进行靶向治疗等,使患者得到有效的治疗。近年来,随着更多靶点及免疫治疗药物的研发,肾癌治疗效果得到改善的同时进一步定义了基因检测在肾癌中的重要意义。肾癌作为一种高度异质性的肿瘤,在治疗前通过基因检测,可根据个体的分子特征提示预后,为患者筛选出最可能从中受益的靶向及免疫药物,进而为各线治疗方案的选择提供指导性意见。

参考文献

[1] WHO CLASSIFICATION OF TUMOURS EDITORIAL BOARD. WHO Classication of tumours: urinary and male genital tumours[M]. 5th ed.Lyon(France): International Agency for Research on Cancer, 2022.

[2] GRÜNWALD V, EBERHARDT B, BEX A, et al. An interdisciplinary consensus on the management of bone metastases from renal cell carcinoma[J]. Nat Rev Urol,2018,15(8):511-521.

[3] HASANOV E, YEBOA DN, TUCKER MD, et al. An interdisciplinary consensus on the management of brain metastases in patients with renal cell carcinoma[J]. CA Cancer J Clin, 2022,72(5):454-489.

[4] HE L, LIU Y, HAN H, LIU Z, et al. Survival Outcomes After Adding Stereotactic Body Radiotherapy to

Metastatic Renal Cell Carcinoma Patients Treated With Tyrosine Kinase Inhibitors[J]. Am J Clin Oncol, 2020, 43(1):58–63.

[5] WANG B, HUANG Q, LIU K, FAN Y, et al. Robot–assisted Level III–IV Inferior Vena Cava Thrombectomy: Initial Series with Step–by–step Procedures and 1–yr Outcomes[J]. Eur Urol, 2020, 78(1):77–86.

[6] SIVA S, LOUIE AV, KOTECHA R, et al. Stereotactic body radiotherapy for primary renal cell carcinoma: a systematic review and practice guideline from the International Society of Stereotactic Radiosurgery (ISRS)[J]. Lancet Oncol, 2024, 25(1): e18–e28.

[7] CHOUEIRI TK, TOMCZAK P, PARK SH, et al. Overall Survival with Adjuvant Pembrolizumab in Renal–Cell Carcinoma[J]. N Engl J Med, 2024, 390(15):1359–1371.

[8] RINI BI, HUTSON TE, FIGLIN RA, LECHUGA MJ, et al. Sunitinib in Patients With Metastatic Renal Cell Carcinoma: Clinical Outcome According to International Metastatic Renal Cell Carcinoma Database Consortium Risk Group[J]. Clin Genitourin Cancer, 2018, 16(4):298–304.

[9] YAN XQ, YE MJ, ZOU Q, CHEN P, HE ZS, et al. Toripalimab plus axitinib versus sunitinib as first–line treatment for advanced renal cell carcinoma: RENOTORCH, a randomized, open–label, phase III study [J]. Ann Oncol, 2024, 35(2):190–199.

[10] MOTZER RJ, PORTA C, ETO M, et al. Final prespecified overall survival (OS) analysis of CLEAR: 4–year follow–up of lenvatinib plus pembrolizumab (L+P) vs. sunitinib (S) in patients (pts) with advanced renal cell carcinoma(aRCC)[J]. J Clin Oncol, 2023,41(16_suppl): 4502.

[11] MOTZER RJ, MCDERMOTT DF, ESCUDIER B, et al. Conditional survival and long–term efficacy with nivolumab plus ipilimumab versus sunitinib in patients with advanced renal cell carcinoma[J]. Cancer, 2022, 128(11):2085–2097.

[12] PAL SK, ALBIGES L, TOMCZAK P, SUÁREZ C,et al. Atezolizumab plus cabozantinib versus cabozantinib monotherapy for patients with renal cell carcinoma after progression with previous immune checkpoint inhibitor treatment (CONTACT–03): a multicentre, randomised, open–label, phase 3 trial[J]. Lancet, 2023, 402(10397):185–195.

[13] SIVA S, ALI M, CORREA RJM, et al. 5–year outcomes after stereotactic ablative body radiotherapy for primary renal cell carcinoma: an individual patient data meta–analysis from IROCK (the International Radiosurgery Consortium of the Kidney)[J]. Lancet Oncol, 2022, 23(12):1508–1516.

[14] ALBIGES L, GURNEY H, ATDUEV V, SUAREZ C, et al. Pembrolizumab plus lenvatinib as first–line therapy for advanced non–clear–cell renal cell carcinoma (KEYNOTE–B61): a single–arm, multicentre, phase 2 trial[J]. Lancet Oncol, 2023, 24(8):881–891.

[15] SIVA S, BRESSEL M, SIDHOM M, SRIDHARAN S, et al. Stereotactic ablative body radiotherapy for primary kidney cancer (TROG 15.03 FASTRACK II): a non–randomised phase 2 trial[J]. Lancet Oncol, 2024, 25(3):308–316.

[16] SIVA S, LOUIE AV, KOTECHA R, BARBER MN, et al. Stereotactic body radiotherapy for primary renal cell carcinoma: a systematic review and practice guideline from the International Society of Stereotactic Radiosurgery (ISRS)[J]. Lancet Oncol, 2024, 25(1): e18–e28.

第十章

前列腺癌

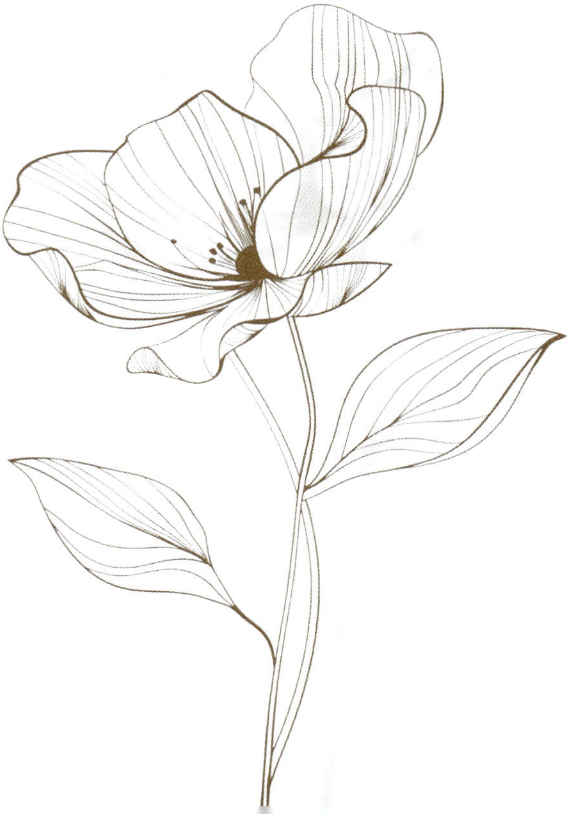

前列腺癌是男性生殖系统最常见的恶性肿瘤，根据世界卫生组织(WHO)的数据，2020年，前列腺癌患者达1 414 259例(占总数的7.3%)。前列腺是男性生殖器附属腺中最大的实质性器官。由前列腺组织和肌组织构成。前列腺的大小、功能很大程度上依赖于雄激素。小儿前列腺很小，性成熟期迅速生长；老年人前列腺组织逐渐退化，腺内结缔组织增生，形成前列腺增生，压迫尿道，引起排尿困难。

前列腺癌是一种异质性疾病，其发病率在全世界每10万人中有6.3~83.4人不等。发病率最高的是北欧、西欧、加勒比地区、澳大利亚/新西兰、北美、非洲南部，最低的是亚洲和非洲北部。然而，中国前列腺癌发病率近年来呈上升趋势。前列腺癌患者多见于老年男性，新诊断患者中位年龄为72岁，高峰年龄为75~79岁。在美国，70%以上的前列腺癌患者年龄超过65岁，50岁以下男性很少见，但大于50岁发病率和死亡率就会呈指数增长。小于39岁的男性，患前列腺癌的可能性为0.005%，40~59岁年龄段增至2.2%(1/45)，60~79岁年龄段增至13.7%(1/7)。

一、病因学研究

前列腺癌的病因迄今不明，前列腺淋病、病毒及衣原体感染、性生活强度及激素的影响可能与发病有关。另外，高脂肪饮食及职业因素(过多接触镉)与发病也有一定关系。虽然前列腺癌发病的危险因素尚未完全明确，但比较明确的危险因素有年龄和遗传。

(一)年龄

前列腺癌总的来说是一种老年性疾病，随着年龄的增长、发病率在增高，65岁以上的老年人前列腺癌的发病率呈逐年上升的趋势。

(二)遗传因素

如果前列腺癌患者家庭当中有遗传背景的话，那么发病率要比没有遗传背景的人的发病率要高5~11倍，有家族遗传背景的人患前列腺癌的风险要比没有前列腺癌背景的人患病的风险要高。另外，有前列腺癌遗传背景的人发病年龄要比没有遗传背景的人提早5~10年。

（三）饮食和环境的因素

饮食方面主要的包括动物脂肪的摄入、红肉的摄入等，如果这些饮食摄入高，前列腺癌的发病率就比较高。另外，绿茶等有可能降低前列腺癌的发病风险，体内的维生素E、维生素C等一些微量元素代谢水平和发病风险呈负相关。

（四）体内激素水平

男性激素分泌越多，患前列腺癌的风险就越大。

（五）其他因素：感染和职业环境

长期、慢性细菌或病毒感染，会大大增加前列腺癌光顾的机会；流行病学的调查表明，前列腺癌与职业相关。

二、病理类型

前列腺癌最常见的病理类型是前列腺腺泡腺癌，前列腺腺泡腺癌占前列腺癌的95%以上。前列腺癌的病理类型也有可能合并存在，如腺泡腺癌合并存在导管内癌、腺泡腺癌合并黏液腺癌等。比较少见的还有来自导管上皮的前列腺导管内癌、导管腺癌，来源于尿路上皮的前列腺尿路上皮癌，来源于鳞状上皮的前列腺鳞癌，来源于基底细胞的前列腺基底细胞癌，来源于神经内分泌细胞的前列腺神经内分泌癌，以及其他器官来源的前列腺转移癌等。

三、临床特点

（一）西医症状描述

早期前列腺癌通常没有症状。随着肿瘤的发展，可表现出多种不同的症状，归纳起来有以下3个方面。

(1)膀胱出口梗阻的症状：表现为排尿困难、夜尿增多、尿频、尿急，严重者可能出现急性尿潴留、血尿、尿失禁。

(2)局部浸润性症状:如肿瘤侵犯或者压迫输精管可引起患者腰痛或者患侧睾丸疼痛,侵犯膀胱三角区及输尿管口可引起上尿路积液和肾功能损害。

(3)转移性症状:前列腺癌最常见转移部位为骨骼,骨转移时会引起骨骼疼痛、病理性骨折、贫血、脊髓压迫导致下肢瘫痪等,转移至其他脏器会引起相关症状。

(二)中医症状描述

前列腺位于膀胱颈部,肝经的经脉包绕阴部(前列腺),肾与膀胱相表里,前列腺的辨证常着眼于膀胱、肝、肾三脏,即病变表现在膀胱,病之根源在肝、肾。膀胱为州都之官,气化水始能出,若湿热毒邪客于膀胱,水道不利,则小便短涩难出;若肝气郁结,脉络瘀阻,气火郁于下焦,亦致膀胱气化不利,小便短涩瘀痛;中医认为肾主水液而司二便,若肾气亏损,肾精不足,可致膀胱气化无权,溺不得出,遂成癃闭。辨证要点亦着重辨明邪正的盛衰,正虚则侧重肝肾亏虚,邪盛则在于火热、痰湿、瘀毒。

1.湿热蕴结型

小便不利,滴沥不通或成癃闭,偶有血尿,口苦口黏,渴而不欲饮,时有发热起伏,腰痛不适,小腹胀满,会阴部胀痛、拒按,舌红,苔黄腻,脉滑数。

2.瘀毒内阻型

小便点滴而下,尿如细线,或时而通畅,时而阻塞不通,少腹胀满疼痛,或少腹积块,尿血色紫暗有块,伴腰背、会阴疼痛,行动艰难,烦躁不安,舌紫暗或有瘀点,苔薄,脉涩或细数。

3.肾阳亏虚型

小便不通或点滴不爽,排尿乏力,尿流渐细,神疲怯弱,腰膝冷痛,下肢酸软,畏寒肢冷,喜温喜按,大便溏泄,舌淡,苔润,脉沉细。

4.气阴两虚型

尿流变细,排出无力或点滴不通,面色无华,贫血消瘦,倦怠乏力,心悸怔忡,动则气促,头晕眼花,饮食减退,身疼腰痛,潮热盗汗,舌红,苔少或无苔,脉细数。

四、治疗方式

前列腺癌有多种治疗方法,包括随访观察、根治性前列腺切除、放疗、冷冻治疗、内分泌治疗、化疗、免疫治疗、综合治疗等。具体选择治疗方案需要根据患者的肿瘤病理分级、肿瘤分期、全身状况、年龄、预期寿命等因素决定。

（一）等待观察治疗

等待观察治疗指主动监测前列腺癌的进程，直到出现病变进展或临床症状明显时再给予抗肿瘤治疗。由于PSA检查和前列腺多点系统穿刺在临床上的广泛应用，越来越多病灶小、局限性、分化良好的前列腺癌得到诊断，其中部分患者年龄大，还合并有其他威胁生命的疾病，很可能前列腺癌不成为这部分患者的死亡原因，对这部分患者进行前列腺癌治疗可能为过度治疗，可采取等待观察治疗。该疗法最大的优势在于没有与各种治疗有关的并发症和死亡率问题，但患者经常意识到自己身上存在着未经治疗的肿瘤，会产生严重的思想包袱和心理负担，这也是人们很少选择随访观察的原因。

适应证：低危前列腺癌（PSA 4~10ng/mL，Gleason评分≤6分，临床分期≤T2a期）和预期寿命短的患者；对于晚期前列腺癌患者，仅限于因治疗伴随的并发症大于延长生命和改善生活质量的情况。

对于临床局限性前列腺癌（T1~3Nx或N0M0）适合进行根治性治疗的患者，如选择等待观察治疗，必须告知患者肿瘤局部进展和转移的危险。

对于等待观察的患者必须密切随访，每3个月复诊，检查PSA、DRE，必要时缩短复诊间隔时间和进行影像学检查。对于DRE、PSA检查和影像学检查有进展的患者可考虑转为其他治疗。

（二）根治性前列腺切除术

现在根治性前列腺切除术已成为局限性前列腺癌最经典和有效的治疗方法。不管采用哪种手术方式，手术范围都包括完整切除尿道与膀胱之间的前列腺、双侧精囊和双侧输精管壶腹段、膀胱颈部，通常还切除两侧盆腔淋巴结。前列腺癌根治术主要有4种术式，即传统的经会阴、经耻骨后，以及腹腔镜和机器人前列腺癌根治术。

1.手术适应证

根治术用于治疗可能治愈的局限性前列腺癌，前列腺癌自然病程相对较长，手术适应证除了考虑肿瘤的临床分期，还要考虑患者的预期寿命和身体一般情况。虽然手术没有具体的年龄界限，但70岁以后随着年龄增长，手术并发症及死亡率将会增加。

(1)临床分期：适应于局限性前列腺癌，主要是临床分期T1~2c的患者。对于临床T3期(cT3)的前列腺癌尚有争议，有主张新辅助治疗后进行根治术，可降低切缘阳性率。

(2)预期寿命：预期寿命≥10年。

(3)健康状况：前列腺癌患者多为高龄男性，往往合并有其他疾病，手术并发症的发生率与身体状况密切相关。因此，只有身体状况良好、没有严重的心肺疾病的患者才适合进行根治术。

2. 手术禁忌证

(1)已有淋巴结转移(术前通过影像学或淋巴活检诊断)、骨转移或其他脏器转移。

(2)患有显著增加手术危险性的疾病，如严重的心肺疾病、出血倾向或血液凝固性疾病等，不能耐受手术。

(3)预期寿命小于10年。

3. 手术时机

一旦确诊为前列腺癌并符合上述根治性手术条件者应采取根治术。为了减少因组织粘连水肿导致手术难度和并发症增加，一般认为经直肠穿刺活检者应等待6~8周，经尿道前列腺切除术者应等待12周再进行手术。

4. 手术并发症

围手术期死亡率为0~2.1%，主要并发症有术中严重出血、直肠损伤、术后阴茎勃起功能障碍、尿失禁、膀胱尿道吻合口狭窄、尿道狭窄、深部静脉血栓、淋巴囊肿、尿瘘、肺栓塞。腹腔镜和机器人前列腺癌根治术还可能出现沿切口种植转移、转行开腹手术、气体栓塞、高碳酸血症、继发出血等并发症。

5. 手术治疗效果

对于低、中危局限性前列腺癌，根治性前列腺切除手术效果相当满意，术后一般不需要进行辅助治疗，文献报道10年肿瘤特异生存率达94%~98%；而高危局限性前列腺癌进行根治性前列腺切除术后辅助放疗或者内分泌治疗，文献报道10年肿瘤特异生存率为57%~91.6%。

（三）前列腺癌外放射治疗（EBRT）

放疗可应用于各期前列腺癌患者，早期前列腺癌（T1~2N0M0）进行根治性放疗，其局部肿瘤控制率和10年肿瘤特异生存率与前列腺癌根治术相似；局部晚期前列腺癌（T3~4N0M0）可采用放疗联合内分泌治疗；转移性前列腺癌可进行姑息性放疗，以减轻症状、改善生活质量。

外放射治疗技术主要包括常规放疗、三维适形放疗（3D-CRT）和调强适形放疗（IMRT）。随着放疗设备和技术的不断发展进步和普及，近年来三维适形放疗和调强放疗等技术逐渐应用于前列腺癌治疗并成为放疗的主流技术，在提高疗效的同时，还降低了放疗并发症。

1. 前列腺癌常规外放射治疗

由于受直肠和膀胱的剂量限制，照射剂量一般不能超过70Gy，目前临床上已很少应用常规照射技术治疗前列腺癌。

（1）照射范围的界定：先确定肿瘤体积、靶体积和治疗体积。具体方法是通过患者固定系统，应用MRI或CT影像来确定目标及周边正常器官范围，并用计算机辅助治疗计划系统计算出中央面肿瘤及周边正常组织的剂量分布。

（2）照射剂量：前列腺癌局部照射剂量有<55Gy、55~60Gy、60~65Gy、65~70Gy及>70Gy，其复发率依次为48%、36%、21%、11%和10%。随着照射剂量的递增，局部复发率明显降低，常规外放射治疗前列腺癌局部照射剂量一般不能超过70Gy。

（3）照射技术：单独照射前列腺及其周围区域时用前、后及两侧野的四野盒式照射技术。若精囊、周边组织受侵及淋巴结转移需全骨盆照射。注意保护直肠、肛门括约肌、小肠、膀胱、尿道等邻近组织及脏器。

2. 3D-CRT及IMRT

3D-CRT和IMRT可增加肿瘤局部的照射剂量及靶区的照射总量，提高肿瘤局部控制率，同时最大限度地减少对周围正常组织及器官的照射，降低并发症，是目前前列腺放疗的主流技术。

（1）照射范围界定：应用螺旋CT薄层扫描，绘出靶区及正常组织的几何模型并建立数字重建图，经CT模拟机模拟，由医生进行三维放射剂量分析，使外照射的剂量达到很高的适形程度，靶区边缘也可达到标准照射剂量。

（2）照射剂量：3D-CRT和IMRT技术的照射剂量可高达81~86.4Gy，对膀胱和直肠的副作用无明显增加。

3.不同分期前列腺癌外放射治疗的疗效

（1）局限性前列腺癌的放疗（T1~2cN0M0）：低危前列腺癌（T1~2a、Gleason评分≤6和PSA<10ng/mL）患者的根治性照射剂量至少要72Gy，疗效与根治性前列腺切除术相似；中危前列腺癌（T2b或Gleason评分=7或PSA 10~20ng/mL）患者提高照射剂量可提高无生化复发生存率，PROG95-09和MD安德森癌症中心研究结果显示高剂量组（79.2Gy）的5年生化复发率明显低于低剂量组。局限高危前列腺癌（Gleason评分>7分或PSA 0ng/mL）患者提高照射剂量的同时应用辅助性内分泌治疗可提高疗效。

（2）局部晚期前列腺癌的放疗（T3~4N0M0，T1~4N1M0，pT3N0M0）：局部晚期前列腺癌外放射治疗常与内分泌治疗联合应用，可明显提高肿瘤控制率和生存率，内分泌治疗可采用新辅助内分泌治疗、辅助内分泌治疗或两者联合。根治术后切缘阳性者辅助体外放疗，局部肿瘤控制率可达90%~100%。

（3）转移性前列腺癌的放疗：前列腺癌盆腔扩散或淋巴结转移可导致盆腔疼痛、便秘、下肢肿胀、输尿管梗阻或肾积水等。进行姑息性放疗，能有效改善症状。对前列腺癌骨转移的姑息性放疗可缓解疼痛症状和脊髓压迫，改善患者生活质量。

4.前列腺癌外放射治疗并发症

放疗引起的副作用因单次剂量和总剂量、放疗方案和照射体积的不同而异。

放疗并发症多发生在常规放疗中，3D-CRT及IMRT发生率较低。可能出现的并发症主要有：①泌尿系统并发症，如尿道狭窄、膀胱瘘、出血性膀胱炎、膀胱挛缩、血尿、尿失禁等；②胃肠系统并发症，如暂时性肠炎、直肠炎引起的腹泻、腹部绞痛、直肠不适和出血、小肠梗阻等，需要手术治疗的严重乙状结肠和小肠损伤、会阴部脓肿、肛门狭窄或慢性直肠出血的发生率低于1%；③勃起功能障碍，发生率低于根治性前列腺切除手术患者；④放射性急性皮肤并发症为红斑、皮肤干燥和脱屑，主要发生于会阴和臀部的皮肤皱褶处；⑤其他并发症包括耻骨和软组织坏死，下肢、阴囊或阴茎水肿等，发生率均低于1%；⑥患直肠癌和膀胱癌的风险增加，最近的回顾性研究证实，前列腺放疗会增加患者患直肠癌和膀胱癌的风险，与根治术相比，直肠癌发病风险提高了1.7倍，与健康人相比膀胱癌患病风险提高了2.34倍。

(四)前列腺癌近距离照射治疗

近距离照射治疗包括腔内照射、组织间照射等,是将放射源密封后直接放入被治疗的组织内或放入人体的天然腔内进行照射。前列腺癌近距离治疗包括短暂插植治疗和永久粒子种植治疗。后者也即放射性粒子的组织间种植治疗,较常用,其目的在于通过三维治疗计划系统的准确定位,将放射性粒子植入到前列腺内,提高前列腺的局部剂量,而减少直肠和膀胱的放射剂量。

永久性粒子种植治疗常用碘和钯-103,半衰期分别为60天和17天。短暂插植治疗常用铱。总之,前列腺癌近距离治疗是继前列腺癌根治术及外放射治疗以后的又一种有望根治局限性前列腺癌的方法,疗效肯定、创伤小,尤其适合于不能耐受前列腺癌根治术的高龄前列腺癌患者。

(五)试验性前列腺癌局部治疗

除了根治性前列腺切除术、外放射治疗、近距离放射治疗等成熟的方法外,前列腺癌的局部治疗还包括前列腺癌的冷冻治疗(CSAP)、高能聚焦超声(HIFU)、组织内肿瘤射频消融(RITA)等试验性局部治疗。其对临床局限性前列腺癌的治疗效果还需要更多的临床研究加以评估。

CSAP被认为是临床局限性前列腺癌可考虑的治疗选择之一。与放疗相比较,其优点是无放射危险、直肠损伤率较低。尽管早期的文献报道治疗后排尿功能障碍和阳痿的发生率较高,但随着技术和经验的不断改进,CSAP并发症发生率明显降低。

HIFU是利用压电晶体或声透镜等超声发生器,体外发射高能超声波,并在体内将超声波能量聚焦在选定的脏器组织区域内,文献报道HIFU对局限性前列腺癌有较好的控制率,多用于年龄大、预期寿命小于10年的局限性前列腺癌。HIFU的并发症包括尿潴留、尿失禁、勃起功能障碍等。

RITA是将针状电极直接刺入肿瘤部位,通过射频消融仪测控单元和计算机控制,将大功率射频能量通过消融电极传送到肿瘤组织内,利用肿瘤组织中的导电离子和极化分子按射频交变电流的方向做快速变化,使肿瘤组织本身产生摩擦热。当温度达到

60℃以上时，肿瘤组织会产生不可逆的凝固性坏死，以达到治疗目的。到目前为止，仅有小样本的Ⅰ/Ⅱ期临床试验探讨了RITA治疗前列腺癌的可行性和安全性，初步的结果显示其对前列腺癌有治疗作用。

（六）前列腺癌内分泌治疗

早在1941年，Huggins和Hodges发现了手术去势和雌激素可延缓转移性前列腺癌的进展，并首次证实了前列腺癌对雄激素去除的反应性。前列腺癌细胞在无雄激素刺激的状况下将会发生凋亡。任何抑制雄激素活性的治疗均可被称为雄激素去除治疗。雄激素去除主要通过以下策略。①抑制睾酮分泌：手术去势或药物去势（黄体生成素释放激素类似物，LHRH-A）；②阻断雄激素与受体结合：应用抗雄激素药物竞争性封闭雄激素与前列腺细胞雄激素受体的结合。两者联合应用可达到最大限度雄激素阻断的目的。其他策略包括抑制肾上腺来源雄激素的合成，以及抑制睾酮转化为双氢睾酮等。

内分泌治疗的目的是降低体内雄激素浓度、抑制肾上腺来源雄激素的合成、抑制睾酮转化为双氢睾酮或阻断雄激素与其受体的结合，以抑制或控制前列腺癌细胞的生长。内分泌治疗适应证包括：①转移性前列腺癌，包括淋巴结和远处转移；②局限早期前列腺癌或局部进展前列腺癌，无法进行根治性前列腺切除或放疗的患者；③根治性前列腺切除术或根治性放疗前的新辅助内分泌治疗；④根治性前列腺切除术或根治性放疗后的辅助内分泌治疗；⑤治愈性治疗后局部复发，但无法再行局部治疗；⑥雄激素非依赖期的雄激素持续抑制；⑦雄激素非依赖期的二线内分泌治疗。

对于晚期前列腺癌，内分泌治疗的方法包括：①去势；②最大限度雄激素阻断（MAB）；③间歇内分泌治疗（IHT）。

1. 去势治疗

（1）手术去势：手术去势可使睾酮迅速且持续下降至极低水平（去势水平）。主要的不良反应是对患者的心理影响。

（2）药物去势：黄体生成素释放激素类似物（LHRH-a）是人工合成的黄体生成素释放激素，已上市的制品有亮丙瑞林、戈舍瑞林、曲普瑞林。在注射LHRH-a后，睾酮逐渐升高，在1周时达到最高点（睾酮一过性升高），然后逐渐下降，至3~4周时可达到去势水平，但有10%左右的患者睾酮不能达到去势水平。LHRH-a已成为雄激素去除的标准治疗方法之一。由于初次注射LHRH-a时有睾酮一过性升高，故应在注射当日开始给予抗雄激素药物2周，以对抗睾酮一过性升高所导致的病情加剧。对于已有骨转移脊髓压迫的患者，应慎用LHRH-a，可选择迅速降低睾酮水平的手术去势。

(3)雌激素作用于前列腺的机制包括：下调LHRH的分泌，抑制雄激素活性，直接抑制睾丸Leydig细胞功能，以及对前列腺细胞的直接毒性。最常见的雌激素是己烯雌酚。口服己烯雌酚1、3或5mg/d，可达到与去势相同的效果，但心血管方面的不良反应明显增加，因此在应用时要慎重。

手术去势、药物去势或雌激素治疗，患者肿瘤相关的生存率、无进展生存率基本相同。

2.最大限度雄激素阻断

目的是同时去除或阻断睾丸来源和肾上腺来源的雄激素。常用的方法为去势+抗雄激素药物。抗雄激素药物主要有两大类：一类是类固醇类药物，其代表为醋酸甲地孕酮；另一类是非类固醇类药物，主要有比卡鲁胺和氟他胺。合用非类固醇类抗雄激素药物的雄激素MAB方法，与单纯去势相比可延长总生存期3~6个月，平均5年生存率提高2.9%。

3.间歇性内分泌治疗

在雄激素缺如或低水平状态下，能存活的前列腺癌细胞通过补充的雄激素获得抗凋亡潜能而继续生长，从而延长进展到激素非依赖的时间。IHT的优点包括提高患者生活质量，可能延长雄激素依赖时间，可能有生存优势，降低治疗成本。IHT的临床研究表明在脱离治疗期间患者生活质量明显提高，如性欲恢复等。可使肿瘤细胞对雄激素依赖时间延长，而对病变进展或生存时间无大的负面影响。IHT的治疗模式多采用MAB方法，其中去势方法采用注射LHRH-a。对于IHT的停止治疗标准，各家报道不一，国内推荐停药标准为PSA≤0.2ng/mL后，持续3~6个月。间歇治疗后重新开始治疗的标准也不统一，不同文献报道如下：PSA>4ng/mL后；PSA升至10~20ng/mL时；PSA~20ng/mL后；PSA升至治疗前水平的1/2；目前国内推荐当PSA>4ng/mL后开始新一轮治疗。

PSA绝对值是新发转移性前列腺癌预后的一个重要独立因素，来自美国西南肿瘤协作组的资料，去势治疗后PSA水平在4ng/mL以上患者的中位生存期只有13个月，PSA水平在0.2~4ng/mL之间患者的中位生存期为44个月，PSA水平在0.2ng/mL以下患者的中位生存期达75个月。

（七）激素非依赖性前列腺癌的治疗

激素非依赖性前列腺癌指经过初次持续内分泌治疗后病变复发、进展的前列腺癌，包括雄激素非依赖性前列腺癌（AIPC）和激素难治性前列腺癌（HRPC）。

内分泌治疗是目前前列腺癌的主要治疗方法之一，大多数患者起初都对去势（手术或药物）或者联合雄激素阻断治疗有效，但经过中位时间14~30个月后，几乎所有患者病变都将逐渐发展为激素非依赖性前列腺癌，中位生存时间小于20个月。在激素非依赖发生的早期有些患者对二线内分泌治疗仍有效，称为雄激素非依赖性前列腺癌（AIPC），而对二线内分泌治疗无效或二线内分泌治疗过程中病变继续发展的则称为激素难治性前列腺癌（HRPC）。

诊断为HRPC，需同时具备以下1~4个条件：①血清睾酮达去势水平（<50ng/mL）；②间隔2周连续3次PSA升高；③抗雄激素撤退治疗4周以上；④二线内分泌治疗期间PSA升高；⑤骨或软组织转移病变有进展。

HRPC治疗效果评估常用以下指标：PSA下降≥50%（保持8周或以上与较好的预后显著相关）；骨或软组织转移病灶是否有改变；临床症状有无改善。

激素非依赖前列腺癌常采用以下治疗方案。

1.维持睾酮达去势水平（采用持续药物去势或进行手术去势治疗）

对于激素非依赖性前列腺癌，雄激素受体仍有活性，因此必须继续雄激素抑制治疗，采用药物去势的患者若血清睾酮未达去势水平，则应进行手术去势或雌激素治疗，使睾酮达去势水平。

2.二线内分泌治疗

适应于雄激素非依赖性前列腺癌（ALPC），对二线内分泌治疗仍有效的患者。可采用以下方案。①加用抗雄激素药物：对于采用单一去势（手术或药物）治疗的患者，加用抗雄激素药物，60%~80%的患者PSA下降>50%，平均有效时间为4~6个月。②停用抗雄激素药物：对于采用联合雄激素阻断治疗的患者，停用抗雄激素药物，停用4~6周后，约1/3的患者出现抗雄激素撤除综合征，PSA下降>50%，平均有效时间为4个月。③抗雄激素药物互换：氟他胺与比卡鲁胺相替换，少数患者仍有效。④肾上腺雄激素抑制剂，如酮康唑、氨基苯乙哌啶酮、皮质激素（氢化可的松、泼尼松、地塞米松）。⑤低剂量的雌激素药物，如雌二醇、甲地孕酮等。

3.化疗

对于HRPC可采用化疗，目前以多西他赛为基础的化疗已成为此类患者标准的化疗方案，若不能耐受可选用其他化疗药物，以下化疗方案可供选择。

(1)以多西他赛为基础的化疗方案：多西他赛75mg/m^2，每3周1次，静脉用药，在每次输注多西他赛前一天，当天和给药后一天分别口服地塞米松8mg，加用泼尼松5mg，每日2次，口服，共10个周期。与以米托蒽醌为基础的化疗方案随机对照研究结果显示，该方案耐受良好，可提高患者生存期(18.9个月对16.5个月)，死亡风险降低24%，能显著提高PSA反应率(45%对32%)，显著提高疼痛缓解率(35%对22%)。目前已成为HRPC的一线化疗方案。

(2)以米托蒽醌为基础的化疗方案：米托蒽醌12mg/m^2，每3周1次，静脉用药，同时联合泼尼松治疗，可在一定程度控制疾病进展，提高生活质量，特别是减轻疼痛，但不能提高患者生存率。

(3)以卡巴他赛为基础的化疗方案：2010年6月，美国FDA经优先审批程序批准了Sanofi-Aventis公司开发的卡巴他赛注射剂用于联合泼尼松治疗既往已接受过以多西他赛为基础的化疗方案治疗的HRPC。一项代号为TROPIC研究的Ⅲ期临床研究证实，与以米托蒽醌为基础的化疗方案相比，卡巴他赛组患者的死亡风险降低了30%，卡巴他赛组的常见不良反应为3~4级中性粒细胞减少、白细胞减少、贫血、腹泻、疲劳和虚弱，导致治疗中止的最常见副作用为中性粒细胞减少和肾衰竭。

(4)其他可选择的化疗方案有雌二醇氮芥、雌二醇氮芥+长春碱、雌二醇氮芥+VP16。这些方案能不同程度降低PSA、控制疾病进展及缓解疼痛，但均不能提高患者生存率。

4.激素非依赖前列腺癌的骨转移治疗

对于有骨转移的激素非依赖前列腺癌的治疗目的主要是缓解骨痛，预防和降低骨相关事件的发生，提高生活质量及生存率。骨相关事件包括：①病理性骨折；②脊髓压迫；③为了缓解骨骼疼痛，预防、治疗病理性骨折或脊髓压迫而进行的放疗；④骨骼手术；⑤为了治疗骨痛而改变抗癌方案；⑥恶性肿瘤所致的高钙血症。

(1)双膦酸盐：具有持续缓解骨痛、降低骨相关事件的发生率、延缓骨并发症发生的时间，是目前治疗激素依赖性前列腺癌和激素非依赖性前列腺癌骨转移的有效方法。

双膦酸盐分为不含氮类和含氮类两种。不含氮类双膦酸盐代表药物是氯膦酸盐，分为口服和静脉剂型。口服剂型方便门诊患者长期使用。含氮类双膦酸盐均为静脉剂型，代表药物是唑来膦酸盐。目前临床常用双膦酸盐活性差异很大，但尚需要直接临床研究证实不同双膦酸盐之间疗效的差异。

(2)放疗：外放射治疗可改善局部骨痛。因前列腺癌患者发生多处骨转移的机会较高，因此外放射治疗的范围和剂量越大，副作用越大。放射性核素在前列腺癌骨转移导致的多灶性骨痛的治疗有一定效果。锶-89和钐-153是常用的放射性核素，锶-89比钐-153发出的β射线能量高，但半衰期短。应用锶-89或钐-153可显著减少新发骨转移灶，降低骨痛症状，减少止痛药用量。最常见的副作用为骨髓抑制。

(3)镇痛药物治疗：WHO已经制定了疼痛治疗指南，也适用于前列腺癌骨转移患者。镇痛治疗必须符合这一指南，包括按阶梯服药：从非阿片类药物至弱阿片类药物，再至强阿片类药物的逐级上升；按时给药而不是按需给药；无创给药尽量选择口服药物或者透皮贴剂等无创方法给药；个体化给药选择达到疼痛基本消失的剂量。还要进行适当的辅助治疗(包括神经抑制剂、放疗、化疗、手术等)。

5. 免疫治疗

目前已进行了几种前列腺癌免疫治疗制剂的研究。

(1)治疗性抗前列腺癌疫苗sipuleucel-T(Provenge)：由载有重组前列腺酸性磷酸酶(PAP)抗原的患者自身的树突状细胞(免疫系统抗原的呈递细胞)构成。PAP蛋白表达于绝大多数的前列腺肿瘤细胞，也表达于正常的前列腺组织中，只以极低的水平存在于其他正常组织中。在治疗性肿瘤疫苗Provenge中，PAP抗原融合于作为佐剂的一种免疫刺激细胞因子——粒细胞-巨噬细胞集落刺激因子(GM-CSF)，树突状细胞则将PAP蛋白消化为多肽而呈现于其表面，当其被重新回输入患者体内后，可被免疫系统T细胞识别，而接触过该抗原后的T细胞能找到并杀灭表达PAP抗原的癌细胞。

最早进行的Ⅲ期临床试验评价sipuleucel-T比较安慰剂治疗无症状或只有轻微症状的转移性HRPC，结果两组患者主要研究终点肿瘤无进展生存时间没有统计学差异[11.7周(sipuleucel-T)对10.0周(安慰剂)，但发现sipuleucel-T组中位生存时间延长(25.9个月对21.4个月，P =0.01)。另一项设计相同的Ⅱ期临床试验结果显示两组患者肿瘤无进展时间和中位生存时间均没有统计学差异，但风险比有利于sipuleucel-T组。

基于研究结果，美国FDA于2010年4月批准了sipuleucel-T(Provenge)用于治疗无症状或只有轻微症状的转移性HRPC。

(2)GVAX瘤苗：是利用粒细胞-巨噬细胞集落刺激因子(GM-CSF)基因通过不同的方法(非病毒载体和病毒载体)修饰同种异体的前列腺癌细胞系(LNCaP和PC-3)，经射线照射灭活GM-CSF修饰的肿瘤细胞后给前列腺癌患者进行多次皮下免疫注射，诱发机体产生肿瘤特异性的细胞免疫反应，从而达到特异性杀灭肿瘤的目的。GVAX瘤苗进行的Ⅰ期和Ⅱ期临床研究结果显示该治疗毒性反应不大，患者耐受性良好。基于这些资料，随后进行了两项Ⅲ期临床试验(VITAL-1和VITAL-2)，用来评价GVAX瘤苗比较传统治疗方案治疗HRPC的疗效。VITAL-1试验选择无症状的HRPC患者，评价GVAX瘤苗比较多西他赛联合泼尼松的治疗效果，因延长生存期这一主要评价指标未能达到30%的可能性，VITAL-1试验被提前中止。VITAL-2试验选择有症状的HRPC患者，评价GVAX瘤苗联合多西他赛比多西他赛联合泼尼松的治疗效果，中期分析报告GVAX用药组死亡率高于对照组，提前中止了该项临床试验。因此，GVAX疫苗的开发被全面中止。

(3)PROSTVAC-VF：是一种组合疫苗，包括两种通过基因工程产生与前列腺特异性抗原相似蛋白的痘病毒，以及3种刺激免疫系统能更强烈攻击肿瘤细胞的分子。该疫苗是由无害痘病毒制成，它能激发攻击前列腺癌细胞的免疫反应。Ⅰ期临床试验结果显示40%HRPC患者PSA稳定，患者耐受性良好。Ⅱ期临床试验共纳入125例症状轻微的转移性HRPC患者，82例患者接受了PROSTVAC-VF治疗，40例患者接受了空白对照载体治疗。在随后的3年随访研究中，虽然主要评价指标肿瘤无进展生存时间在PROSTVAC-VF组没有获得延长，但PROSTVAC-VF组82例患者中仍有25例存活(30%)，同对照组40例患者中仅有7例存活(17%)相比，显示出较好的总生存期，延长中位生存时间达8.5个月(25.1个月对16.6个月)，估计风险比为0.56(95%CI 0.37~0.85)和分层Log-rank P值为0.0061。患者对疫苗有很好的耐受性，只有部分人出现了疲劳、发热、恶心等副作用。PROSTVAC-VF治疗HRPC的Ⅲ期临床试验还在进行中，结果值得期待。

6.经尿道前列腺电切术(TURP)

对于激素依赖性前列腺癌伴有严重排尿困难或激素非依赖性前列腺癌伴有排尿困难影响生活质量的患者，有指征进行姑息性治疗，即隧道式TURP。前列腺癌多数累及前列腺的外周带，隧道式TURP一般是切除部分肿瘤或增生腺体，不能去除或不能完全去除前列腺的病灶，不能切除前列腺深达包膜，因此，前列腺癌的TURP疗效差于前列腺增生症。隧道式TURP治疗晚期前列腺癌排尿困难的再手术率相当高，约22%。此外，尿失禁发生率也高于前列腺增生症病例，约5%，这些都与隧道式TURP方式、局部肿瘤组织病理等因素有关。

（八）靶向治疗

1.内皮素受体拮抗剂

（1）内皮素1（ET-1）通过与内皮素A受体结合起效，在前列腺癌的进展和转移，尤其是骨转移中发挥重要作用。

（2）阿曲生坦（Atrasentan，Xinlay）是一种口服高选择性内皮素A受体拮抗剂，与内皮素A的亲和力是内皮素B的1800倍。单次口服消除半衰期（$t_{1/2\beta}$）为20~25小时，组织分布广泛；能逆转或阻断ET-1对于肿瘤细胞增殖、血管生成、骨质破坏的促进作用及其对血流动力方面的影响。Ⅰ、Ⅱ期临床试验评价阿曲生坦治疗HRPC的研究显示，患者对阿曲生坦治疗耐受性良好，明显延长前列腺癌患者的肿瘤无进展生存时间（PFS）、降低血清PSA和骨碱性磷酸酶水平，减少骨相关事件（SRE），提高生活质量。最常见的副作用为轻中度的外周水肿、鼻炎和头痛。最近完成了两项Ⅲ期临床研究，以评价PFS为主要研究重点。一项Ⅲ期临床研究评价阿曲生坦比较安慰剂治疗转移性HRPC的疗效，结果报道两组患者PFS与总生存时间都没有统计学差异。第二项Ⅲ期临床研究评价阿曲生坦比较安慰剂治疗非转移性HRPC的疗效，结果报道，相对于安慰剂组，阿曲生坦组患者PSA倍增时间延长（$P=0.031$）、骨碱性磷酸酶值增加减慢（$P<0.001$），但主要研究终点PFS没有统计学差异（$P=0.288$）。评价多西他赛联合阿曲生坦比较多西他赛单药治疗转移性HRPC疗效的Ⅲ期临床研究仍在进行中。

（3）齐泊腾坦是特异性内皮素A受体拮抗剂，未检测到与内皮素B发生结合的情况。一项Ⅱ期临床试验评价齐泊腾坦比较安慰剂治疗转移性无症状或者只有轻微症状HRPC的疗效，最终分析报告显示，虽然两组患者在主要研究终点肿瘤无进展生存时间没有差异，但齐泊腾坦可能有总生存期方面的优势（齐泊腾坦10mg组为23.5个月，齐泊腾坦15mg组为23.9个月，安慰剂组为19.9个月，P值分别为0.254、0.103）。齐泊腾坦治疗HRPC患者的Ⅲ期临床研究还在进行当中。

2.血管生成抑制剂

(1)贝伐珠单抗是一种人工合成的重组人源化IgGI单克隆抗体,可特异性地与血管内皮生长因子(VEGF)结合后,阻止后者与血管内表面的血管内皮生长因子受体(VEGFR)结合,从而发挥抗新生血管生成的作用,阻断对肿瘤生长至关重要的血液、氧气和其他必需营养物质的供应,延缓肿瘤的生长和转移。一项编号为CALGB 90006的Ⅱ期临床试验显示,贝伐珠单抗、多西他赛联合雌莫司汀治疗既往未行化疗的转移性HRPC,75%的患者PSA下降≥50%,59%的患者肿瘤评估获得部分缓解,中位生存时间为24个月。另一项Ⅱ期临床试验报告,贝伐珠单抗联合多西他赛治疗多西他赛化疗失败的HRPC,55%的患者PSA下降≥50%,37.5%的患者肿瘤评估获得部分缓解,中位生存时间为9个月。一项编号为CALGB 90401的Ⅲ期临床试验评价多西他赛加泼尼松联合贝伐珠单抗比较联合安慰剂治疗未进行化疗的HRPC,2010年美国临床肿瘤学(ASCO)年会报道了该研究,结果令人失望,多西他赛加泼尼松联合贝伐珠单抗组对比联合安慰剂组中位生存时间没有统计学差异(实验组中位生存时间为22.6个月,对照组为21.5个月,危险比为0.91,P=0.181)。

(2)沙利度胺也是血管生成抑制剂,一项Ⅱ期临床试验报道,沙利度胺治疗转移性HRPC,低剂量沙利度胺组(200mg/d)可观察到18%的患者PSA下降≥50%,而高剂量沙利度胺组(1200mg/d)没有观察到患者PSA下降≥50%。另一项Ⅱ期临床试验评价多西他赛每周方案联合沙利度胺比较单用多西他赛治疗转移性HRPC,相对于多西他赛单一用药组,联合沙利度胺组PSA下降患者比例更高(53%对37%,P=0.32)、中位生存时间延长(28.9个月对14.7个月,P=0.11)。

一项Ⅱ期临床试验评价贝伐珠单抗、沙利度胺、多西他赛加泼尼松治疗转移性HRPC,结果显示联合用药方案观察到89.6%的患者PSA下降≥50%,中位肿瘤无进展生存时间和中位生存时间分别为18.3个月和28.2个月。

3.激酶抑制剂(TKI)

酪氨酸激酶(PTK)是一组催化氨基酸残基磷酸化的酶,PTK激活的分子信号下传可导致正常组织和恶性组织细胞生长、增殖、迁移和血管生成,是细胞信号传导网络的重要途径之一。PTK通过阻断细胞内酪氨酸激酶信号传导途径,抑制肿瘤细胞的增殖。

临床上也进行了酪氨酸激酶抑制剂治疗前列腺癌的研究。

(1)索拉非尼(Sorafenib, Nexava, 多吉美)是多靶点的激酶抑制剂,既能抑制RAF-1、B-RAF的丝氨酸/苏氨酸激酶,又可抑制VEGFR-2、VEGFR-3、PDFG-β、KIT、FLT-3等多种受体的酪氨酸激酶,具有阻断RAF/MER/ERK介导的信号传导通路和抑制肿瘤新生血管生成的双重抗肿瘤活性。在一项评价索拉非尼治疗Ⅱ期临床试验的第一阶段,有22例转移性HRPC患者入组,其中59%的患者已接受过多西他赛或者米托蒽醌治疗,没有患者出现PSA下降≥50%,但观察到2例患者骨转移病灶得到改善,与PSA值的变化呈不一致性。在该项临床试验的第二阶段,另24例转移性HRPC患者入组,其中88%的患者已接受过多西他赛化疗,24例患者中有1例获得部分缓解,疾病稳定的患者有10例,中位疾病无进展生存时间和中位生存时间分别为3.7个月和18个月。综合分析两个阶段共46例患者的中位生存时间为18.3个月。另一项Ⅱ期临床试验57例没有经历化疗的HRPC患者入组,其中55例为可评价患者,2例患者观察到PSA下降≥50%,11例患者病情稳定(4例根据RECIST评价标准,11例基于PSA评价标准)。第三项Ⅱ期临床试验入组28例没有化疗过的HRPC患者,只有1例患者观察到PSA下降≥50%,但16例患者停服索拉非尼后,10例观察到PSA下降,提示索拉非尼影响PSA的产生和分泌与其抗肿瘤作用可能是相互独立的。

(2)舒尼替尼(sunitinib, Sutent, 索坦)可同时阻断VEGFR和PDGFR信号传导通路,有很强的抗肿瘤血管生成作用,亦能抑制碱性成纤维因子(bFGF)、胎肝激酶-3(Flt-3)、干细胞因子(c-kit)受体等阻断细胞内信号传导,抑制肿瘤细胞的增殖。一项评价舒尼替尼治疗Ⅱ期临床试验纳入了未进行化疗(17例)和多西他赛化疗失败(17例)的HRPC患者,1例患者观察到PSA下降≥50%,然而与索拉非尼治疗相似,观察到影像学改变常与PSA的变化存在不一致性。另一项评价舒尼替尼治疗Ⅱ期临床试验,入组的患者已进行了1个或2个药物化疗(包括多西他赛),结果显示12.1%的患者出现PSA下降≥50%,11.1%的患者根据RECIST标准达到部分缓解(可评价病灶缩小≥30%),13.6%的患者疼痛评分减轻≥2分,中位疾病无进展生存时间为19.3周,3~4级严重的毒性反应少见,但仍有52.8%的患者因不能耐受毒性反应而停药。Ⅰ/Ⅱ期临床研究评价舒尼替尼联合多西他赛和泼尼松治疗HRPC的结果显示56%的患者PSA下降≥50%,中位PSA无进展时间为42.1周,39%的患者可评价病灶获得部分缓解,最常见的3~4级不良反应为中性粒细胞减少症(75%)、发热性中性粒细胞减少症(15%)和疲乏(15%)。一项评价舒尼替尼联合泼尼松比较泼尼松单药治疗多西他赛化疗抵抗的转移性HRPC的Ⅱ期临床研究正在进行中,主要研究终点为总生存期。

从目前来看,多西他赛+泼尼松被认为是HRPC患者的标准一线化疗方案,并获得美国FDA批准,治疗性抗前列腺癌疫苗sipuleucel-T和卡巴他赛可提高无症状或者仅有轻微症状、多西他赛化疗抵抗HRPC患者的生存期,分别获得美国FDA批准。然而,这几种药物对提高HRPC患者的生存期都比较有限,有待于开发更有效的药物、研究更合理的药物联合治疗方案。另几种药物的Ⅰ/Ⅱ期临床研究已为HRPC的治疗带来希望,但还有待于证据级别更高的随机对照Ⅲ期临床试验的证实。

(九)中医治疗

前列腺癌的中医治疗主要以辨病施治为主,辅以辨证论治,包括中药注射、成方、验方、单方草药、中成药、针灸等。从报道的文献来看,所有这些治疗都有一定疗效,能在一定程度上延长患者的生存时间或提高患者的生活质量。但仔细研究就会发现某些疗法或多或少地存在一些问题。如辨证论治是中医治疗前列腺癌运用最早、最广、最多的疗法,但众多医家的辨证方法各异,证型和治法不一,没有公认的规范供临床医生遵循。国内单方、验方、草药治疗均为个案或小样本,且治疗病例时间跨度大、治疗多样化、药物不统一、临床疗效难以确切评价。因此,有待于严格设计的大样本、前瞻性临床研究来评估中医药治疗的疗效。与现代科学相结合,开发治疗前列腺癌确切有效、低毒的辨病施治中药是一项有前景的研究。

1.辨证治疗

(1)湿热蕴结证:清热利湿,通淋散结。

【方药】八正散(《太平惠民和剂局方》)加减。

【分析】方中木通、滑石、车前子、瞿麦、泽泻、萹蓄利水通淋、清利湿热,为君药;伍以栀子清泻三焦湿热,大黄泄热降火,为臣药;灯心草导热下行,为佐药;甘草和药缓急,为使药。共奏清热泻火、利水通淋之效。

【加减】尿血明显者加大蓟、小蓟、地榆、白茅根以凉血止血;大便秘结者加重大黄,另加芒硝;毒热壅盛,尿痛较明显,热势明显者加白花蛇舌草、龙葵。

(2)瘀毒内阻证:化瘀散结,活血止痛。

【方药】桃仁红花煎(《陈素庵妇科补解》)加减。

【分析】方中桃仁、红花入血分逐瘀行血,为君药;四物、丹参补血活血,为臣药;香附、青皮、穿山甲、延胡索破气行血、逐瘀止痛,为佐使药。共奏破气行血、逐瘀止痛之功。

【加减】伴有胁肋疼痛者加柴胡、郁金;会阴部痛甚者加制马钱子0.9g;口舌生疮者合导赤散;口黏无味,咳吐白痰者加半夏、桔梗;下肢肿甚者加白术、泽泻。

(3)肾阳亏虚证:温补肾阳,渗利水湿。

【方药】真武汤(《伤寒论》)加味。

【分析】方中君以附子之大辛大热,温肾暖土以助阳气;臣以茯苓之甘淡渗利,健脾渗湿以利水邪;生姜辛温,既助附子之温阳祛寒,又伍茯苓以温散水气;佐以白术健脾燥湿以扶脾之运化;白芍取其利小便、缓拘急止腹痛。诸药相伍,温中有散,利中有化,脾肾双补,阴水得制,酌加龙葵、白英以祛除余毒。

【加减】尿血多者加黄芪益气摄血;脾虚纳差者加党参、白术;大便溏泄明显者加党参、白术、山药。

(4)气阴两虚证:益气健脾,养阴滋肾。

【方药】生脉散(《内外伤辨惑论》)加味。

【分析】本证多见于前列腺癌之终末期,方中取黄芪、太子参补气健脾,为君药;臣以麦冬、何首乌、五味子、枸杞子养阴生津、滋阴补肾,鳖甲、龟甲取之滋阴潜阳;白英、蛇莓取之祛除余邪,共收益气养阴、清除余毒之功。

【加减】眩晕、耳鸣者加杭菊、女贞子;伴津亏便结者加玄参、决明子、肉苁蓉;血虚甚者加当归、熟地黄、阿胶。

2.常用中草药

(1)龙葵:味苦、微甘,性寒。可清热解毒、活血消肿。含龙葵碱、澳洲茄边碱等多种生物碱,它们的苷元均为澳洲茄胺,另含皂苷、维生素A、B族维生素等。适用于癌瘤中属热毒壅阻、瘀血郁结者。煎汤内服,每次15~30g。

(2)白毛藤:味苦,性凉。清热解毒,祛风利湿。《本草拾遗》记载其"主烦热,风疹,丹毒,疟瘴,寒热,小儿结热"。《本草纲目拾遗》记载其"清湿热,治黄疸水肿……"适用于癌瘤中属热毒内盛、湿热郁结者。煎汤内服,每次10~15g。

（3）仙鹤草：味苦、涩，性平。收敛止血，解毒消肿，消积止痢，补虚健脾，杀虫止痒。《百草镜》记载其“下气活血，理百病，散痞满……”《伪药条辨》记载其“治瘰疬”。适用于癌瘤属热毒壅滞、正气不足或明显出血者。煎汤内服，每次10~15g，大剂量可用至30~60g。

（4）老鹳草：味苦、辛，性平。祛风活血，清热解毒。《滇南本草》记载其“利小便，泻膀胱积热。攻散诸疮肿毒”。适用于癌瘤属热毒内盛者。煎汤内服，每次9~15g。

3. 常用中成药

（1）小金丸（《外科证治全生集》）：功能为活血化瘀、散结止痛，用于前列腺癌属瘀血寒痰内结者。一次0.6g，每日3次。

（2）西黄丸：可选择性地抑制癌细胞浸润和转移，具有活血化瘀、散结止痛的功效。饭前空腹口服，一次6g，每日2次。

（3）肾气丸：具有补肺肾、益精气的功效，可提高机体免疫力，改善前列腺癌患者肾气亏虚、肾不纳气等症状。

五、小结

前列腺癌是男性最常见的癌症，占全球男性癌症死亡人数的第2位，尤其是老年人。临床数据显示，年龄越大，患前列腺癌的概率越大。大多数前列腺癌患者被诊断出患有局部疾病并以治愈为目的进行治疗，因此存活率很高。约10%的患者会出现转移性疾病；这部分患者预后一般较差，5年存活率约为30%。因此，我们在日常生活中必须注意预防。临床上前列腺癌根据分期、有无淋巴结转移、癌细胞的Gleason评分、患者PSA水平，将前列腺癌分为高、中、低危。早期前列腺癌，可观察，定期监测PSA变化。Gleason评分在7分左右，分期在T2期、T2c期以下，PSA在10~20ng/mL，可进行根治性前列腺癌切除或放疗等。前列腺癌最佳的治疗方法需根据患者情况个体化制定。根据前列腺癌分期、分级等综合因素判断和制定治疗策略。

参考文献

[1] WEI JT, BAROCAS D, CARLSSON S, et al. Early Detection of Prostate Cancer: AUA/SUO Guideline Part II: Considerations for a Prostate Biopsy[J]. J Urol, 2023, 210(1):54-63.

[2] CRAWFORD E, HARRIS R, SLOVIN S, et al. Synthesizing and applying molecular targeted imaging results in patients with prostate cancer (RADAR VII)[J]. JU Open Plus, 2023,1(3): e00011.

[3] ZHANG K, TEOH J, LAGUNA P, et al. Effect of Focal vs Extended Irreversible Electroporation for the Ablation of Localized Low- or Intermediate-Risk Prostate Cancer on Early Oncological Control: A Randomized Clinical Trial[J]. JAMA Surg, 2023, 158(4):343-349.

[4] TILKI D, CHEN MH, WU J, HULAND H, GRAEFEN M, et al. Prostate-Specific Antigen Level at the Time of Salvage Therapy After Radical Prostatectomy for Prostate Cancer and the Risk of Death[J]. J Clin Oncol, 2023, 41(13):2428-2435.

[5] KUPERUS JM, TOBERT CM, SEMERJIAN AM, et al. Michigan Urological Surgery Improvement Collaborative. Pelvic Lymph Node Dissection at Radical Prostatectomy for Intermediate Risk Prostate Cancer: Assessing Utility and Nodal Metastases Within a Statewide Quality Improvement Consortium[J]. Urology, 2022, 165:227-236.

[6] ATTARD G, MURPHY L, CLARKE NW, et al. Abiraterone acetate and prednisolone with or without enzalutamide for high-risk non-metastatic prostate cancer: a meta-analysis of primary results from two randomised controlled phase 3 trials of the STAMPEDE platform protocol[J]. Lancet, 2022, 399(10323): 447-460.

[7] GEBOERS B, SCHELTEMA MJ, BLAZEVSKI A, et al. Median 4-year outcomes of salvage irreversible electroporation for localized radio-recurrent prostate cancer[J]. BJU Int, 2023, 131 (Suppl 4):14-22.

[8] NI X, WEI Y, LI X, et al. From biology to the clinic - exploring liver metastasis in prostate cancer[J]. Nat Rev Urol, 2024, 21(10):593-614.

[9] CHEN N, WANG Z, CHEN M, et al. Real-world effectiveness and safety of goserelin 10.8-mg depot in Chinese patients with localized or locally advanced prostate cancer[J]. Cancer Biol Med, 2024, 20(12): 1047 - 59.

[10] YE D W, ZHOU F J, ZENG G Q, et al. China ARCHES: a multicenter, phase 3, randomized, double-blind, placebo-controlled efficacy and safety trial of enzalutamide plus androgen deprivation therapy versus placebo plus androgen deprivation therapy in Chinese men with metastatic hormone-sensitive prostate cancer[J]. Ann Oncol, 2023, 34 (suppl_2): S954-S1000.

[11] SMITH MR, HUSSAIN M, SAAD F, et al. Darolutamide and Survival in Metastatic, Hormone-Sensitive Prostate Cancer[J]. N Engl J Med, 2022, 386(12):1132-1142.

[12] DAI B, ZHANG S, WAN FN, et al. Combination of Androgen Deprivation Therapy with Radical Local Therapy Versus Androgen Deprivation Therapy Alone for Newly Diagnosed Oligometastatic Prostate Cancer: A Phase II Randomized Controlled Trial[J]. Eur Urol Oncol, 2022, 5(5):519-525.

[13] NOEL W C, ANDREW J, ARMSTRONG AT, et al. Final overall survival (OS) in PROpel: Abiraterone (abi) and olaparib (ola) versus abiraterone and placebo (pbo) as first-line (lL) therapy for metastatic castration-resistant prostate cancer (mCRPC).2023 ASCO GU, LBA16.

[14] CHI KN, RATHKOPF D, SMITH MR, et al. Niraparib and Abiraterone Acetate for Metastatic Castration Resistant Prostate Cancer[J]. J Clin Oncol, 2023, 41(18):3339-3351.

[15] FRANCOLINI G, ALLEGRA AG, DETTI B, et al. Stereotactic Body Radiation Therapy and Abiraterone Acetate for Patients Affected by Oligometastatic Castrate-Resistant Prostate Cancer: A Randomized Phase II Trial (ARTO)[J]. J Clin Oncol, 2023, 41(36):5561-5568.

[16] GUPTA M, GUPTA N. Bisphosphonate related jaw osteonecrosis[M]. Stat Pearls, 2021.

[17] GILLESPIE EF, YANG JC, MATHIS NJ, et al. Prophylactic Radiation Therapy Versus Standard of Care for Patients With High-Risk Asymptomatic Bone Metastases: A Multicenter, Randomized Phase II Clinical Trial[J]. J Clin Oncol, 2024, 42(1):38-46.

[18] RANASINGHE W, SHAPIRO DD, ZHANG M, et al. Optimizing the diagnosis and management of ductal prostate cancer[J]. Nat Rev Urol, 2021, 18(6):337-358.

第十一章

妇科系统肿瘤

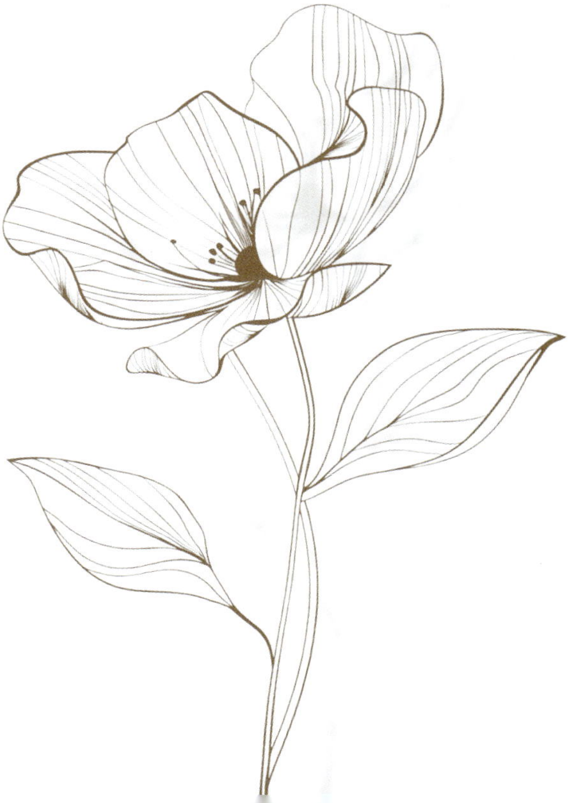

第一节 宫颈癌

宫颈癌是人类恶性肿瘤中唯一可知病因的恶性肿瘤，是全球女性中第二大常见的恶性肿瘤，在我国它一直居妇科恶性肿瘤的首位。初期没有任何症状，后期可出现异常阴道流血。目前治疗方案以手术和放疗为主，亦可采用中西医综合治疗，但中晚期患者治愈率很低。

宫颈癌发病率有明显的地区差异。全球发病率最高的是南非，其次是南美洲、加勒比海地区和东南亚地区，在发展中国家，由于宫颈筛查工作不完善，女性对宫颈疾病的忽视，致使宫颈癌发生率是发达国家的6倍。2010—2020年，根据29个省、自治区、直辖市回顾调查，我国宫颈癌死亡率占总癌症死亡率的第4位，占女性癌症的第2位。我国宫颈癌发病年龄以40~50岁为最多，60~70岁又有一高峰出现，20岁以前少见。在发达国家，其发生率明显下降，在很大程度上归因于对宫颈癌前病变的早期诊断和治疗。

一、病因学研究

（一）高危型人乳头状瘤病毒感染

人们对于宫颈癌病因的研究由来已久。1974年，德国杰出的病毒学家ZurHausen首次提出人乳头状瘤病毒（HPV）与宫颈癌发病的关系。HPV是一种环状双链结构的DNA病毒。至今为止，已发现和鉴定出超过200种不同类型的HPV，有40多种是生殖道感染中常见的亚型。根据HPV感染与宫颈病变及宫颈癌发生风险的关系，可将其分为低危型和高危型。低危型HPV常在宫颈良性病变或低级别上皮内瘤变（LSIL）的病灶中检测到。高危型HPV则与宫颈高级别上皮内瘤变（HSIL）及宫颈癌的发生密切相关，其中HPV16和HPV18为最主要的类型，存在于约70%的宫颈癌病例中。

生殖道HPV感染十分常见，主要通过性接触传播，通常没有临床症状。世界范围内，半数以上性活跃的成年人在他们的一生中至少被一种生殖道HPV感染过。年轻的性活跃的女性HPV感染率最高，感染的高峰年龄为18~28岁。HPV感染往往呈一过性，大部分女性在感染后8~10个月可自行清除病毒，仅有少数女性的HPV感染持续存在，往往为高危型的HPV感染，导致宫颈癌前病变及宫颈癌发生的风险升高。

（二）其他危险因素

目前，高危型HPV感染是人们公认的CIN及宫颈癌发生的主要病因。尽管如此，在宫颈癌的发生、发展过程中，还有一些行为危险因素起了协同的作用，如首次性生活过早、多个性伴侣、多孕多产等，这些起协同作用的危险因素使宫颈癌发病的风险升高。

二、病理类型

（一）不典型增生

不典型增生表现为底层细胞增生，底层细胞不但增生，而且有细胞排列紊乱及细胞核增大、浓染、染色质分布不均等核异质改变。

不典型增生可分为轻、中及重度。①轻度不典型增生（间变Ⅰ级）：上皮细胞排列稍紊乱，细胞轻度异型性，异型上皮占据上皮层的下三分。②中度不典型增生（间变Ⅱ级）：上皮细胞排列紊乱，异型性明显，异型上皮占据上皮层的下三分。③重度非典型增生（间变Ⅲ级）：几乎全部上皮极性紊乱或极性消失，细胞显著异型性和原位癌已不易区别。

（二）原位癌

原位癌（CIS）又称上皮内癌。上皮全层极性消失，细胞显著异型，核大、深染、染色质分布不均，有核分裂象。但病变仍限于上皮层内，未穿透基底膜，无间质浸润。异型细胞还可沿着宫颈腺腔开口进入移行带区的宫颈腺体，致使腺体原有的柱状细胞为多层异型鳞状细胞所替代，但腺体基底膜仍保持完整，这种情况称为宫颈原位癌累及腺体。

（三）镜下早期浸润癌

镜下早期浸润癌在原位癌的基础上，偶然可发现有癌细胞小团已穿破基底膜，似泪滴状侵入基底膜附近的间质中，浸润的深度不超过5mm，宽不超过7mm，也无癌灶互相融合现象，也无侵犯间质内脉管迹象时，临床上无特征。

（四）鳞状上皮浸润癌

当癌细胞穿透上皮基底膜，侵犯间质深度超过5mm，称为鳞状上皮浸润癌。在间质内可出现“树枝”状、“条索”状、“弥漫”状或“团块”状癌巢。

根据病理切片，癌细胞分化程度可分为3级。①Ⅰ级：分化好，癌巢中有相当数量的角化现象，可见明显的癌珠。②Ⅱ级：中等分化（达宫颈中层细胞的分化程度），癌巢中无明显角化现象。③Ⅲ级：未分化（相当于宫颈底层的未分化细胞）。

（五）腺癌

腺癌来源于被覆宫颈管表面和颈管内腺体的柱状上皮。镜检时，可见到腺体结构，甚至腺腔内有乳头状突起。腺上皮增生为多层，细胞低矮，异型性明显，可见核分裂象。如癌细胞充满腺腔，以致找不到原有腺体结构时，往往很难将腺癌与分化不良的鳞状细胞癌进行区别。如腺癌与鳞状细胞癌并存时称为宫颈腺鳞癌。腺鳞癌恶性程度高、转移早、预后差。

三、临床特点

（一）西医症状描述

宫颈癌早期没有任何症状，随着病情的进展，患者可出现异常阴道流血。易以性交出血为首发症状。此外，白带增多也为宫颈癌的常见症状，约80%的宫颈癌患者有此症状。当宫颈癌的症状出现3个月后就诊者已有2/3为癌症晚期。

早期多无症状，与慢性宫颈炎无明显区别，有时甚至见宫颈光滑，尤其老年女性宫颈已萎缩者。症状主要表现如下。

1.阴道流血

年轻患者常表现为接触性出血，发生于性生活、妇科检查及便后出血。出血量可多可少，一般根据病灶大小、侵及间质内血管的情况而定。早期出血量少，晚期病灶较大表现为大量出血，一旦侵蚀较大血管可能引起致命性大出血。年轻患者也可表现为经期延长、周期缩短、经量增多等。老年患者常主诉绝经后不规则阴道流血。

2. 阴道排液

患者常诉阴道排液增多，为白色或血性，稀薄如水样或米汤样，有腥臭味。晚期因癌组织破溃、组织坏死、继发感染等，有大量脓性或米汤样恶臭白带排出。

晚期癌的症状：根据病灶侵犯范围出现继发性症状。病灶波及盆腔结缔组织、骨盆壁，压迫输尿管或直肠、坐骨神经时，常有尿频、尿急、肛门坠胀、大便秘结、里急后重、下肢肿痛等，严重时导致输尿管梗阻、肾盂积水，最后引起尿毒症。到了疾病末期，患者可出现消瘦、贫血、发热及全身衰竭。

（二）中医症状描述

宫颈癌之病位在胞宫，其发病与肝、脾、肾冲任密切相关。其病理因素主要为“湿”“瘀”“毒”，属本虚标实、虚实夹杂之证。宫颈癌早期患者正气未损，邪毒盛实，以标实为主，中后期正气耗损，以正虚为主，夹杂标实。若宫颈癌失治或病情发展，邪毒流窜，则变生他证。

1. 气虚证

神疲乏力，少气懒言，体重身倦，时有阴道流血，白带量多，质薄味腥。舌淡胖，脉虚。或见面色淡白或㿠白、自汗、纳少、腹胀、气短、夜尿频多、畏寒肢冷，舌边有齿痕，苔白滑，薄白苔，或见脉沉细。

2. 阴虚证

五心烦热，口干咽燥，时有阴道流血，量少，色暗或鲜红。舌红少苔，脉细数。或见易怒形瘦，盗汗，大便干，小便短少，声音嘶哑，失眠；舌干裂，苔薄白或薄黄而干，花剥苔，无苔；脉浮数，脉弦细数，脉沉细数。

3. 血虚证

面色淡白或萎黄，头晕目眩，神疲乏力，时有阴道流血，量少，色淡。脉细无力。或见眼睑、口唇、爪甲色淡，眼花、两目干涩，心悸，健忘，多梦，月经延期或闭经；舌边齿痕，苔白，薄白苔；脉沉细弱、微。

4. 血瘀证

阴道流血或血块色暗，少腹积块，胀痛或刺痛。舌紫暗或有瘀斑、瘀点，脉涩。或见白带增多，肢体麻木，健忘，脉络瘀血（口唇、爪甲、肌表等），皮下瘀斑，癥积；舌胖嫩、白滑、滑腻、厚腻、脓腐苔，脉沉弦、结代、弦涩、沉细涩，牢脉。

5.湿热证

时有阴道流血，带下量多，色黄，体重身倦，口干口苦。舌红或绛，苔黄腻，脉滑数。或见白带黄赤兼下，或形如痰状，或色如米泔，其味腥臭，头晕头重如裹，或腹痛坠胀，或尿黄便干；舌有红点或芒刺，苔黄燥、黄厚黏腻，脉滑数、弦数。

四、治疗方式

宫颈癌的治疗主要是手术及放疗，尤其是鳞状细胞癌对放疗较敏感。近年来抗癌化学药物的迅猛发展，过去认为对宫颈癌无效的化疗，现已成为辅助治疗的常用方法，尤其在晚期或复发者。在手术或放疗前先用化疗，化疗后待癌灶萎缩或部分萎缩后再进行手术或放疗，或者手术或化疗后再加用化疗，便可提高疗效。根据我们的经验，一、二期宫颈癌术前10~14天进行介入手术——双侧子宫动脉造影栓塞化疗术，可减少术中出血，提高远期生存率。

（一）治疗原则

1.不典型增生

活检如为轻度非典型增生者，暂按炎症处理，半年随访刮片和必要时再做活检。病变持续不变者可继续观察。诊断为中度不典型增生者，应适用激光、冷冻、电熨等方法。对重度不典型增生，一般多主张进行全子宫切除术。如迫切要求生育，也可在锥形切除后定期密切随访。

2.原位癌

一般多主张进行全子宫切除术，保留双侧卵巢；也有主张同时切除阴道1~2cm者。近年来国内外有用激光治疗，但治疗后必须密切随访。

3.镜下早期浸润癌

一般多主张做扩大全子宫切除术，以及1~2cm的阴道组织。因镜下早期浸润癌淋巴转移的可能性极小，不需消除盆腔淋巴组织。

4.浸润癌

治疗方法应根据临床期别、年龄和全身情况，以及设备条件。常用的治疗方法有放疗、手术及化疗。一般而言，放疗可适用于各期患者；Ⅰb～Ⅱa期的手术疗效与放疗相近；宫颈腺癌对放疗敏感性稍差，应采取手术切除+放疗综合治疗。

（二）手术治疗

采用广泛性子宫切除术和盆腔淋巴结切除术。切除范围包括全子宫、双侧附件、阴道上段和阴道旁组织，以及盆腔内各组淋巴结（宫颈旁、闭孔、髂内、髂外、髂总下段淋巴结）。手术要求彻底、安全，严格掌握适应证，防止并发症。

（三）放疗

放疗为宫颈癌的首选疗法，可应用于各期宫颈癌，放疗范围包括宫颈及受累的阴道、子宫体、宫旁组织及盆腔淋巴结。照射方法一般都采取内外照射结合，内照射主要针对宫颈原发灶及其邻近部位，包括子宫体、阴道上部及其邻近的宫旁组织（“A”）点。外放射则主要针对盆腔淋巴结分布的区域（“B”）点。内放射源采用腔内镭（Ra）或铯-137（^{137}Cs），主要针对宫颈原发病灶。外放射源采用钴60（^{60}Co），主要针对原发病灶以外的转移灶，包括盆腔淋巴结引流区。剂量一般为60Gy。目前对早期宫颈癌多主张先进行内照射。而对晚期癌，特别是局部瘤体巨大、出血活跃，或伴感染者则以先进行外照射为宜。

（四）化疗

1.化疗方式

（1）新辅助化疗（NAC）：NAC是指对宫颈癌患者在手术或放疗前进行2~3个疗程的化疗，然后再施行根治性手术或根治性放疗。NAC主要应用于局部晚期的宫颈癌患者，广义上包括ⅠB2~ⅣA期宫颈癌，狭义则指局部肿瘤≥4cm的巨块型早期宫颈癌。NAC能缩小肿瘤体积，提高手术切除率，为局部晚期患者创造手术机会；消灭微转移，减少复发，提高远期生存率。

（2）同期放化疗：对于接受根治性放疗的患者，在放疗时采用同期化疗，可起到放射增敏作用，并使宫颈癌的死亡风险降低，是中晚期宫颈癌的标准治疗。

（3）术后辅助放疗+同期化疗：研究表明，对于具有宫旁组织受累、淋巴结转移、手术切缘阳性等高危病理因素者，在术后辅助放疗的同时给予化疗，比单纯辅助放疗更能改善生存。

(4)姑息性化疗:主要针对不适合手术或放疗的晚期和复发转移的患者,化疗可起到姑息作用。

2.化疗药物

顺铂(DDP)被认为是对宫颈癌最有活性的药物,其单药应用于治疗复发或转移性宫颈癌的有效率为20%~30%。而以顺铂为基础的联合化疗,化疗的效果有明显提高。在GOG169研究中紫杉醇+顺铂联合化疗的ⅣB期及复发性宫颈癌患者的中位无进展生存期(PFS)为4.6个月,显著高于顺铂单药治疗(PFS为2.9个月,P=0.014),基于GOG169的研究,NCCN指南推荐紫杉醇+顺铂作为晚期、复发性宫颈癌的一线治疗。

另外,随着靶向药物的发展,有研究显示,靶向阻断血管内皮生长因子(VEGF)及其受体的信号通路的策略能有效改善晚期、复发/持续性宫颈癌患者的预后。贝伐珠单抗是一种重组人源抗VEGF单克隆抗体,已被美国FDA批准用于复发/持续性宫颈癌的治疗。美国妇科肿瘤组(GOG)240研究显示,贝伐珠单抗联合化疗(紫杉醇/顺铂或紫杉醇/拓扑替康)患者的中位OS为17.0个月,显著高于单纯化疗组(中位OS为13.3个月,P=0.004)。贝伐珠单抗联合紫杉醇、顺铂或紫杉醇/拓扑替康也因此被NCCN指南推荐用于晚期、复发/持续性宫颈癌的一线治疗。

(五)中医治疗

中医学认为宫颈癌的发病由脾湿、肝郁、肾虚,脏腑功能亏损,致冲任失调,督带失约而成。《黄帝内经》中提到"任脉为病,女子带下瘕聚""盖冲任失调,督脉失司,带脉不固,因而带下"。中医药对宫颈癌,早期以局部用药为主,阴道给药,使宫颈癌病灶发生凝固、坏死、脱落;而晚期癌,需辨证论治进行治疗,扶正祛邪、攻补兼施、标本合治,能使宫颈癌患者症状减轻,延年益寿,常用药物有莪术、天南星、鸦胆子、紫草根等。

1.分证论治

(1)气滞血瘀证:行气活血,软坚散结。

【方药】少腹逐瘀汤加减。

【分析】当归、赤芍、生地黄、小茴香、延胡索、蒲黄、五灵脂等活血化瘀、行气止痛,香附、郁金理气疏肝解郁,莪术、桃仁加强行气活血化瘀,蚤休、牡蛎、全蝎清热解毒、软坚散结等。

(2)湿热瘀毒证:清热利湿,解毒化瘀。

【方药】黄柏解毒汤加减。

【分析】黄柏、黄连下行清化湿热,加上败酱草、薏苡仁、蒲公英、半枝莲、重楼、白花蛇舌草、土茯苓、苍术、苦参等清热解毒、祛湿散结,以川牛膝引药下行,加上白术燥湿,泽兰、莪术、蒲黄进行气活血、化瘀止痛等。

(3)肝肾阴虚证:补益肝肾,解毒散结。

【方药】二至丸合知柏地黄丸加减。

【分析】生地黄、牡丹皮、知母、山茱萸、黄柏、茯苓补益肝肾、滋阴清热,女贞子、旱莲草填精益肾,加上山药、枸杞子、七叶一枝花滋补肾阴,加上当归、赤芍、莪术、半枝莲、重楼、白英清热解毒、活血化瘀等。

(4)脾肾两虚证:温补脾肾,化湿解毒。

【方药】附子理中汤合补中益气汤加减。

【分析】黄芪、党参、白术、茯苓、当归、制附子、陈皮、甘草等以健脾益气、温阳益肾,加炮姜、吴茱萸、淫羊藿、薏苡仁加强温补脾肾,莪术行气活血止痛,半枝莲、重楼清热解毒。

(5)气血两虚证:益气养血,补肾填髓。

【方药】八珍汤加减。

【分析】党参、白术、茯苓、当归、熟地黄、白芍、甘草补益气血,加黄芪加强益气之功,阿胶(烊化)补血;加紫河车、黄精以补肾填髓化生气血;适当佐以半枝莲、白花蛇舌草等清热解毒之品祛邪。

【加减】腹胀痛者酌选乌药、川楝子、枳壳等;阴道流血,色或鲜或暗者酌选三七粉(冲服)、牡丹皮等;带下色黄腥臭者酌选败酱草、鱼腥草等;食欲减退者酌选神曲、鸡内金、山楂等;乏力者酌选黄芪、党参、薏苡仁等;呕吐者酌选法半夏、姜竹茹、砂仁、旋覆花、代赭石等;大便秘结者酌选大黄、肉苁蓉、芒硝、枳实、厚朴等;尿频、尿痛者酌选金钱草、瞿麦、萹蓄等;腰膝冷痛者酌选狗脊、杜仲、牛膝等。

2.常用中草药

(1)莪术:味辛、苦,性温。具有破血祛瘀、行气止痛的功效。《药品化义》记载:“蓬术味辛性烈，专攻气中之血，主破积消坚，去积聚癖块，经闭血瘀，扑损疼痛。”适用于湿热瘀毒型宫颈癌。内服：煎汤，每次3~10g，或入丸、散。外用：适量，煎汤洗，或研末调敷。行气止痛多生用，破血祛瘀宜醋炒。

(2)天南星：味苦、辛，性温，有毒。具有燥湿化痰、祛风止痉的功效。《神农本草经》记载其“主心痛，寒热，结气，积聚，伏梁，伤筋，痿，拘缓，利水道”。内服：煎汤，每次5~10g，宜久煎，或入丸、散。外用：研末撒或调敷。

(3)紫草：味甘，性寒。具有凉血活血、解毒透疹的功效。《医林纂要》记载其“补心，缓肝，散瘀，活血”。内服：煎汤，每次5~10g，或入散剂。外用：熬膏涂。

3.常用中成药

(1)西黄丸(《外科证治全生集》)：具有解毒散结、化瘀止痛的功效，适用宫颈癌瘀血内结者。成人每次服1丸，每日服2次，血虚经闭者忌用，孕妇禁用。

(2)桂枝茯苓丸(《金匮要略》)：具有活血化瘀、缓消癥块的功效，适用于宫颈癌盆腔转移、下腹部包块硬实者。每服1~2丸。

(3)小金丹(《外科证治全生集》)：具有破瘀通络、祛痰化湿、消肿止痛的功效，适用于宫颈癌患者。每次口服1丸，每日1~2次，陈酒送下，或小金片每次3~4片，每日3次。

(4)平消胶囊(《癌瘤中医防治研究》)：具有活血行气、化痰软坚、扶正祛邪的功效，适用于宫颈癌患者。口服，每次4~8片，每日3次，1~3个月为1个疗程。

(5)大黄䗪虫丸(《金匮要略》)：具有破血消肿、逐瘀通经的功效，适用于瘀血内结者。成人每次服1粒，每日服3次。本丸药力较猛，血虚经闭者忌用，孕妇禁用。

4.针灸治疗

【处方】取足厥阴肝经、足阳明胃经、任脉等经穴为主。

【取穴】关元、中极、子宫、蠡沟、三阴交、太冲。

【方义】关元、中极疏通胞宫、调理冲任，子宫近处取穴疏通气血，蠡沟、太冲、三阴交疏肝实脾、活血行气祛瘀。

【辨证配穴】肝郁气滞型加期门、章门以行气散瘀；湿热瘀毒型加阴陵泉、大都以祛湿热散瘀；肝肾阴虚型加肝俞、肾俞、太溪以滋补肝肾；脾肾阳虚型加肾俞、命门，宜灸。腹水明显者加神阙，隔甘遂末灸3壮，小腹痛甚加次髎；带下多者加阴陵泉、地机；宫颈癌放疗后引起的放射性直肠炎加上巨虚、足三里；里急后重者加气海；黏液便者加阳陵泉、三阴交；血便者加承山、下巨虚；宫颈癌放疗后白细胞降低者加大椎、膈俞、足三里。

【操作】毫针针刺，补泻兼施。每日1次，每次留针30分钟，10次为1个疗程。虚证可加灸。电针用疏密波，频率为2/15Hz，持续刺激20~30分钟。

【耳针法】内生殖器、盆腔、肝、肾、内分泌、缘中、轮4~6反应点。毫针刺，中强度刺激，每次留针30分钟，间歇运针2~3次，10次为1个疗程。或用揿针埋藏或王不留行籽贴压，每3~5小时更换1次。

【穴位注射】痞根、次髎、三焦俞、肝俞、白环俞等，每次取2~4穴，用胎盘针、胸腺肽或转移因子等药，注射量根据不同的药物及具体辨证而定。局部常规消毒，在选定穴位处刺入，待局部有酸麻或胀感后再将药物注入，隔日1次。

【挑治法】八髎穴或阳性反应点挑治，每周1次。

【隔姜灸】神阙、关元、天枢、脾俞、胃俞、足三里、肾俞，每次3壮，每日1次。

五、小结

一般的宫颈癌恶性程度高，70%的患者在确诊时已属晚期。宫颈癌的诊断主要根据病史和临床表现，尤其有接触性出血者，需做详细的全身检查及妇科三合诊检查，并采用宫颈刮片细胞学检查，碘试验、氮激光肿瘤固有荧光诊断法、阴道镜检查、宫颈和宫颈管活组织检查、宫颈锥切术等检查。确诊宫颈癌后，应根据具体情况，做胸部X线片、淋巴造影、膀胱镜、直肠镜检查等，以确定其临床分期。

宫颈癌治疗的方式包括外科手术切除、中医药、放疗、化疗等。对Ⅱ、Ⅲ、Ⅳ期的患者均不宜手术治疗。手术后也容易转移或复发。治疗方案的制订与患者的年龄、一般情况、病灶的范围、有无合并症状存在及其性质有关。因此，治疗前必须对患者进行全身检查，并结合各脏器及系统功能检查结果，以及临床分期综合考虑后制订治疗方案。

在女性生殖道肿瘤中，宫颈癌的预后相对较好。影响预后的因素包括临床分期、组织学类型、病理分级、淋巴结转移、宫旁组织受累、脉管浸润、手术切缘阳性等。治疗结束的患者，需长期随访，极少数患者可能出现晚期复发。虽然近年来，宫颈癌的早诊早治取得了令人可喜的成果，其发病率及死亡率都有了大幅度下降，但要想从根本上预防宫颈癌的发生，还应从病因着手。目前已明确，HPV感染是宫颈癌的主要病因。因此，最为理想且能从根本上预防宫颈癌的方法是进行疫苗接种。

第二节 卵巢癌

卵巢癌是5种最常见的女性生殖系统恶性肿瘤之一，在妇科恶性肿瘤死亡原因中居第4位。卵巢肿瘤中大多数为卵巢上皮或间质来源，包括多种组织类型。上皮性卵巢癌最常见，生殖细胞肿瘤和性索间质细胞肿瘤较少见。卵巢癌的发病率随年龄增长而增加，高发年龄为56~60岁。早期患者治疗的主要目标是治愈，进行全面分期手术，部分患者术后需要辅助化疗。中晚期患者的治疗为肿瘤细胞减灭术联合铂类的化疗。复发患者的主要治疗目的是提高生活质量、延长生存期。规范治疗的早期卵巢癌患者预后较好，5年生存率为80%~90%，晚期患者5年生存率从20世纪70年代的30%提高至目前的近50%。

一、病因学研究

（一）遗传因素

流行病学研究结果显示，BRCA1和BRCA2基因突变携带者在一生之中发生卵巢癌的风险分别达54%和23%，是卵巢癌的高危人群。此外，家族中有卵巢癌、乳腺癌、胰腺癌、前列腺癌、结直肠癌等患者时，亲属卵巢癌的发病风险可能升高。

（二）内分泌因素

雌激素和雄激素可能对卵巢上皮细胞有刺激作用，增加患癌风险，如月经初潮早、绝经晚、无生育史、应用促排卵药物等。

（三）妇科疾病

子宫内膜异位症可能与透明细胞癌、子宫内膜样癌的发生风险率增加有关。

（四）生育因素

终身未生育的女性罹患卵巢上皮性癌的风险是已生育女性的2倍。

（五）生活因素

可能与吸烟、高脂饮食、肥胖等因素有关，经常食用动物脂肪，饮用咖啡及低碘饮食的人，发生卵巢癌的可能性较高。

二、病理类型

针对卵巢组织发生学上的差异，WHO制定的卵巢肿瘤的组织学分类法是目前普遍采用的卵巢肿瘤分类法。主要类型有上皮性肿瘤、生殖细胞肿瘤、性索间质肿瘤、其他类型及转移性肿瘤。

（一）上皮性肿瘤

上皮性肿瘤占原发性卵巢肿瘤的50%~70%，其恶性类型占卵巢恶性肿瘤的85%~90%。肿瘤来源于卵巢表面的生发上皮，具有分化为各种米勒上皮的潜能。向输卵管上皮分化，形成浆液性肿瘤；向宫颈黏膜分化，形成黏液性肿瘤；向子宫内膜分化，则形成子宫内膜样肿瘤。

（二）生殖细胞肿瘤

生殖细胞肿瘤占卵巢肿瘤的20%~40%，生殖细胞来源于生殖腺以外的内胚叶组织，有发生多种组织的功能。未分化者为无性细胞瘤，胚胎多能者为胚胎癌，向胚胎结构分化为畸胎瘤，向胚外结构分化为内胚窦瘤、绒毛膜癌。

（三）性索间质肿瘤

性索间质肿瘤约占卵巢肿瘤的5%，性索间质来源于原始体腔的间叶组织，可向男女两性分化。向上皮分化形成颗粒细胞瘤或支持细胞瘤，向间质分化形成卵泡膜细胞瘤或间质细胞瘤。此类肿瘤常有内分泌功能，又称功能性卵巢肿瘤。

（四）转移性肿瘤

转移性肿瘤占卵巢肿瘤的5%~10%，其原发部位多为胃肠道、乳腺及生殖器官。

三、临床特点

（一）西医症状描述

1.症状

早期患者症状隐蔽，无任何不适。随着肿瘤的增长和腹水的出现，患者可感到下腹不适或盆腔下坠感、腹胀或扪及盆腔下腹肿块，晚期可出现不全性肠梗阻或盆腔压迫症，或由于肿瘤的迅速生长，患者营养不良及体力消耗，出现贫血、消瘦及恶病质体征。部分绝经前女性会出现月经不调等。颗粒细胞瘤、卵泡膜细胞瘤或含睾丸母细胞瘤可有高雌激素或雄激素症状，如月经不调、绝经后出血、出现男性第二性征等。阴道出血也可由肿瘤间质黄素化引起。生殖细胞瘤多发生于青少年，肿瘤生长迅速，常伴腹痛、发热或肿瘤坏死扭转等急腹症。

2.体征

早期卵巢恶性肿瘤患者，只有在肿块体积超出盆腔后才能偶然发现，或者在妇科检查时发现盆腔肿块。并发腹水者腹部可叩到移动性浊音。有时在锁骨上、腹股沟等部位可扪及肿大的淋巴结。

（二）中医症状描述

阴阳气血、脏腑功能失调是卵巢癌发病的根本，而在卵巢癌发生、发展过程中又以此为基础产生气虚、贫血、感染、腹水等表征。在临床治疗中应分析标与本的轻重缓急，而采取相应的治疗策略。临床上患者多表现出气虚、寒凝、血瘀这3种证候因素，其中尤其以少腹不适、舌淡紫暗、关浮尺细或弱这一系列血瘀证候因素的表现为多。

1.气滞血瘀证

症见面色晦暗，形体消瘦，少腹胀痛，神疲乏力，腹部肿块质硬固定，舌紫暗或有瘀点、瘀斑，脉细或涩。

2. 寒凝血瘀证

症见下腹肿块，按痛，热敷痛减，肢冷色青，月经后期，痛经，经色紫暗，有血块，舌紫暗，苔薄白，脉沉迟而涩。

3. 痰湿凝聚证

症见体胖，乏力肢肿，胸闷腹满，月经不调，腹部有肿块，带下量多，舌体胖，苔白腻，脉濡缓或滑弦。

4. 湿热毒蕴证

症见体重困倦，腹胀有块，口干口苦不欲饮，尿黄灼热，大便干或腹泻，肛门灼热，舌红，苔厚腻，脉弦滑或濡数。

5. 气血双亏证

症见腹部隐痛，下腹有包块，面色少华或无华，精神萎靡，心悸气短，头晕目眩，消瘦纳呆，舌质淡，苔薄白，脉细弱。

6. 气阴两虚证

症见面色萎黄，懒言少语，气短声微，全身疲惫，精神不振，腰膝酸软，头晕目眩，耳鸣，咽干口燥或渴不多饮，五心烦热，舌淡，苔少或无苔，脉沉细。

7. 脾肾阳虚证

症见腹部胀满，夜间明显，面色苍白或苍黄，脘闷纳呆，懒言少语，肢冷畏寒，下肢水肿，小便短少，大便稀溏，舌灰淡或淡黄，胖大有齿痕，苔白水滑，脉沉细、无力。

四、治疗方式

（一）治疗原则

1. 早期卵巢癌

早期卵巢癌的初次治疗取决于全面手术分期后的危险因素评估。低危险因素（ⅠA/ⅠB期、非透明细胞癌、高分化或交界性肿瘤）的患者术后可以不化疗，但铂类为主的术后辅助化疗可使具有高危险因素（ⅠC期、Ⅱ期、分化2~3级、透明细胞癌）的患者受益。大部分患者可采用3~6个疗程的卡铂联合紫杉醇化疗。

2.晚期卵巢癌

80%的卵巢癌患者在诊断时已是晚期,需要采取多学科综合手段进行治疗。初次手术是诊断、病理分期及治疗(根治性的肿瘤细胞减灭术)的基础。术后应常规给予化疗。对于术前判断难以实现满意减瘤或患者体质太弱难以耐受手术者,可考虑新辅助化疗,化疗有效,患者体质改善后再进行经腹肿瘤细胞减灭术。对于初次手术未能彻底减灭肿瘤细胞且化疗有效的患者,再给予肿瘤细胞减灭术是合理的,目前Ⅱ~Ⅳ期患者推荐的术后化疗方案为6个疗程卡铂联合紫杉醇,或卡铂联合多西他赛,或卡铂联合多柔比星脂质体。

(二)治疗策略

1.新辅助化疗

对于高龄、体弱、内科并发症无法手术者,或妇科肿瘤医生术前评估直接手术难以达到满意效果者,建议进行2~3个疗程术前新辅助化疗。方案以静脉化疗为主。

2.早期卵巢癌的化疗

经全面分期手术后,约30%的Ⅰ期患者提高了分期。早期癌包括Ⅰ、Ⅱ期。ⅠA期、肿瘤分化好(1~2级)、非透明细胞癌预后好,术后化疗对其5年生存率无改善,因此不必采用辅助化疗,可临床随诊。ⅠC期和Ⅱ期或肿瘤分化差、腹水内发现癌细胞、肿瘤和周围组织有粘连或透明细胞癌是影响预后的高危因素,应给予辅助治疗,推荐紫杉醇与卡铂联合化疗,其中Ⅰ期患者化疗3~6个疗程,Ⅱ期患者化疗6个疗程。注意事项如下:

(1)患者有肾功能不全或末梢神经病变者应慎用顺铂。

(2)顺铂每疗程剂量≥50mg/m^{2}时,治疗同时需水化利尿。

(3)腹腔化疗对术后残留≥2cm者疗效差;可能有20%~30%的患者术后因腹腔粘连而致药物分布不均;无论是插管还是采用腹腔化疗装置,或腹腔穿刺的方法,都可能引起感染、脏器损伤等并发症。

3.晚期卵巢癌的化疗

晚期卵巢癌术后需进行多疗程化疗,目的是继续杀灭残存的肿瘤灶,如果仅重视手术而忽视化疗,晚期患者几乎不能治愈。随着化疗的进展,晚期患者生存率逐步提高。应根据肿瘤和患者的个体情况选择适当的化疗药物、方案、剂量和疗程。化疗中应仔细观察疗效和毒性。70%~80%的患者对于初次治疗有反应，但卵巢癌复发非常普遍，需要进一步的治疗以控制疾病、缓解症状，并维持生活质量。

(1)PC方案：紫杉醇175mg/m^2，静脉滴注(3小时)，第1天；卡铂(AUC=5~6)，1~3小时，第1天；每3周重复。

(2)卡铂+脂质体多柔比星方案：卡铂(AUC=5)，静脉滴注，第1天；脂质体多柔比星30mg/m^2，静脉滴注，第1天；每4周重复。

(3)DC方案：多西他赛60~75mg/m^2，静脉滴注(1小时)，第1天；卡铂(AUC＝5~6)，静脉滴注(1~3小时)，第1天(1~3小时)，每3周重复。

(4)周疗方案：紫杉醇60mg/m^2，静脉滴注，1小时；卡铂(AUC=2)，静脉滴注，30分钟，每周重复，共18周。

(5)紫杉醇和顺铂静脉腹腔化疗：紫杉醇135mg/m^2(24小时)，静脉滴注，第1天；顺铂75~100mg/m^2，腹腔注射，第2天；紫杉醇60mg/m^2，腹腔注射，第8天。

4.复发卵巢癌的化疗

挽救性治疗的选择取决于治疗无进展间期：初次化疗结束后6个月内出现肿瘤复发为铂类耐药复发，6个月后出现复发为铂类敏感复发。铂类敏感复发，临床上给予含铂联合化疗方案(铂类+紫杉醇、铂类+脂质体多柔比星、铂类+吉西他滨)，选择方案时要考虑毒性反应。细胞毒性药物对于铂类耐药或难治病例有一定效果，可考虑应用的细胞毒性药物包括拓扑替康、脂质体多柔比星、口服VP16、吉西他滨、奥沙利铂、异环磷酰胺、去甲长春碱、六甲蜜胺等。15%~25%的患者可有短期疗效。部分复发患者，如单纯骨转移，也可考虑姑息性放疗。

铂类耐药复发后可选择化疗方案如下：

(1)紫杉醇80mg/m^2，静脉滴注，每周1次。

(2)脂质体多柔比星35~40mg/m^2，静脉滴注(90分钟)，第1天，每4周重复。

(3)拓扑替康10~15mg/m^2，静脉滴注(10分钟或30分钟)，第1~5天，每3周重复。

(4)吉西他滨1000mg/m^2，静脉滴注(30分钟)，第1、8、15天，每4周重复。

(5)依托泊苷50mg，口服，第1~21天，每4周1次，或100mg/m^2，口服，第1~14天，每3周重复。

说明：①对于一线未使用过铂类的化疗者，二线化疗仍可使用铂类联合方案；②一线化疗铂类敏感者(化疗有效并结束6个月后复发),可选择铂类联合方案。对于铂耐药肿瘤,很少再对铂联合方案有效,可选择与铂类无交叉耐药的药物。

5.靶向治疗

目前在卵巢癌中研究较多的靶向药物主要有两种。

(1)二磷酸腺苷核糖多聚酶(PARP)抑制剂:PARP抑制剂在卵巢癌中应用的范围主要包括晚期卵巢癌BRCA1/2突变患者一线化疗有效后的维持治疗(研究表明,3年无进展生存率超过60%);铂类敏感复发卵巢癌化疗有效后的维持治疗(BRCA1/2突变患者以PARP抑制剂做维持治疗,与安慰剂对照组相比中位PFS延长约15个月);既往接受过二线及以上化疗的BRCA1/2突变的复发卵巢癌的治疗。目前已经在欧美国家上市的PARP抑制剂主要有奥拉帕利、尼拉帕利和卢卡帕利。我国已经获批的药物是奥拉帕利和尼拉帕利,用于铂类敏感复发化疗有效后的维持治疗。

(2)抗血管生成药物:抗血管生成药物的主要代表药物为贝伐珠单抗。已有研究表明,贝伐珠单抗在化疗期间和化疗同步应用,如有效,在化疗结束后单药维持治疗。无论是一线治疗还是复发治疗,与单纯化疗相比,化疗联合贝伐珠单抗均可使患者的PFS延长3~6个月。

(三)中医治疗

1.分证论治

(1)气滞血瘀证。

【治法】行气活血,软坚化结。

【方药】膈下逐瘀汤加减。

【常用药】当归、桃仁、红花、赤芍、乳香、没药、土茯苓、乌药、香附、夏枯草、莪术、醋三棱、生牡蛎、猪苓、黄芪。

(2)寒凝血瘀证。

【治法】温经止痛,活血化瘀。

【方药】少腹逐瘀汤加减。

【常用药】小茴香、干姜、延胡索、没药、川芎、当归、莪术、肉桂、赤芍、蒲黄、五灵脂、八月札、土茯苓、桂枝、吴茱萸、附子等。

(3)痰湿凝聚证。

【治法】化痰除湿，行气散结。

【方药】二陈汤加减。

【常用药】陈皮、半夏、土茯苓、莪术、胆南星、白芥子、木香、炒苍耳子、香附、夏枯草、青皮、山慈菇、三棱、干蟾皮、黄芪、女贞子。

(4)湿热毒蕴证。

【治法】清热化湿，解毒散热。

【方药】四妙丸加减。

【常用药】生薏苡仁、半枝莲、白花蛇舌草、茵陈、夏枯草、黄连、苦参、白英、车前草、土茯苓、大腹皮、鳖甲、莪术、黄柏、怀牛膝。

(5)气血双亏证。

【治法】益气健脾，滋阴补血。

【方药】八珍汤加减。

【常用药】生地黄、熟地黄、山药、补骨脂、骨碎补、当归、白芍、白术、川芎、生牡蛎、土茯苓、穿山甲、鳖甲、黄芪、鸡血藤。

(6)气阴两虚证。

【治法】益气健脾，滋补肾阴。

【方药】六味地黄丸加减。

【常用药】熟地黄、生地黄、山药、山茱萸、茯苓、牡丹皮、泽泻、鳖甲、巴戟天、补骨脂、党参、黄芪、女贞子、白花蛇舌草、鸡内金、三棱。

(7)脾肾阳虚证。

【治法】温补脾肾，利水渗湿。

【方药】济生肾气丸加减。

【常用药】干地黄、杜仲、补骨脂、山药、菟丝子、桑寄生、白术、黄芪、炮附子、猪苓、茯苓、泽泻、龙葵、生薏苡仁、白花蛇舌草、地龙、王不留行。

2.常用中药方剂

(1)双石方：温肾祛寒，破血逐瘀。主治卵巢黏液性囊腺癌。

【方药组成】阳起石 60g、云母 120g、三棱 90g、莪术 90g、土鳖虫 90g、桃仁 60g、红花

60g、当归60g、赤芍60g、枳壳30g、大黄60g，共研细末，饭糊为丸，每日3次，每次18g，吞服。

（2）麝香活血方：活血散结。主治卵巢黏液性囊腺癌。

【方药组成及用法】麝香。在局部麻醉下，由双侧足三里切开皮肤至皮下，稍做分离后，每次埋藏麝香0.1~0.3g，严密包扎伤口。以后每隔15天在足三里（双）、三阴交（双）、关元交替埋藏麝香1次。

（3）蛇莲地鳖汤：清热解毒，疏肝理气，软坚散结。主治卵巢癌。

【方药组成】白花蛇舌草15~60g、半枝莲15~60g、橘核9~15g、昆布15g、桃仁15g、地龙15g、土鳖虫9g、川楝子9g、小茴香9g、莪术12g、党参12g、红花6g、薏苡仁30g，水煎服。

3.常用中成药

（1）大黄䗪虫丸：由熟地黄、土鳖虫、蛴螬、干漆、生地黄等组成。具有破血消肿、逐瘀抗瘤作用，适用于妇科肿瘤瘀血内结者，每次1粒，每日3次。血虚经闭者忌用。

（2）复方斑蝥胶囊：由斑蝥、人参、黄芪、刺五加、三棱、半枝莲、莪术、山茱萸、女贞子、熊胆粉、甘草组成。具有破血消瘀、攻毒蚀疮的功效，适用于妇科肿瘤、肝癌、肺癌等。口服，每日2次，每次3粒。

（3）加味西黄丸：主要药物有麝香、人工牛黄、乳香、没药、三七、山慈菇等。具有清热解毒抗癌、活血散结、祛瘀止痛的功效，可用于多种肿瘤。服法：每粒0.25g，每次2粒，每日2~3次。

（4）加味犀黄丸（《外科证治全生集》）：主要药物有麝香、人工牛黄、乳香、没药、三七粉、山慈菇等。具有清热解毒、攻坚散结、活血止痛的功效，适用于中晚期卵巢癌患者。将药物共研为细末，每个胶囊含药粉0.25g，每次服2~3粒，每日2~3次，饭后半小时温开水送服，3~4个月为1个疗程，停7~10小时继续服第2个疗程。

4.其他治疗

（1）外治。

1）香药酒：乳香、没药、冰片各30g，红花10g，将上药放入90%酒精500mL中浸泡3天后，取少量澄清液备用。用棉签蘸适量药水搽于痛处，每日可反复使用，疗程不限。具有活血止痛的功效，适用于卵巢癌腹痛者。

2）活血逐水汤：延胡索40g，乳香、没药、芫花、桃仁、血竭各20g，将上方煎至100mL，加冰片3g调匀后外敷于腹部。具有活血止痛、利水消肿的功效,适用于晚期卵巢癌疼痛伴腹水者。

3)薏苡附子败酱散:取薏苡仁30~60g、败酱草15~30g、制附子5~10g,加水煎2次,分3次将药液温服,药渣加青葱、食盐各30g,加酒炒热,乘热布包,外敷患处,上加热水袋,使热气透入腹内,每次1小时,每天2次。如热象重者附子减半量,加红藤30g、蒲公英15g、地丁15g、制大黄(后下)10g;发热重者加柴胡10g、黄芩10g;湿象重者加土茯苓30g、泽兰10g、苍术10g;血瘀重者加三棱12g、莪术12g、失笑散12g;包块坚硬者加王不留行10g、水蛭5g、蜈蚣2条。具有清热利湿散结的功效,适用于各种卵巢良恶性肿瘤。

4)中药保留灌肠法:黄芪30g,茯苓25g,补骨脂、牡丹皮、赤芍各15g,桂枝、半枝莲、桃仁、红花、当归各10g,甘草9g,上药共水煎至200~300mL,每晚保留灌肠,3~4周为1周期。本方具有清热凉血活血的功效,适用于晚期卵巢癌患者。

(2)针灸治疗。

【处方】取足厥阴肝经、足阳明经、任脉等经穴为主。

【取穴】关元、气海、中极、天枢、三阴交、太冲。

【方义】关元、中极、气海疏通胞宫、调理冲任;天枢是理气活血并治疗癥瘕经验穴;太冲、三阴交疏肝实脾、活血行气。

【辨证配穴】气滞血瘀证加肝俞、膈俞、血海以行气散瘀;痰湿蕴结型加脾俞、足三里、丰隆以补益脾胃、除湿化痰;肝肾阴虚型加肝俞、肾俞、太溪以滋补肝肾;气血两虚型加足三里、血海以补气养血,可灸。

【随证配穴】胁痛者加阳陵泉;小腹痛甚者加次髎。

【刺灸法】毫针针刺,补泻兼施。每日1次,每次留针30分钟,10次为1个疗程。虚证可加灸。电针用疏密波,频率为2/15Hz,持续刺激20~30分钟。

【耳针法】内分泌、皮质下、脑干、肝、盆腔、内生殖器、肾、轮4~6反应点。毫针刺,中强度刺激,每次留针30分钟,间歇运针2~3次,10次为1个疗程。或用揿针埋藏或王不留行籽贴压,每3~5天更换1次。

【穴位注射】次髎、肾俞、腰眼、肝俞、丰隆等,每次取2~4穴,用胸腺肽或转移因子等药,注射量根据不同的药物及具体辨证而定。局部常规消毒,在选定穴位处刺入,待局部有酸麻或胀感后再将药物注入。隔日1次。

【挑治法】八髎或阳性反应点挑治，每周1次。

【隔姜灸】神阙、关元、天枢、脾俞、胃俞、足三里，每次3壮，每日1次。适用于虚寒证。

五、小结

卵巢癌是女性生殖器官常见的恶性肿瘤之一，发病率仅次于宫颈癌和宫体癌而居第3位，但死亡率却居妇科恶性肿瘤之首。卵巢癌的5年生存率可达到40%~45%。卵巢癌的治疗以手术为主，辅以化疗、靶向治疗等综合治疗。手术方式根据患者的病情选择，包括全面分期手术、初始减瘤术和间歇性减瘤术或二次减瘤术。成功的肿瘤细胞减灭术可能涉及肠道切除、泌尿系统切除、消化道切除等。为了达到理想的肿瘤细胞减灭效果，可采取不同的手术技巧，如后盆腔卷地毯技术、改良后盆腔脏器切除技术、上腹部侵犯脏器（如脾、胰、膈肌等）的切除等。可通过CT或MRI或PET-CT影像学评估，必要时通过腹腔镜或剖腹探查对卵巢癌患者病情进行评估，决定是否直接手术还是先进行新辅助化疗再进行手术，其目的都是为了判断患者是否能达到理想的肿瘤细胞减灭术，以降低脏器切除率，降低围手术期并发症，改善患者的生活质量，提高患者的生存率。

卵巢上皮性癌对化疗较敏感，即使已有广泛转移也能取得一定效果。常用的一线化疗方案为TC方案。国内对于晚期复发多处转移的患者，经济条件和身体状况允许，化疗的同时可加用抗血管生成靶向药物如贝伐珠单抗以提高疗效。

参考文献

[1] MANGANARO L, LAKHMAN Y, BHARWANI N, et al. Staging, recurrence and follow-up of uterine cervical cancer using MRI: Updated Guidelines of the European Society of Urogenital Radiology after revised FIGO staging 2018[J]. Eur Radiol, 2021, 31(10):7802-7816.

[2] SERT BM, KRISTENSEN GB, KLEPPE A, et al. Long-term oncological outcomes and recurrence patterns in early-stage cervical cancer treated with minimally invasive versus abdominal radical hysterectomy: The Norwegian Radium Hospital experience[J]. Gynecol Oncol, 2021, 162(2):284-291.

[3] SALVO G, RAMIREZ PT, LEITAO MM, et al. Open vs minimally invasive radical trachelectomy in earlystage cervical cancer: International Radical Trachelectomy Assessment Study[J]. Am J Obstet Gynecol, 2022, 226(1): e1-e16.

[4] SCHMELER KM, PAREJA R, LOPEZ BLANCO A, et al. ConCerv: a prospective trial of conservative surgery for low-risk early-stage cervical cancer[J]. Int J Gynecol Cancer, 2021, 31(10):1317-1325.

[5] LORUSSO D, XIANG Y, HASEGAWA K, et al. Pembrolizumab or placebo with chemoradiotherapy fol-

lowed by pembrolizumab or placebo for newly diagnosed, high-risk, locally advanced cervical cancer (ENGOT-cx11/GOG-3047/KEYNOTE-A18): a randomised, double-blind, phase 3 clinical trial[J]. Lancet, 2024, 403(10434):1341-1350.

[6] HUANG H, FENG YL, WAN T, et al. Effectiveness of Sequential Chemoradiation vs Concurrent Chemoradiation or Radiation Alone in Adjuvant Treatment After Hysterectomy for Cervical Cancer: The STARS Phase 3 Randomized Clinical Trial[J]. JAMA Oncol, 2021, 7(3):361-369.

[7] PERKINS V, MOORE K, VESELY S, et al. Incorporation of whole pelvic radiation into treatment of stage IVB cervical cancer: A novel treatment strategy[J]. Gynecol Oncol, 2020, 156(1):100-106.

[8] COLOMBO N, DUBOT C, LORUSSO D, et al. Pembrolizumab for Persistent, Recurrent, or Metastatic Cervical Cancer[J]. N Engl J Med, 2021, 385(20):1856-1867.

[9] MARABELLE A, LE DT, ASCIERTO PA, et al. Efficacy of Pembrolizumab in Patients With Noncolorectal High Microsatellite Instability / Mismatch Repair-Deficient Cancer: Results From the Phase II KEYNOTE-158 Study[J]. J Clin Oncol, 2020, 38(1):1-10.

[10] ZHENG R, ZHANG S, ZENG H, et al. Cancer incidence and mortality in China, 2016[J]. J Natl Cancer Cent, 2022, 2(1):1-9.

[11] BHATLA N, DENNY L. FIGO Cancer Report 2018[J]. Int J Gynaecol Obstet, 2018, 143 (Suppl 2):2-3.

[12] LI R, ZHANG H, LI Q, et al. Efficacy and safety of paclitaxel liposome versus paclitaxel in combination with carboplatin in the first-line chemotherapy for ovarian cancer: a multicenter, open-label, non-inferiority, randomized controlled trial[J]. J Natl Cancer Cent, 2024, 4(2):135-141.

[13] RAY-COQUARD I, LEARY A, PIGNATA S, et al. Olaparib plus bevacizumab first-line maintenance in ovarian cancer: final overall survival results from the PAOLA-1/ENGOT-ov25 trial[J]. Ann Oncol, 2023, 34(8):681-692.

[14] LI N, ZHU J, YIN R, et al. Treatment With Niraparib Maintenance Therapy in Patients With Newly Diagnosed Advanced Ovarian Cancer: A Phase 3 Randomized Clinical Trial[J]. JAMA Oncol, 2023, 9(9):1230-1237.

[15] LI N, WANG J, LI Q, et al. Fuzuloparib as maintenance therapy in patients with advanced ovarian cancer after a response to first-line platinum-based chemotherapy (FZOCUS-1): results from a randomized, placebo controlled, phase 3 trial[J]. Gynecologic Oncology, 2021, 162(1):S57-S58.

[16] WU X, LIU J, WANG J, et al. FLAMES Investigators. Senaparib as first-line maintenance therapy in advanced ovarian cancer: a randomized phase 3 trial[J]. Nat Med, 2024, 30(6):1612-1621.

[17] PFISTERER J, SHANNON CM, BAUMANN K, et al. Bevacizumab and platinum-based combinations for recurrent ovarian cancer: a randomised, open-label, phase 3 trial[J]. Lancet Oncol, 2020, 21(5):699-709.

[18] WANG T, TANG J, YANG H, et al. Effect of Apatinib Plus Pegylated Liposomal Doxorubicin vs Pegylated Liposomal Doxorubicin Alone on Platinum-Resistant Recurrent Ovarian Cancer: The APPROVE Randomized Clinical Trial[J]. JAMA Oncol, 2022, 8(8):1169-1176.

[19] NASIOUDIS D, MASTROYANNIS SA, LATIF NA, et al. Trends in the surgical management of malignant ovarian germcell tumors[J]. Gynecol Oncol, 2020, 157(1):89-93.

第十二章

骨及软组织肿瘤

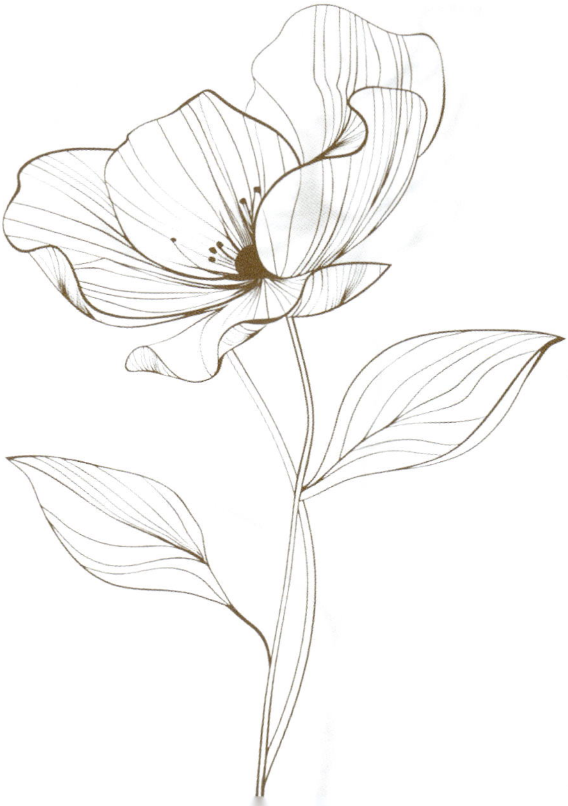

骨及软组织肿瘤是一类起源于骨骼系统或软组织(如肌肉、脂肪、血管、神经等)的异质性肿瘤,包括良性和恶性类型。原发性恶性骨肿瘤以骨肉瘤、尤因肉瘤和软骨肉瘤为主,而软组织肉瘤则以滑膜肉瘤、脂肪肉瘤、横纹肌肉瘤等为代表。骨转移癌则多见于中老年人,常由肺癌、乳腺癌、前列腺癌等转移而来。其中骨肉瘤在中国的发病率高于欧美,占原发性恶性骨肿瘤的35%,15~35岁患者占85%。尤因肉瘤多见于5~25岁,男性略多于女性,占恶性骨肿瘤的10%~14.2%。软组织肉瘤约占所有恶性肿瘤的1%,但亚型超过50种,异质性极高。中国在骨与软组织肿瘤研究领域的发文量全球占比最高(42.5%),其次为美国(16.2%)。骨肉瘤发生的男女比例约为3:2,但15岁以下性别差异不显著。部分罕见类型如肿瘤诱导骨软化症(TIO)男性占比可达85.7%。

近年来,分子生物学和免疫学进展推动了诊疗模式的革新,例如基因检测指导的靶向治疗和免疫调节药物的应用,显著改善了患者的预后。

一、病因学研究

(一)遗传因素

部分骨及软组织肿瘤的发生与遗传因素相关,例如遗传性视网膜母细胞瘤(RB基因突变)、Li-Fraumeni综合征(TP53突变)显著增加骨肉瘤的风险。多发性遗传性骨软骨瘤(HME)是由EXT家族基因(主要是EXT1和EXT2)的突变所致。这些基因的突变影响着软骨细胞的增殖和分化,以及软骨和骨骼的正常生长。此类突变通常为常染色体显性遗传,但也存在新发突变的可能。

(二)环境因素

骨及软组织肿瘤的发生可能与长期接触苯、氯乙烯等化学物质或电离辐射(如放疗)可诱发基因突变。

(三)外伤因素

虽然直接证据不足,但一些研究表明外伤可能是骨及软组织肿瘤发生的触发因素之一。例如,局部创伤修复异常或FGF23过度分泌(如TIO)可能诱发肿瘤。

（四）生长因子和信号通路的异常

研究表明，某些生长因子和细胞信号通路的异常激活可能与骨及软组织肿瘤的发生有关。这些通路包括但不限于Hedgehog、Wnt/β-catenin和BMP信号通路，它们在骨骼发育和维持中起着重要作用。

（五）感染与炎症

EB病毒、HPV感染及慢性骨髓炎可能通过炎症微环境促进细胞癌变。

二、疾病分类

根据WHO分类及临床特征，主要分为以下类型：

（一）骨肿瘤

良性：骨囊肿、骨样骨瘤（好发于青少年）。
恶性：骨肉瘤（干骺端）、尤因肉瘤（骨干）、软骨肉瘤（骨盆/长骨）。

（二）软组织肿瘤

按组织来源分为脂肪肉瘤、滑膜肉瘤、横纹肌肉瘤等，其中多形性未分化肉瘤恶性程度最高。

（三）转移性肿瘤

肺癌、乳腺癌等转移至骨骼，占中老年骨肿瘤的25%。

三、临床特点

（一）西医症状描述

1. 症状的缺乏或轻微性

初期骨及软组织肿瘤通常无明显症状，特别是当肿瘤体积较小时。很多患者在没有疼痛或其他问题的情况下生活多年,直到进行其他原因的体检或影像学检查时才被发现。

2.肿块的形成与感觉

随着肿瘤逐渐增大,可能会形成肉眼可见或可触摸到的肿块。肿块通常质地坚硬,与骨骼紧密相连,不易移动。

3.疼痛和不适

当肿瘤增大压迫周围组织,尤其是神经或血管时,可能引起疼痛。常表现为夜间痛、进行性加重,普通止痛药无效(恶性骨肿瘤典型表现)。

4.功能障碍和运动受限

如果肿瘤位于关节附近,可能会导致关节活动受限,影响正常运动功能。在某些情况下,肿瘤可能导致骨骼变形或肢体不对称。

5.生长速度

骨及软组织肿瘤的生长速度一般较慢,但在个别情况下可能会出现快速生长。恶性者生长迅速,伴皮温升高、静脉怒张。

6.病理性骨折

骨质破坏后轻微外力即可引发骨折,常见于骨转移癌。

7.与年龄的关联

骨及软组织肿瘤主要发生在生长快速的儿童和青少年。成年后,新发骨及软组织肿瘤的情况较少见,已有的肿瘤通常生长缓慢或停止生长。

(二)中医症状描述

中医脏腑理论学说认为肾主骨,生髓,骨瘤的形成与肾之精气、肾阴肾阳关系最为密切。以肾虚为本,在疾病早期多以气滞、血瘀、痰湿、热毒内结等实证为主,表现为局部红、肿、疼痛;而疾病中后期,癌邪耗伤人体气血津液,正气虚衰,以肾阳虚、气虚、气血两虚为多见,表现为气短、乏力、肢体萎废不用等。

1.寒毒凝滞证

症见局部包块,皮色如常,不红不热,肢体酸楚疼痛,遇寒加重,得温痛减,压痛不著,甚至不痛,小便清利,舌淡,苔薄白,脉沉细迟。

2.气血凝滞证

症见局部肿块，皮色紫暗或有静脉曲张，患处刺痛或剧痛，痛有定处，伴见胸胁胀闷，舌紫暗，有瘀斑，脉弦细涩。

3.热毒积聚证

症见包块迅速增大，肢体肿胀，皮温升高，皮色光亮或见溃疡，灼痛或刺痛明显，活动不利，伴发热、口干、心烦、大便干燥，舌红，有瘀斑，苔黄腻，脉弦数。

4.痰瘀互结证

症见局部肿块，或硬或软，疼痛重坠，伴见胸闷眩晕，纳呆，夜寐不安，舌暗红少津，有瘀点或瘀斑，苔白或黄腻，脉细涩或滑。

5.肾阳亏虚证

症见局部包块，肿胀疼痛，朝轻暮重，皮色暗红，肢体行走不稳，腰酸痛，畏寒肢冷，头晕耳鸣，全身衰竭，舌淡暗，苔少，脉沉细。

6.肾阴不足证

症见局部包块，腰背疼痛，肌肉瘦削，腰膝酸软，活动不利，伴五心烦热、低热，舌红少苔，脉细数。

7.气血两虚证

症见局部包块，肢体隐痛，面部少华，神疲乏力，头晕目眩，心悸，纳少便溏，舌淡，苔薄白，脉细弱。

四、治疗方式

（一）手术治疗

1.手术切除

对于大多数早期骨及软组织肿瘤，手术切除是首选的治疗方法，手术适应证如下。①症状性肿瘤：当肿瘤引起疼痛、功能障碍或与其大小或位置相关的其他症状时，手术治疗是首选。②恶变怀疑：如果影像学检查或临床表现提示肿瘤可能恶变（例如肿瘤快速增长或软骨帽明显增厚），则建议手术。③机械效应：位于关节附近或导致神经、血管压迫的肿瘤，可能由于其机械效应而需要手术切除。④美观或心理因素：对于影响外观或导致患者心理负担的肿瘤，考虑手术切除。

2. 手术方式

(1)广泛切除：恶变肿瘤的手术目标是彻底切除所有肿瘤组织，包括任何侵犯周围组织的部分。这通常涉及较大范围的手术切除，包括切除邻近正常组织，以确保边缘清除。

(2)重建和康复：在进行广泛切除后，可能需要进行骨骼和软组织的重建。这可能包括使用人工植入物、移植物或自体组织移植。术后的康复对于恢复功能至关重要。

3. 术后管理

①功能恢复：术后重点是功能恢复，包括物理治疗和康复练习，特别是在大型肿瘤或关节附近的肿瘤手术后。②疼痛管理：术后应适当管理疼痛，以促进早期活动和恢复。③监测并发症：术后需密切监测可能的并发症，如感染、出血或神经损伤。

4. 特殊情况的处理

在儿童患者中，手术切除需要特别考虑骨骼的生长和发育，避免影响生长板；对于多发性骨软骨瘤，可能需要多次手术或选择性手术，根据肿瘤的症状、大小和位置来决定手术顺序和范围。

5. 随访和长期监控

手术后的患者应进行定期随访，以监测复发或新肿瘤的发生。对于儿童和青少年患者，长期监控对于评估肿瘤对骨骼生长和发育的影响尤为重要此外，应根据患者的具体情况调整随访频率和内容。

(二)化疗

不同类型的骨及软组织肿瘤对于化疗的敏感性差异较大，其中尤因肉瘤、滑膜肉瘤等对术前新辅助化疗敏感(如甲氨蝶呤联合顺铂)。化疗方案应根据肿瘤的具体类型和患者的整体健康状况制定。常用的药物包括顺铂、多柔比星、伊立替康、长春新碱等。

(三)放疗

在无法完全手术切除或为减轻症状的情况下，放疗可用作局部控制手段。

术后放疗：在某些情况下，即使手术切除肿瘤，术后放疗也可用来减少复发风险，特别是在肿瘤边缘不清的情况下。

综上所述，骨及软组织肿瘤的治疗主要依赖于手术切除，特别是当肿瘤引起症状或有恶变迹象时。对于多发性或复杂的病例，可能需要更综合的治疗策略和长期监控。定期的随访和影像学检查对于早期发现复发或新的肿瘤至关重要。

（四）靶向及免疫治疗

近年来随着基因检测技术的不断发展，骨及软组织肿瘤的治疗已从传统手术、化疗和放疗逐步转向精准靶向和免疫治疗。利用二代测序（NGS）可识别驱动基因（如NTRK融合、CDK4扩增）指导靶向治疗选择；通过检测PD-L1表达与TMB，预测免疫治疗反应，使高肿瘤突变负荷（TMB）患者更加获益。

1.靶向治疗

（1）抗血管生成药物：包括多种针对VEGF、EGFR、PDGFR靶点的药物。目前常用药物如下：

1）帕唑帕尼：针对VEGF、PDGFR等靶点，适用于晚期软组织肉瘤，如平滑肌肉瘤和滑膜肉瘤，多中心Ⅲ期随机临床试验表明使用帕唑帕尼治疗软组织肉瘤可延长无进展生存期至4.6个月，显著优于安慰剂组。

2）安罗替尼：对腺泡状软组织肉瘤、腹膜后脂肪肉瘤有效，尤其适用于化疗耐药患者。

3）贝伐珠单抗：联合化疗用于软组织肿瘤，通过抑制VEGF减少肿瘤血管生成，改善药物渗透性。

（2）特定基因突变靶向药物。

1）NTRK抑制剂，如拉罗替尼，针对NTRK融合基因阳性的肉瘤（如婴儿型纤维肉瘤），客观缓解率（ORR）可达75%。

2）CDK4/6抑制剂，如哌柏西利，用于高分化和去分化脂肪肉瘤，通过抑制细胞周期进展延缓肿瘤生长。

3）mTOR抑制剂，如依维莫司，适用于恶性血管周上皮样细胞瘤（PEComa），抑制PI3K-Akt-mTOR信号通路。

（3）信号通路抑制剂。

1）伊马替尼：针对PDGFRβ基因重排的隆突性皮肤纤维肉瘤，显著缩小肿瘤体积并改善生存。

2)达沙替尼:联合免疫治疗用于尤因肉瘤,抑制Src家族激酶活性,增强抗肿瘤效果。

2. 免疫治疗

(1)免疫检查点抑制剂:PD-1/PD-L1抑制剂(如纳武单抗、帕博利珠单抗),对未分化多形性肉瘤(UPS)、腺泡状软组织肉瘤有效,ORR为10%~15%。其联合CTLA-4抑制剂(如伊匹木单抗)可提高疗效,可使转移性肉瘤患者中位PFS显著延长。

(2)CAR-T细胞疗法:目前CAR-T细胞疗法仍在临床试验阶段,包括NKG2D-CAR-T,针对表达NKG2DL的骨肉瘤和尤因肉瘤,体外实验显示显著细胞毒性,且对正常细胞无损伤;B7-H3靶向CAR-T,针对高表达B7-H3的骨肉瘤,临床试验显示潜在疗效。

(3)新型免疫调节剂。

1)米伐木肽(Mifamurtide):激活巨噬细胞释放TNF-α和IL-1,联合化疗使骨肉瘤5年生存率提升至80%~90%,且其不良反应较轻,总体可控。

2)细菌胞外囊泡(BEV):作为纳米载体递送免疫调节因子,激活抗肿瘤免疫反应,动物实验中显著抑制骨肉瘤生长,目前处于临床前研究阶段。

3. 联合治疗策略

(1)化疗+免疫:如阿霉素联合PD-1抑制剂,通过化疗诱导免疫原性细胞死亡,增强免疫细胞浸润。

(2)放疗+免疫:放疗诱导"远隔效应",联合PD-1抑制剂可提高转移性骨肿瘤的控制率。

4. 新型疗法的探索

包括基因治疗,如腺病毒介导的p53基因瘤内注射,临床试验显示该疗法在骨巨细胞瘤中有效调控代谢。此外,靶向肿瘤微环境中的代谢异常(如谷氨酰胺依赖),调节免疫微环境并联合免疫治疗可能会在骨及软组织肿瘤中增强疗效。

(四)中医治疗

骨肿瘤的病机为"正虚邪入,搏结伤骨成瘤",即先天禀赋不足或后天失养,导致人体正气不足、肾精亏虚,四肢百骸缺乏濡养,加之外邪干预,气、血、痰、毒、湿邪蕴积搏结于骨,发而为瘤。骨肉瘤病位在骨,与脾、肾两脏关系密切。

1.分证论治

(1)寒毒凝滞证:温经散寒,止痛消痈。

【方药】阳和汤加减。

【常用药】熟地黄、肉桂、白芥子、姜炭、生甘草、麻黄、鹿角胶等。

(2)气血凝滞证:行气活血,祛瘀通络。

【方药】身痛逐瘀汤加减。

【常用药】秦艽、川芎、桃仁、红花、甘草、羌活、没药、当归、五灵脂、香附、牛膝、地龙等。

(3)热毒积聚证:清热凉血,解毒消肿。

【方药】五味消毒饮加减。

【常用药】金银花、野菊花、蒲公英、紫花地丁、蜂房、全蝎、薏苡仁等。

(4)痰瘀互结证:活血化瘀,祛痰散结。

【方药】桃红四物汤加减。

【常用药】桃仁、红花、熟地黄、白芍、当归、川芎、川楝子、延胡索、夏枯草等。

(5)肾阳亏虚证:补肾散坚,养血壮骨。

【方药】肾气丸加减。

【常用药】附子、桂枝、熟地黄、山药、山茱萸、茯苓、泽泻、牡丹皮、黄芪、人参、伸筋草、续断等。

(6)肾阴不足证:补骨生髓,化毒散结。

【方药】济生肾气丸合三骨汤加减。

【常用药】桑寄生、生地黄、山茱萸、茯苓、猪苓、丹参、女贞子、旱莲草、薏苡仁、骨碎补、补骨脂、透骨草、全蝎、蛇蜕、黄柏、牛膝、肿节风等。

(7)气血两虚证:益气养血,通络止痛。

【方药】八珍汤加减。

【常用药】熟地黄、当归、白芍、川芎、党参、炙甘草、茯苓、白术、黄芪、鸡血藤、枸杞子等。

2.常用中草药

(1)骨碎补:味苦,性温。具有补肾强骨、续伤止痛、活血化瘀的功效。《开宝本草》记载其“破血补血,补伤折”。《本草纲目》记载其“治耳鸣及肾虚久泄”。《本草从新》记载其“疗骨痿”。主要抗肿瘤成分为柚苷、骨碎补双氢黄酮苷。每日用量15~30g,水煎服。

(2)薜荔果:味甘,性平。具有补肾固精、活血通络的功效。《本草纲目》记载:“薜荔果,固精,消肿散毒,止血下乳。治久痢肠痔、心痛、阴秃。”《中药大辞典》谓之“本植物有一定抗肿瘤作用”。抗肿瘤有效成分为薜荔果中提取的多糖。每日用量15~30g,水煎服。

3.常用中成药

(1)新廣片:具有清热解毒、活血化瘀、消肿止痛的功效。适用于疼痛、胁痛、关节肿痛等病症。每次2~4片,每天3次,饭后服。

(2)西黄丸(《外科证治全生集》):具有解毒散结、消肿止痛的功效。适用于轻中度疼痛患者。每次3~6g,每天1~2次。

(3)平消胶囊(《癌瘤中医防治研究》):具有软坚散结及较强的行气解痛功效。适用于瘀血征象较明显者。每次4~8片,每日3次。

4.外治法

中医对体表或靠近体表的肿瘤,特别是癌症骨转移或骨肿瘤引起的疼痛有良好的止痛效果。有人将用冰片50g、白酒500mL制成溶液,外搽疼痛部位,适用于骨肉瘤疼痛明显者。或用蟾蜍2只、马钱子10g、生川乌20g、生南星30g、生白芷40g、姜黄50g熬制成膏,用时适量摊于布上,再把冰片末少许撒于膏药上进行外敷,适用于骨肉瘤疼痛剧烈者。

五、小结

骨及软组织肿瘤是一类异质性较高的疾病,包括原发于骨骼系统(如骨肉瘤、尤因肉瘤)和软组织(如滑膜肉瘤、脂肪肉瘤)的恶性肿瘤,以及转移性肿瘤(常见于肺癌、乳腺癌转移)。其发病机制复杂,早期症状隐匿,易误诊为关节炎或扭伤,70%患者确诊时已进展至中晚期。骨肉瘤5年生存率达80%~90%(术前化疗坏死率>90%),但肺转移仍是主要死因。诊断骨及软组织恶性肿瘤需要综合临床表现、影像学检查,诊断金标准为病理检查。目前手术治疗仍为早期骨及软组织肿瘤的首选治疗方案:在规范治疗下,骨肉瘤术前化疗后肿瘤坏死率>90%者5年生存率可达80%~90%。手术切除转移灶可延长患者生存期,局部复发率约27.4%,与手术的切除范围密切相关。近年来随着基因检测的不断发展,分子分型(如TP53、NTRK)可指导个体化治疗,新型靶向药物、免疫药物联合化疗治疗可显著改善预后,但仍需进一步优化联合策略并探索生物标志物以实现精准治疗。

参考文献

[1] HURLEY C, MCCARVILLE MB, SHULKIN BL, et al. Comparison of (18) F-FDG-PET-CT and Bone Scintigraphy for Evaluation of Osseous Metastases in Newly Diagnosed and Recurrent Osteosarcoma[J]. Pediatr Blood Cancer, 2016, 63(8):1381-1386.

[2] REN HY, SUN LL, LI HY, et al. Prognostic Significance of Serum Alkaline Phosphatase Level in Osteosarcoma: A Meta-Analysis of Published Data[J]. Biomed Res Int, 2015:160835.

[3] WU CC, LIVINGSTON JA. Genomics and the Immune Landscape of Osteosarcoma[J]. Adv Exp Med Biol. 2020, 1258:21-36.

[4] COLLINS M, WILHELM M, CONYERS R, et al. Benefits and adverse events in younger versus older patients receiving neoadjuvant chemotherapy for osteosarcoma: findings from a meta-analysis[J]. J Clin Oncol, 2013, 31(18):2303-2312.

[5] MARINA NM, SMELAND S, BIELACK SS, et al. Comparison of MAPIE versus MAP in patients with a poor response to preoperative chemotherapy for newly diagnosed high-grade osteosarcoma (EURAMOS-1): an open-label, international, randomised controlled trial[J]. Lancet Oncol, 2016, 17(10):1396-1408.

[6] OZKURT B, BASARIR K, YALCIN B, et al. Chemotherapy in primary osteogenic sarcoma in patients over the age of forty[J]. Acta Orthop Traumatol Turc, 2017, 51(2):123-127.

[7] XU J, GUO W, XIE L. Combination of gemcitabine and docetaxel: a regimen overestimated in refractory metastatic osteosarcoma?[J].BMC Cancer, 2018, 18(1):987.

[8] ITALIANO A, MIR O, MATHOULIN-PELISSIER S, et al. Cabozantinib in patients with advanced Ewing sarcoma or osteosarcoma (CABONE): a multicentre, single-arm, phase 2 trial[J]. Lancet Oncol, 2020, 21 (3):446-455.

[9] QIN S, LI J, ZHONG H, JIN C, et al. Serplulimab-MSI-H Investigators. Serplulimab, a novel anti-PD-1 antibody, in patients with microsatellite instability-high solid tumours: an open-label, single-arm, multicentre, phase II trial[J]. Br J Cancer, 2022, 127(12):2241-2248.

[10] CHAWLA S, BLAY JY, RUTKOWSKI P, et al. Denosumab in patients with giant-cell tumour of bone: a multicentre, open-label, phase 2 study[J]. Lancet Oncol, 2019, 20(12):1719-1729.

[11] SUBBIAH V, WOLF J, KONDA B, et al. Tumour-agnostic efficacy and safety of selpercatinib in patients with RET fusion-positive solid tumours other than lung or thyroid tumours (LIBRETTO-001): a phase 1/2, open-label, basket trial[J]. Lancet Oncol, 2022, 23(10):1261-1273.

[12] DELYON J, BIARD L, RENAUD M, et al. PD-1 blockade with pembrolizumab in classic or endemic Kaposi's sarcoma: a multicentre, single-arm, phase 2 study[J]. Lancet Oncol, 2022, 23(4):491-500.

[13] ZER A, ICHT O, YOSEF L, et al. Phase II single-arm study of nivolumab and ipilimumab (Nivo/Ipi) in previously treated classical Kaposi sarcoma (cKS)[J]. Ann Oncol, 2022, 33(7):720-727.

[14] Desmoid Tumor Working Group. The management of desmoid tumours: A joint global consensus-based guideline approach for adult and paediatric patients[J]. Eur J Cancer, 2020, 127:96-107.

[15] NISHIDA Y, HAMADA S, URAKAWA H, et al. Desmoid with biweekly methotrexate and vinblastine shows similar effects to weekly administration: A phase II clinical trial[J]. Cancer Sci, 2020, 111(11):4187-4194.

[16] STACCHIOTTI S, DÜRR HR, SCHAEFER IM, et al. Best clinical management of tenosynovial giant cell tumour (TGCT): A consensus paper from the community of experts[J]. Cancer Treat Rev, 2023, 112: 102491.

[17] TSUDA Y, ZHANG L, MEYERS P, et al. The clinical heterogeneity of round cell sarcomas with EWSR1/FUS gene fusions: Impact of gene fusion type on clinical features and outcome[J]. Genes Chromosomes Cancer, 2020, 59(9):525-534.

第十三章

血液系统相关肿瘤

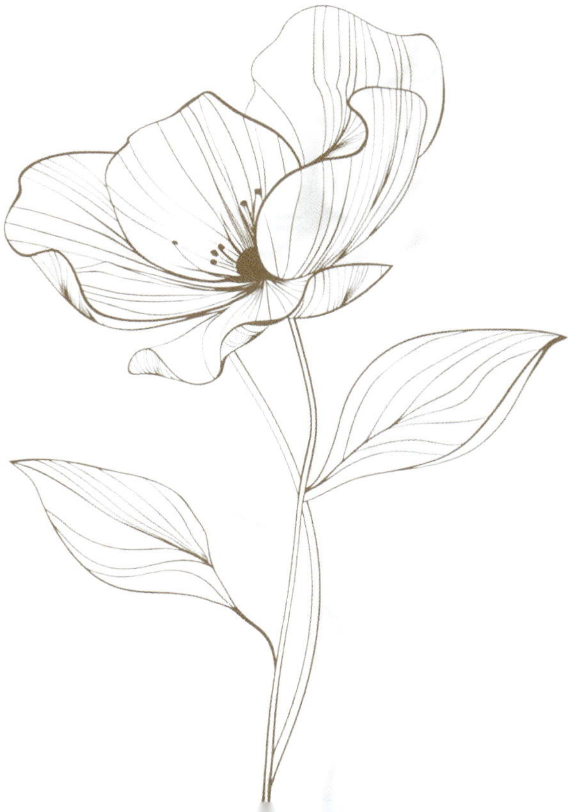

第一节 急性白血病

急性白血病是起源于造血干、祖细胞的造血系统恶性肿瘤。疾病的发病机制简单来说是具有增殖、生存优势的白血病细胞在体内失控性增生、积聚，逐渐抑制正常造血，并侵袭其他器官、系统，使患者出现贫血、出血、感染和浸润等征象，最终导致死亡。

一、病因学研究

急性白血病发病与感染、辐射、化学制剂、生活方式、遗传等有关。而细胞、分子遗传学异常是其致病基础。

二、病理类型

FAB组织结合骨髓细胞形态及细胞化学染色，提出了白血病诊断分型标准，并将原始细胞≥30%作为急性白血病的诊断标准，急性白血病分为急性淋巴细胞性白血病、急性髓细胞性白血病两大类。其中，急性淋巴细胞性白血病又分为L1、L2和L3 3种亚型；急性髓细胞性白血病分为M0~M7型。

三、临床特点

白血病的临床表现是非常复杂，主要包括以下4个方面。

(1)正常白细胞的降低导致易感染，患者会出现反复发热。

(2)贫血导致的面色苍白，四肢乏力。

(3)血小板的异常升高或降低导致的出血或栓塞。

(4)由于体内白血病细胞快速增长而出现髓外侵犯，如侵犯到皮肤、中枢神经系统、男性睾丸等多个脏器。

四、治疗方式

(一)抗生素的使用

发热患者建议立即进行病原微生物培养并使用抗生素,有明确脏器感染患者应根据感染部位及病原微生物培养结果选用相应抗生素,同时治疗用药的选择应综合患者病情及抗菌药物特点制定。对初诊及复发患者,尤其是接受大剂量化疗的患者要注意真菌预防。

1. 经验性抗生素应用的原则

中性粒细胞减少患者感染进展快,一旦出现发热应尽早应用抗生素。选择经验性用药时应考虑本病区分离到的细菌种类、抗生素敏感情况,以及患者既往感染的致病菌及抗生素使用情况。验性用药前进行感染部位(包括血培养)的细菌学检查,除此之外,还应包括降钙素原、C反应蛋白、G试验、GM试验等在内的细菌真菌感染相关指标的检测。抗生素提倡静脉给药,足剂量、足疗程。应用广谱抗生素,直到病原被清除或中性粒细胞恢复。

2. 经验性抗生素的选择

尽可能选择杀菌药物而非抑菌药物。单药应用以广谱抗生素如三代或四代头孢霉素、碳青霉烯类等。两药联合氨基糖苷类+β内酰胺类/β内酰胺酶抑制剂、头孢吡肟/头孢他啶、碳青霉烯类;万古霉素联合β内酰胺类/β内酰胺酶抑制剂、头孢吡肟/头孢他啶、碳青霉烯类±氨基糖苷类。

3. 万古霉素、利奈唑胺、达托霉素不宜单药使用

如下情况考虑联合用药:①临床高度怀疑严重的导管相关感染;②极有可能存在耐青霉素和头孢菌素的肺炎球菌或耐甲氧西林的金黄色葡萄球菌,或既往感染过相关病原体;③血培养证明存在革兰氏阳性菌,而最终鉴定结果和药敏结果尚未报告;④出现感染相关低血压或其他心血管受累的临床表现;⑤接受强化疗的患者并合并中重度黏膜损伤;⑥体温突然升至40℃以上,高度怀疑草绿色链球菌感染。

4. 经验性治疗后重新评估

(1)抗生素应用2~4天内发热控制:中性粒细胞减少情况缓解者,发热消失48小时后停用抗生素。中性粒细胞减少情况没有缓解，发热消失5~7天后停药。

(2)抗生素应用2~4天仍持续发热者：病情稳定没有加重，继续原来的抗生素治疗(考虑停用万古霉素和利奈唑胺)；如果疾病进展，符合使用万古霉素、利奈唑胺或达托霉素的条件则换抗生素。如果治疗5~7天仍发热，中性粒细胞减少情况没有缓解，加用抗真菌药，换或不换抗生素。

(二)高白的处理及肿瘤溶解综合征的预防

多数患者在诊断明确后通过药物治疗可迅速降低白血病细胞负荷，少数患者因高白细胞瘀滞导致生命危险时可进行白细胞分离术。但急性早幼粒细胞白血病(APL)患者不推荐使用白细胞分离术。在利尿的同时加强水化及碱化，注意水电解质的平衡。白血病细胞计数升高迅速、高尿酸、出现肾功能损伤迹象的患者在化疗期间可考虑使用别嘌醇或拉布立酶。

(三)分化综合征的防治

ATRA或亚砷酸诱导治疗中约70%以上的APL患者出现不同程度的白细胞计数升高，约30%的患者出现分化综合征表现，合并应用化疗后严重分化综合征发生率降至5%~7%。如果患者存在分化综合征的迹象，如发热、白细胞计数快速升高、气短、低氧血症、胸腔或心包积液，应当密切监测液体潴留及肺功能情况，并及时应用足量糖皮质激素进行防治。可应用地塞米松10~20mg/d，3~5天症状缓解后逐渐减量至停药。严重低氧血症时应当暂停维A酸的使用，直至症状完全缓解。

(四)出凝血异常的纠正

初诊APL患者往往合并严重的出凝血异常，临床出血症状严重，应当积极输注血小板维持血小板计数在$30\times10^9/L$以上，若合并重要脏器出血/DIC的患者应维持血小板计数在$50\times10^9/L$以上；积极输注新鲜血浆、冷沉淀、纤维蛋白原等维持纤维蛋白原在1.5g/L以上，维持PT、KPTT接近正常。应当每日监测出凝血、临床出血症状，可采用小剂量肝素和抗纤溶药物，直至出凝血异常得到纠正。

（五）输血指征及注意事项

浓缩红细胞：Hb<80g/L或贫血症状明显建议输注，有心功能不全者可放宽输血指征。血小板：PLT<20×10^9/L或有活动性出血时建议输注单采血小板，若存在弥散性血管内凝血（DIC）倾向则PLT<50×10^9/L即可输注单采血小板（急性早幼粒细胞白血病）。接受免疫抑制剂治疗（干细胞移植或使用氟达拉滨时），血制品抽注前应当接受照射和（或）过滤处理。

（六）肝炎病毒的监测和处理

乙型肝炎病毒的激活导致暴发性乙型肝炎可危及生命。尤其是经过联合化疗、免疫抑制剂治疗后可能激活患者体内肝炎病毒复制。因此，化疗前应常规进行肝炎病毒筛查。在接受化疗期间，对于HBeAg阳性或存在HBV-DNA复制的慢性乙型肝炎患者或病毒携带者应当接受有效的抗病毒治疗。目前常用药物有恩替卡韦、拉米夫定等。同时，在治疗期间应当定期监测病毒复制、肝功能等情况。

五、小结

急性髓系白血病（AML）是一组高度异质性的克隆性疾病，获得性体细胞突变在造血干、祖细胞中不断累积是其主要的发病基础。近年来，深度测序技术的发展和应用推动研发了多种小分子靶向治疗药物，并取得令人瞩目的成果。一些靶向治疗的研究成果已逐步丰富及改变了目前AML的临床治疗方案。应用于临床的AML靶向治疗药物，主要包括：靶向基因突变的小分子抑制剂、靶向AML关键信号通路的抑制剂和靶向细胞表面分子的抗体或抗体偶联药物等。AML为复杂的多基因驱动疾病，克隆演变或多通路调节所致的靶向药物耐药的困境日益凸显。多项研究提示，联合用药可能是一个重要的解决方案。目前化疗联合靶向治疗的方案已得到广泛认可。

急性淋巴细胞性白血病（ALL）的发病率越来越高，若不及时治疗，平均生存期仅3个月，甚至不少患者在诊断的数天后就会死亡。ALL是一种可致命的癌性疾病，它会影响人的血液和骨髓，导致人体产生大量未成熟的白细胞，而且疾病发展迅速。复发的成人ALL患者传统治疗预后极差，5年总生存（OS）率低于10%。近年来，成人R/R ALL的治疗进展主要集中在免疫治疗领域：靶向CD22的抗体偶联药物（ADC）、靶向CD19和CD3的双特异性抗体贝林妥欧单抗、CAR-T细胞治疗等。ALL治疗方案的选择应考虑多种因素，包括患者相关因素、疾病相关因素与其他药物的最佳联合/序贯相关因素等。急性淋巴细胞性白血病目前已进入精准诊断/预后分层个体化治疗和微小残留病灶（MRD）指导下的"精准"时代。通过各种遗传学标记能对患者进行分层，指导治疗方案的选择。

第二节 急性淋巴细胞性白血病

急性淋巴细胞性白血病（ALL）的分型主要依据形态学、免疫表型、遗传学和分子生物学特征，不同分型系统为临床诊断、治疗和预后评估提供依据。

一、分型

主要包括：BCR/ABL1融合基因阴性B淋巴母细胞白血病（Ph-B-ALL）、BCR/ABL1融合基因阳性B淋巴母细胞白血病（Ph+B-ALL）、BCR/ABL1融合基因样B淋巴母细胞白血病（Ph-like B-ALL）、T淋巴母细胞白血病（T-ALL）、早期T前体淋巴母细胞白血病（ETP-ALL）。

二、治疗

患者一经确诊应尽快开始治疗，应根据疾病分型、遗传学特征，临床预后因素及患者耐受性采用合适的治疗方案及策略，主要分为诱导治疗，缓解后的巩固强化治疗和维持治疗等几个阶段及中枢神经系统（CNSL）的预防和治疗。

（一）Ph-B-ALL治疗

1.诱导治疗

一般以4周方案为基础。年轻成人和非老年（<60岁）ALL至少应予长春新碱（VCR）或长春地辛、蒽环/蒽醌类药物、糖皮质激素为基础的方案（如VDP、VIP）诱导治疗。推荐采用VDP联合门冬酰胺酶、环磷酰胺（CTX）组成的VDCLP方案。CD20表达阳性的患者可联合CD20单克隆抗体。也可采用Hyper-CVAD方案。鼓励开展临床研究。60岁以上

的老年患者根据体能状态评估可采用长春碱类+糖皮质激素，或长春碱类+糖皮质激素+巯嘌呤(6-MP)+甲氨蝶呤(MTX)组成的POMP低强度治疗方案。也可应用mini-HCVD方案或长春碱类+蒽环类药+CTX+ASP+糖皮质激素等药物的多药化疗方案(中高强度治疗)，酌情调整药物剂量。

预治疗：WBC≥30×109/L，或者肝、脾、淋巴结肿大明显；或有发生肿瘤溶解特征(生化、电解质检查等结果)的患者进行预治疗，以防止肿瘤溶解综合征的发生。

2.缓解后的治疗

缓解后强烈的巩固化疗和(或)抗体免疫治疗可清除残存的白血病细胞、提高疗效，一般应给予多疗程的治疗，药物组合包括诱导治疗使用的药物(如长春碱类药物、蒽环类药物、糖皮质激素等)、MTX、阿糖胞苷(Ara-C)、6-MP、ASP等。缓解后治疗可包括1～2个疗程再诱导方案(如VDLP方案)，MTX和Ara-C为基础的方案各2～4个疗程；条件允许的患者可包括多个疗程CD19/CD3双特异性抗体(可给予4～5个疗程，如果桥接HSCT，可给予1～2个疗程)。MRD持续阳性或上升的患者，CD19/CD3双特异性抗体(贝林妥欧单抗)或CD22-ADC药物(奥加伊妥珠单抗)清除残留后行异基因造血干细胞移植(allo-HSCT)。对于MRD阴性患者，可继续多药联合化疗±CD19/CD3双特异性抗体巩固治疗，伴预后不良临床特征或遗传学异常的患者行allo-HSCT。

3.维持治疗

ALL患者强调维持治疗，基本方案为MM方案(6-MP 60～75 mg/m2，每日1次，MTX 15～20 mg/m2，每周1次)。

(二)Ph+B-ALL治疗

1.诱导治疗

诱导化疗和Ph-B-ALL一样，予VCR或长春地辛、蒽环/蒽醌类药物、糖皮质激素为基础的方案(如VDP)诱导治疗或联合CTX(组成VDCP方案)；可应用Hyper-CVAD方案；经PCR法或染色体核型/FISH证实为Ph/BCR::ABL1阳性ALL则进入Ph＋B-ALL治疗流程。自确诊之日尽早加用TKI(一代TKI伊马替尼，二代TKI包括尼洛替尼、达沙替尼、氟马替尼、伯舒替尼，三代TKI普纳替尼)。对粒细胞缺乏(尤其是中性粒细胞绝对值<0.2×109/L，持续时间较长(超过1周)、出现感染发热等严重并发症时，可临时停用化疗和TKI，以减少

患者严重感染风险。鼓励进行临床研究。

2. 缓解后治疗

Ph+B-ALL的缓解后治疗原则上参考Ph-B-ALL的治疗方案，应保证TKI的用药；无条件应用TKI或多种TKI不耐受的患者按一般Ph-B-ALL的方案治疗。有合适供者的患者建议选择allo-HSCT，合并其他不良预后因素者优先选择allo-HSCT（如出现ABL1激酶突变、流式细胞术MRD持续阳性或融合基因定量持续达不到主要分子学缓解、MRD指标呈上升趋势）。MRD阳性的Ph+B-ALL患者可以采用CD19/CD3双特异性抗体±TKI清除残留病毒细胞后行allo-HSCT。MRD阴性患者也可以在巩固治疗中采用TKI+CD19/CD3双特异性抗体。无合适供者的患者，按计划继续CD19/CD3双特异性抗体+TKI和（或）多药化疗+TKI治疗。条件允许的患者可给予4～5个疗程CD19/CD3双特异性抗体，如果桥接HSCT，可给予1～2个疗程。BCR::ABL1融合基因转阴性者（尤其是3个月内转阴性者），可考虑auto-HSCT，移植后予TKI维持治疗（使用时间为1～2年）。治疗过程中应定期监测BCR::ABL1融合基因水平和流式MRD，MRD出现波动者应及时进行allo-HSCT。

3. 维持治疗

可应用TKI治疗者，采用TKI为基础的维持治疗，至CR后至少2年，其后可用TKI维持治疗。不能坚持TKI治疗者，采用干扰素（可以联合VCR、糖皮质激素）维持治疗，300万U/次，隔日1次，缓解后至少治疗2年。或参考Ph-ALL进行维持治疗。

（三）Ph-like ALL

Ph-like ALL重要特点是存在涉及BCR::ABL1外的其他酪氨酸激酶易位（形成多种融合基因）、CRLF2易位和（或）JAK-STAT信号通路基因突变。可根据不同的分子学特点联合相应的靶向药物治疗，如涉及ABL系列融合基因的患者可以联合达沙替尼等酪氨酸激酶抑制剂（TKI）治疗。Ph-like ALL预后较差，应及早进行allo-HSCT。

（四）T-ALL治疗

诱导化疗和Ph-B-ALL一样，以VCR或长春地辛、蒽环/蒽醌类药物、糖皮质激素为基础的方案（如VDP）诱导治疗或联合CTX（组成VDCP方案）；化疗方案推荐联合门冬酰胺酶；推荐BCL-2抑制剂（维奈克拉）联合化疗；可应用Hyper-CVAD方案；T-ALL患者预后较差，尤其ETP-ALL预后更差，建议诱导治疗达到缓解后尽早进行allo-HSCT。鼓励参加各种临床试验。

（五）CNSL的治疗

确诊CNSL的ALL患者，尤其是症状和体征明显者，建议先行腰穿、鞘注，每周2次，直至脑脊液正常；以后每周1次×（4～6周）。也可在鞘注化疗药物至脑脊液白细胞计数正常、症状体征好转后再行放疗（头颅+脊髓放疗）。建议头颅放疗剂量2000～2400cGy、脊髓放疗剂量1800～2000cGy，分次完成。进行过预防性头颅放疗的患者原则上不进行二次放疗。

（六）难治/复发性ALL（R/R ALL）的治疗

难治/复发性ALL目前治疗无统一意见，可以选择的方案如下：推荐新药临床试验，各种靶点的CAR-T细胞治疗（如靶向CD19、CD22、CD20的单靶点或双靶点CAR-T细胞治疗B-ALL，靶向CD7、CD5的CAR-T细胞治疗T-ALL等）及研究者发起的临床研究（CD38单抗治疗CD38阳性的ALL、西达本胺为基础的T-ALL方案，BCL-2抑制剂的应用等）。对于R/R Ph+B-ALL规范应用TKI为基础的治疗中复发、难治的患者：以ABL1激酶区突变结果、前期用药情况为依据，选择适合的TKI药物。可继续联合化疗。可根据流式抗原表达及ABL1激酶区突变结果考虑以CD19/CD3双特异性抗体±TKI、CD22抗体偶联药物±TKI、CD19 CAR-T细胞治疗为基础的挽救治疗。如不能参加临床试验或接受免疫治疗，且无敏感TKI选择的患者可采用难治/复发性Ph-ALL的治疗方案。对于任何类型R/R ALL（B-ALL T-ALL）在挽救治疗的同时即应考虑HSCT，及时寻找供者，达到再次缓解后进行allo-HSCT。

第三节 急性髓系白血病

一、AML分类

(1)伴有重现性遗传学异常AML。

(2)具有MDS特点的AML。

(3)治疗相关的AML。

(4)其他非特指型AML。

(5)髓系肉瘤。

二、临床特点

主要症状包括贫血、出血、感染、髓外浸润等，是由于正常骨髓造血衰竭及白血病细胞浸润引起的相关症状和体征。

(一)骨髓增生异常综合征(MDS)

MDS起病和进展常比较缓慢，一般就诊前已有较长时间的血象异常病史。骨髓和(或)外周血原始和幼稚细胞的比例增高，但比例<20%，骨髓活检可见病态造血，包括ALIP现象。而急性白血病起病急，进展迅速，骨髓和(或)外周血原始和幼稚细胞的比例>20%。

(二)类白血病反应

感染和实体肿瘤性疾病是最常见原因，主要表现为白细胞明显增多并伴有不同比例的原始幼稚细胞出现，需与AML相鉴别。类白血病反应不伴有贫血和血小板减少或仅为轻度减少；外周血/骨髓象虽然可见原始和幼稚细胞<20%，且无形态异常。碱性磷酸酶活力显著增高是与急性白血病的重要鉴别点之一。祛除病因后可恢复正常。

（三）再生障碍性贫血及特发性血小板减少性紫癜

两者血象与白细胞不增多的白血病可能混淆，但肝、脾、淋巴结不大，骨髓象无异常增多的白血病细胞，染色体检查无异常。

三、治疗方式

（一）年龄<60岁的AML患者（初治）

1. 诱导缓解治疗（表13.1）

表13.1 诱导缓解治疗

化疗方案的选择	具体方法
常规的诱导缓解治疗方案	标准剂量阿糖胞苷（Ara-C）100~200mg/（m^2·d）×7天联合去甲氧柔红霉素（IDA）12mg/（m^2·d）×3天或柔红霉素（DNR）60~90mg/（m^2·d）×3天（证据等级1a）
含中剂量Ara-C的诱导治疗方案	高三尖杉酯碱（HHT）2mg/（m^2·d）×7天，DNR 40mg/（m^2·d）×3天，Ara-C前4天为100mg/（m^2·d），第5、6、7天为1g/（m^2·12h）（证据等级1a）
其他诱导治疗方案	IA、DA、MA及HA＋蒽环类药物组成的方案，如HAA（HA+阿克拉霉素）、HAD（HA+DNR）等。HHT（或三尖杉酯碱）联合标准剂量Ara-C的方案（HA）。化疗药物推荐使用剂量：标准剂量Ara-C 100~200mg/（m^2·d）×7天；IDA 10~12mg/（m^2·d）×3天、DNR 45~90mg/（m^2·d）×3天、米托蒽醌（Mitox）6~10mg/（m^2·d）×3天、阿克拉霉素20mg/d×7天、HHT 2~2.5mg/（m^2·d）×7天[或4mg/（m^2·d）×3天]。临床工作中可参照上述方案，具体药物剂量可根据患者情况调整。对于有严重并发症患者，参照老年不耐受强烈化疗患者的治疗方案

2. 诱导治疗后监测

（1）标准剂量Ara-C诱导治疗后监测（表13.2）。

表13.2 标准剂量Ara-C诱导治疗后监测

停化疗后第7~14天复查骨髓		
	治疗策略	治疗方案
残留白血病细胞≥10%	考虑双诱导治疗或等待观察	标准剂量Ara-C+蒽环或蒽醌类等药物（IDA或DNR、Mitox等）；含G-CSF的预激方案（如CAG方案：G-CSF+Ara-C+Acla）
残留白血病细胞<10%但无增生低下	可给予双诱导治疗或等待恢复	同上
增生低下且残留白血病细胞<10%	等待恢复	
停化疗后第21~28天复查骨髓		

（待续）

表13.2 标准剂量Ara-C诱导治疗后监测(续)

骨髓缓解情况	治疗策略	治疗方案
CR	进入缓解后治疗	
白血病细胞比例下降不足60%	按诱导失败对待	
未取得完全缓解但白血病细胞比例下降超过60%	重复原方案1个疗程;也可换二线治疗方案	
增生低下且残留白血病细胞<10%	等待恢复	
增生低下且残留白血病细胞≥10%	考虑下一步治疗(参考双诱导治疗的方案或按诱导治疗失败患者的选择治疗方案)	

(2)含中大剂量Ara-C方案的诱导治疗后监测(表13.3)。

表13.3 含中大剂量Ara-C方案的诱导治疗后监测

停化疗后第21~28天(骨髓恢复)复查骨髓、血象	
骨髓缓解情况	**治疗策略**
CR	进入缓解后治疗
骨髓已恢复,但未达到CR标准	按诱导治疗失败对待
增生低下残留白血病细胞<10%	等待恢复
增生低下残留白血病细胞≥10%	按治疗失败对待

3. AML完全缓解后的治疗(表13.4)

表13.4 AML完全缓解后的治疗

按遗传学预后危险度分层	治疗策略	治疗方案
预后良好组	多疗程的大剂量Ara-C	Ara-C[3g/(m²·12h),6个剂量],3~4个疗程,单药应用(证据等级1a)
	其他缓解后治疗方案	中大剂量Ara-C[1~2g/(m²·12h),6个剂量]为基础的方案:与蒽环/蒽醌类、氟达拉滨等联合应用,2~3个疗程后行标准剂量化疗,总的缓解后化疗周期≥4个疗程(证据等级1b) 2~3个疗程中大剂量Ara-C为基础的方案巩固治疗,继而行自体造血干细胞移植(证据等级1b) 标准剂量化疗(Ara-C联合蒽环/蒽醌类、HHT、鬼臼类等),总的缓解后化疗周期≥6个疗程或标准剂量化疗巩固3~4个疗程后行自体造血干细胞移植(证据等级2b)
预后中等组	异基因造血干细胞移植	寻找供者期间行1~2疗程中以大剂量Ara-C为基础的化疗或标准剂量化疗。异基因造血干细胞移植后视复发风险及造血重建状态,FLT3-ITD阳性患者可选择FLT3抑制剂进行维持治疗,其他患者可选择去甲基化药物维持治疗

(待续)

表13.4 AML完全缓解后的治疗(续)

按遗传学预后危险度分层	治疗策略	治疗方案
	多疗程的大剂量Ara-C	
	2~3个疗程中大剂量Ara-C为基础的巩固治疗后行自体造血干细胞移植(证据等级1b)	
	其他巩固治疗方案	中大剂量Ara-C[1~2g/(m^2·12h),6个剂量]为基础的方案:与蒽环/蒽醌类等药物联合应用,2~3个疗程后行标准剂量化疗,总的缓解后化疗周期≥4个疗程(证据等级1b) 标准剂量化疗(Ara-C联合蒽环/蒽醌类、HHT、鬼臼类等),总的缓解后化疗周期≥6个疗程或标准剂量化疗巩固3~4个疗程后行自体造血干细胞移植(证据等级2b)
预后不良组	尽早进行异基因造血干细胞移植	寻找供者期间行1~2疗程中大剂量Ara-C为基础的化疗或标准剂量化疗。异基因造血干细胞移植 后视复发风险及造血重建状态,FLT3-ITD阳性患者可选择FLT3抑制剂进行维持治疗,其他患者可选择去甲基化药物维持治疗
	无条件移植者	予大剂量Ara-C[3g/(m^2·12h),6个剂量],3~4个疗程,单药应用(证据等级1a)
	其他巩固治疗方案	2~3个疗程的中大剂量Ara-C为基础的化疗,或标准剂量化疗巩固,继而行自体造血干细胞移植(证据等级1b) 标准剂量化疗巩固(≥6个疗程)(证据等级1a)
未进行染色体核型等检查、无法进行危险度分层者	参考预后中等细胞遗传学或分子异常组患者治疗。若诊断时WBC≥100×10^9/L,则按预后不良组治疗(证据等级5)	

(二)年龄≥60岁的AML患者(表13.5)

表13.5 年龄≥60岁的AML患者的治疗方案

年龄	分组	治疗方案
年龄60~75岁患者的诱导治疗(适合接受强化疗的患者)	没有不良预后因素:①不良遗传学异常;②前期血液病病史;③治疗相关AML	标准剂量化疗:标准剂量Ara-C[100mg/(m^2·d)×7天]联合IDA[10~12mg/(m^2·d)]或DNR[45~60mg/(m^2·d)](证据等级1a) 低强度化疗方案,具体方案见具有不良预后因素患者的低强度化疗方案(证据等级2c)

(待续)

表13.5　年龄≥60岁的AML患者的治疗方案(续)

年龄	分组	治疗方案
	具有不良预后因素	低强度化疗:维奈克拉(100mg,第1天;200mg,第2天;400mg,第3~28天)联合阿扎胞苷[75mg/(m^2·d)×7天]或地西他滨[20 mg/(m^2·d)×5天](证据等级2a) 阿扎胞苷[75 mg/(m^2·d)×7天]或地西他滨[20mg/(m^2·d)×5天](证据等级2a)。小剂量化疗±G-CSF(如小剂量Ara-C为基础的方案:CAG、CHG、CMG等,C-阿糖胞苷、A-阿克拉霉素、H-高三尖杉酯碱、M-米托蒽醌);阿扎胞苷或地西他滨联合小剂量化疗等(证据等级2b) 标准剂量化疗:标准剂量Ara-C[100mg/(m^2·d)×7天]联合IDA[10~12mg/(m^2·d)]或DNR[45~60mg/(m^2·d)](证据等级2a)
年龄60~75岁患者的诱导治疗(不适合强化疗的患者)	低强度化疗	维奈克拉(100mg,第1天;200mg,第2天;400mg,第3~28天)联合阿扎胞苷[75mg/(m^2·d)×7天]或地西他滨[20mg/(m^2·d)×5天](证据等级1a) 阿扎胞苷[75mg/(m^2·d)×7天]或地西他滨[20mg/(m^2·d)×5天](证据等级1a)。阿扎胞苷或地西他滨联合小剂量化疗。小剂量化疗±G-CSF(如小剂量Ara-C为基础的方案:CAG、CHG、CMG等)(证据等级2b)
年龄≥75岁或<75岁且合并严重非血液学并发症患者的治疗	支持治疗	

1.强诱导化疗后骨髓情况监测及对策(表13.6)

表13.6　强诱导化疗后骨髓情况监测及对策

第21~28天复查骨髓、血象	
骨髓缓解情况	**治疗策略**
完全缓解	进入缓解后治疗
白血病细胞比例下降不足60%	按诱导失败对待
白血病细胞比例下降超过60%但未达到完全缓解	重复原方案1个疗程或更换二线方案
增生低下且残留白血病细胞<10%	等待恢复
增生低下且残留白血病细胞≥10%	按治疗失败对待

2.完全缓解(CR)后的治疗选择

(1)经过标准剂量诱导化疗达CR。

1)标准剂量Ara-C[75~100mg/(m^2·d)×(5~7)天]为基础的方案巩固强化治疗。可与蒽环或蒽醌类(IDA、DNR或Mitox等)、HHT、鬼臼类等联合。总的缓解后化疗周期4~6个疗程(证据等级2b)。

2)年龄<70岁,一般状况良好、肾功能正常(肌酐清除率≥70mL/min)、预后良好核型或伴有预后良好分子遗传学异常的正常核型患者可接受Ara-C 0.5~2g/(m^2·12h)×(4~6)个剂量,1~2个疗程。后改为标准剂量方案治疗,总的缓解后治疗周期4~6个疗程(证据

等级2a)。

3)年龄<70岁,一般状况良好、重要脏器功能基本正常、伴有预后不良因素、有合适供者的患者,可采用非清髓预处理的异基因造血干细胞移植治疗(证据等级2a)。

4)去甲基化药物(如阿扎胞苷或地西他滨)治疗,直至疾病进展(证据等级2b)。

(2)经过低强度诱导化疗达CR。

1)维奈克拉(400mg,第1~28天)联合阿扎胞苷[75mg/(m^2·d)×7天]或地西他滨[20mg/(m^2·d)×5天],直至疾病进展(证据等级1a)。

2)阿扎胞苷[75mg/(m^2·d)×7天]或地西他滨[20mg/(m^2·d)×5天],直至疾病进展(证据等级1a)。阿扎胞苷或地西他滨联合小剂量化疗;小剂量化疗±G-CSF(如小剂量Ara-C为基础的方案:CAG、CHG、CMG等)(证据等级2b)。

3.维持治疗

经过诱导和巩固治疗后,患者可用去甲基化药物(如阿扎胞苷或地西他滨)进行维持治疗,直至疾病进展(证据等级1b)

(三)难治/复发性急性髓系白血病(R/R AML)的治疗

1.治疗原则

难治性白血病的治疗原则包括:①新的靶向治疗药物;②中、大剂量的阿糖胞苷(Ara-C)组成的联合方案;③使用无交叉耐药的新药组成的新的联合化疗方案;④异基因造血干细胞移植(allo-HSCT);⑤免疫治疗。

2.治疗策略(表13.7)

表13.7 治疗策略

	早期复发者(缓解后12个月以内复发者)	晚期复发者(缓解后12个月以上复发者)
年龄<60岁	①临床试验(强烈推荐);②靶向药物治疗,如有FLT3突变的患者可选择吉瑞替尼、索拉非尼等,其他可根据情况选用BCL2抑制剂维奈克拉、IDH1抑制剂艾伏尼布、IDH2抑制剂恩西地平等;③挽救性化疗,获得CR后继而行同胞相合或无关供者HSCT;④直接进行allo-HSCT	①重复初始有效的诱导化疗方案,如达到再次缓解,考虑进行allo-HSCT;②临床试验;③靶向药物治疗;④挽救性化疗,CR后行同胞相合或无关供者HSCT
年龄≥60岁	①临床试验(强烈推荐);②新药(包括靶向药物与非靶向药物)治疗;③最佳支持治疗;④挽救性化疗,CR后如体能状况好可考虑进行allo-HSCT	①临床试验(强烈推荐);②重复初始有效的诱导化疗方案;③新药(包括靶向药物与非靶向药物)治疗;④挽救性化疗,CR后如体能状况好可考虑allo-HSCT;⑤最佳支持治疗(用于不能耐受或不愿意进一步治疗的患者)

3.治疗方案(表13.8)

表13.8 治疗方案

突变靶点	靶向治疗±去甲基化药物	用法及方案
FLT3-ITD突变	吉瑞替尼	是一种新型、强效、高选择性、Ⅰ型口服FLT3/AXL抑制剂,与Ⅱ型抑制剂的不同在于吉瑞替尼通常不受激活环突变(如D835点突变)的影响,能够结合FLT3突变的活性构象和非活性构象。可用于FLT3-ITD和FLT3-TKD突变。治疗剂量为120mg/d(证据等级1a)
	索拉非尼+去甲基化药物(阿扎胞苷或地西他滨)	索拉非尼200mg,每日2次;阿扎胞苷75mg/m^2,第1~7天;或地西他滨20mg/m^2,第1~5天(证据等级2a)
FLT3-TKD突变	吉瑞替尼	治疗剂量为120mg/d(证据等级1a)
IDH1突变	艾伏尼布	艾伏尼布500mg每日1次,可联合去甲基化药物,去甲基化药物剂量及用法同上(证据等级2a)
IDH2突变	恩西地平	恩西地平100mg每日1次,可联合去甲基化药物,去甲基化药物剂量及用法同上(证据等级2a)
由于IDH1/2突变对BCL2抑制剂维奈克拉均比较敏感,因此IDH1/2突变者可应用维奈克拉联合去甲基化药物(证据级别2a)。		

4.联合化疗(表13.9)

CLAG±IDA/Mitox方案:(克拉屈滨5mg/m^2,第1~5天;Ara-C 1~2g/m^2,克拉屈滨用后4小时使用,第1~5天,静脉滴注3小时;G-CSF300μg/m^2,第0~5天(WBC>20×10^9/L暂停);IDA10~12mg/m^2,第1~3天或Mitox 10~12mg/m^2,第1~3天。

表13.9 联合化疗

方案选择	适合患者	化疗方案
强烈化疗方案	适用于一般情况好,耐受性好的患者	①CLAG±IDA/Mitox方案(证据等级2a);②大剂量Ara-C±蒽环类药物;③FLAG±IDA方案;④HAA(HAD)方案;⑤EA±Mitox方案;⑥CAG方案
非强烈化疗方案	对于体能状况差、耐受较差的患者,可选择非强烈化疗方案	①去甲基化药物(阿扎胞苷、地西他滨);②小剂量Ara-C;③维奈克拉+去甲基化药物/小剂量Ara-C;④allo-HSCT;⑤免疫治疗

大剂量Ara-C±蒽环类药物:Ara-C 1~3g/m^2,每12小时1次,第1、3、5天;联合DNR 45mg/m^{2}或IDA 10mg/m^2,第2、4、6天。或Ara-C(既往没有用过大剂量Ara-C的患者可选择)3g/m^2,每12小时1次,第1~3天。

FLAG±IDA方案:氟达拉滨30mg/m^2,第1~5天;Ara-C 1~2g/m^2,氟达拉滨用后4小时使用,第1~5天,静脉滴注3小时;G-CSF 300μg/m^2,第0~5天;IDA 10~12mg/m^2,第1~3天。

HAA(HAD)如下。HHT 2mg/m², 第1~7天；或HHT 4mg/m², 分2次给药，第1~3天。Ara-C 100~200mg/m², 第1~7天。Acla 20mg/d, 第1~7天[或DNR 45mg/(m²·d), 第1~3天)]。

EA±Mitox方案：VP16 100mg/m², 第1~5天；Ara-C 100~150mg/m², 第1~7天；Mitox 10mg/m², 第1~5天。

CAG方案：G-CSF 300μg/m², 每12小时1次，第0~14天；Acla 20mg/d, 第1~4天；Ara-C 10mg/m², 皮下注射，每12小时1次，第1~14天。

去甲基化药物(阿扎胞苷、地西他滨)具体用法：①阿扎胞苷75mg/m², 第1~7天，28天为1个疗程，直至患者出现疾病恶化或严重不良反应；②地西他滨20mg/m², 第1~5天，28天为1个疗程，直至患者出现疾病恶化或严重不良反应。维奈克拉+去甲基化药物/小剂量Ara-C。①维奈克拉联合去甲基化药物：维奈克拉剂量为第1天100mg, 第2天200mg, 第3天开始每天400mg, 直至第28天；去甲基化药物，阿扎胞苷75mg/m², 第1~7天；地西他滨25mg/m², 第1~5天。②维奈克拉联合小剂量Ara-C：维奈克拉剂量为第1天100mg, 第2天200mg, 第3天400mg, 第4天开始每天600mg, 直至第28天；Ara-C 10mg/m², 皮下注射，每12小时1次，第1~10天。

第四节 非霍奇金淋巴瘤

淋巴瘤是我国常见的恶性肿瘤，依据2023年国家癌症中心公布的数据，我国每年淋巴瘤发病人数约为10.15万，发病率为5.56/10万，死亡人数为4.70万，死亡率为2.47/10万，地域之间、城乡之间的差异明显。

一、病因学研究

虽然大多数淋巴瘤至今尚无明确病因，但目前认为病毒，尤其是EB病毒感染可能与淋巴瘤发病有密切关系，病毒感染后使淋巴组织持续增生，引起胸腺系统淋巴细胞的表面抗原性改变。此外，免疫因素、职业因素、环境因素、遗传因素等也有不可忽视的作用，化学致癌物、饮食不平衡等容易诱发。

(一)免疫缺陷

免疫缺陷分为先天性和获得性两种,前者包括严重联合免疫缺陷症、Klinefelter综合征、Chediak-Higashi综合征等。获得性免疫缺陷病,如实体器官移植发生淋巴增殖性疾病者在20%以上,类风湿关节炎发生非霍奇金淋巴瘤的风险增加2倍。

(二)感染

如艾滋病病毒(HIV)感染、EB病毒、人类疱疹病毒(HHV-8)、丙型肝炎病毒(HCV)、幽门螺杆菌(HP)感染等,HIV感染者发生非霍奇金淋巴瘤的风险增加100倍以上。此外,几乎所有艾滋病伴发的中枢神经系统淋巴瘤和约50%其他类型淋巴瘤与EB病毒感染有关,EB病毒与大多数移植后淋巴增殖性疾病也有一定关系。HHV-8、卡波西肉瘤相关疱疹病毒与免疫缺陷者发生原发渗出性淋巴瘤有关,原发渗出性淋巴瘤患者常常同时感染了EB病毒。

(三)职业与环境因素

杀虫剂、有机溶剂、染发剂、紫外线、吸烟等与非霍奇金淋巴瘤的发病有一定关系。农药,尤其苯氧基除草剂,如2,4-苯氧代乙酸与非霍奇金淋巴瘤有很强的联系。高脂饮食可能与非霍奇金淋巴瘤发病有关,大量吸烟者发生滤泡型淋巴瘤的风险增加,乳糜泻与肠病性T细胞淋巴瘤有关。

(四)遗传因素

非霍奇金淋巴瘤患者的同胞、淋巴瘤或其他血液肿瘤患者的第一代亲属,患非霍奇金淋巴瘤的风险轻度增高。肿瘤坏死因子、白细胞介素-10及其他多态性与弥漫大B细胞淋巴瘤有关。

二、病理类型

非霍奇金淋巴瘤是由于免疫系统的细胞在分化的不同阶段发生突变而致,其淋巴结病变常表现为多中心起源,或越过邻近淋巴结向远处淋巴结跳跃式播散。侵袭性的非霍奇金淋巴瘤常累及结外淋巴组织，发展迅速，镜下正常淋巴结构被破坏，淋巴滤泡和淋巴窦可消失。不同来源的非霍奇金淋巴瘤细胞的免疫表型、染色体核型、受累基因及临床表现不同，从而形成各种亚型。正常免疫细胞转化为恶性淋巴瘤细胞，可能存在特定的遗传学和分子遗传学异常，部分非霍奇金淋巴瘤亚型原癌基因的激活与特定的遗传学异常有关。2008年WHO淋巴肿瘤分类结合了形态学、免疫学、遗传学和临床的特征，将非霍奇金淋巴瘤分为B细胞肿瘤、T/NK细胞肿瘤两大类。

三、临床特点

（一）西医症状描述

淋巴瘤最常见的临床表现是无痛性、进行性淋巴结肿大和局部肿块，同时淋巴瘤属于全身性疾病，几乎可累及全身各大组织器官，不同的部位受累其症状不尽相同，如发热、盗汗、消瘦、瘙痒等全身症状，或者是肿瘤压迫相近组织器官所致的综合征表现，还可出现皮肤病变等并发症。

1.非霍奇金淋巴瘤

淋巴结肿大或局部肿块：无痛性、进行性淋巴结肿大，是所有非霍奇金淋巴瘤共同的临床表现。淋巴瘤可发生在身体的任何部位，具有全身性的特点，其中淋巴结、扁桃体、脾及骨髓是最易累及的部位。

2.其他症状

免疫、血液系统表现：恶性淋巴瘤诊断时10%~20%可有贫血，部分患者可有白细胞计数、血小板计数升高，血沉增快，类白血病反应，部分晚期患者表现为免疫功能异常。在B细胞非霍奇金淋巴瘤中，部分患者的血清中可检测到数目不等的单克隆免疫球蛋白。

3.并发症

（1）皮肤病变：恶性淋巴瘤患者可有一系列非特异性皮肤表现，如多形性皮肤损害、红斑、水疱、糜烂等，晚期恶性淋巴瘤患者免疫功能低下，皮肤感染常破溃、渗液，形成全身性散在的皮肤增厚、脱屑。

（2）压迫症状：淋巴瘤对周围邻近组织产生压迫症状，纵隔或后腹膜淋巴结肿大可出现压迫或浸润症状，如胸痛、咳嗽、上腔静脉综合征、腹痛、背部疼痛、脊髓压迫等相应表现。

（二）中医症状描述

恶性淋巴瘤是由于正气内虚、禀赋不足，加之外感邪毒、饮食失调、情志内伤导致水湿内停，聚湿生痰，痰浊留著于经络肌肤，发为本病。本病的病机在痰，本虚标实，虚实夹杂，实以痰、瘀、毒互结为主，虚以肝、脾、肾三脏虚损多见，早期多以邪实为主，晚期为气血阴阳衰败为主。所谓“无痰不成核”，淋巴结肿大者多与“痰”有关，与肺、脾、肝、肾、三焦等脏腑功能有密切联系。恶性淋巴瘤在临床辨证中应首辨正气之盛虚。在疾病初期，正气尚存，治疗时尚可用攻法，随着病情进展，正气逐渐耗散，治疗时应注意以扶正为要。其次应辨痰之寒热。由于正气内虚是恶性淋巴瘤发病的内因，中晚期患者正气虚损情况更为突出，因此在临证中应妥善处理好扶正与祛邪的关系。

1. 气郁痰结证

症见颈项、耳下、腋下、腹股沟等处肿大的淋巴结，无痛，质韧，并见烦躁易怒，胸腹胀闷或胁肋胀满，食欲减退，进食满胀欲呕，大便不调，舌暗红，苔白腻或黄腻，脉弦或弦数。

2. 寒痰凝结证

症见颈部、耳下、腋下、腹股沟等处肿大的淋巴结，无痛，质韧，可活动，可粘连形如桃李，并见面色无华，形寒肢冷，体痛肢木，神疲乏力，纳差，恶心，头晕目眩，舌淡或淡暗，苔薄白，脉细弱或迟濡。

3. 痰热郁积证

症见颈项、耳下、腋下、腹股沟等处肿大的淋巴结，无痛，质韧，并见胸胁疼痛，胸闷气短，咳嗽气逆，口干口渴，心悸喘息，头晕乏力，大便不调，舌暗红，苔黄腻，脉滑数或弦数。

4. 痰瘀互结证

症见颈项、耳下、腋下、腹股沟等处肿大的淋巴结，无痛或轻痛，质韧，食欲减退，形体消瘦，腹大如鼓，午后潮热，大便干结，或有黑便，舌暗红，有瘀点或黑斑，苔黄腻，脉细涩。

5. 阴虚火旺证

症见颈项、耳下、腋下、腹股沟等处肿大的淋巴结，质地坚硬，或腹内结块或形体消瘦，头晕目眩，耳鸣，周身烘热，五心烦热，心烦易怒，口咽干燥，两胁疼痛，腰胁酸软，遗精，失眠，夜寐盗汗，舌红或绛，苔薄或少苔，脉细数。

四、治疗方式

淋巴瘤在选择治疗方案时，需考虑最大限度地减少治疗相关的远期并发症。因其多中心发生的倾向使其治疗策略为以化疗为主的综合治疗，手术治疗可用于脾大、脾功能亢进的患者。不同类型的淋巴瘤，其化疗方案的选择也不尽相同。

（一）放疗

利用高能量射线照射肿瘤部位，杀死或缩小肿瘤，但只能用于局部。有些淋巴瘤早期可单纯放疗，也有部分淋巴瘤患者化疗后再放疗，巩固其疗效，也可用于淋巴瘤复发部位的照射以缓解症状，是治疗淋巴瘤的重要手段。

放疗范围。①受累野放疗（IFRT）：推荐用于复发/难治性或行根治性放疗的HL及NHL，靶区包括受侵部位的整个淋巴区域。②受累淋巴结部位放疗（ISRT）：推荐用于化疗后达CR或PR的HL及NHL，靶区为化疗前由临床和影像学检查（PET显示病灶的上下界，以精确定位照射野范围）确认的肿瘤部位。③受累淋巴结放疗（INRT）：推荐用于化疗后达CR或PR的HL及NHL，靶区为化疗前PET显示的受累淋巴结并适当外扩。④结外NK/T细胞淋巴瘤鼻型的放疗靶区：对于局限IE期包括双侧鼻腔、同侧上颌窦、双侧前筛窦和硬腭；双侧鼻腔受累临床靶区（CTV）包括双侧鼻腔、双侧上颌窦、双侧前筛窦和硬腭；靠近后鼻孔及鼻咽的鼻部肿瘤应包括鼻咽。

（二）手术治疗

（1）合并脾功能亢进者如有切脾指征，可进行脾切除术以提高血象，为以后化疗创造有利条件。

（2）合并有胃肠穿孔出血或梗阻的胃肠道淋巴瘤患者，内科治疗效果不好时可考虑进行外科手术治疗。

（三）化疗

1. ABVD方案

ABVD方案即多柔比星+博来霉素+长春地辛+达卡巴嗪方案，适用于病变局限的霍奇金淋巴瘤的治疗。无论病变发生的部位或组织学类型，大多可治愈，很少发生不育、过早绝经、白血病等与治疗相关的并发症。对于进展期霍奇金淋巴瘤的治疗，也采用ABVD方案化疗作为一线治疗。

2. CHOP方案

CHOP方案即环磷酰胺+多柔比星+长春新碱+泼尼松方案，为侵袭性非霍奇金淋巴瘤的标准治疗方案。与其他化疗方案比较，疗效高而毒性较低，5年无病生存率达41%~80%。惰性淋巴瘤发展较慢，化放疗有效，但不易缓解，若病情出现进展也可联合化疗，可用CHOP方案。

3. R-CHOP方案

化疗前加用利妥昔单抗（R）即CD20单抗，可获得更好的疗效，是弥漫大B细胞淋巴瘤（DLBCL）治疗的经典方案，也适用于CD20阳性的淋巴瘤。近10年随访结果表明，8xR-CHOP使DLBCL患者的总生存时间延长达4.9年。在造血干细胞移植前用CD20单抗做体内净化，可减少移植后的复发。

4. 组蛋白去乙酰化酶（HDAC）抑制剂

HDAC是全新作用机制的综合靶向抗肿瘤新型药物，其首个适应证为复发及难治性外周T细胞淋巴瘤，患者临床获益率达50%以上，生存期明显延长。组蛋白去乙酰化酶抑制剂已成为肿瘤靶向治疗的研究新热点，已证实对肿瘤细胞迁移、侵袭、转移具有抑制作用和抗肿瘤血管生成作用。西达本胺为HDAC抑制剂，治疗T细胞淋巴瘤。

（四）其他西医治疗

1. 造血干细胞移植

适用于55岁以下、重要脏器功能正常、缓解期短、难治易复发的侵袭性淋巴瘤，4个CHOP方案能使淋巴结缩小超过3/4者，进行大剂量联合化疗后进行自体或allo-HSCT，以期最大限度地杀灭肿瘤细胞，取得较长期缓解和无病存活。而自体外周血干细胞移植用于淋巴瘤治疗时，移植物受淋巴瘤细胞污染的机会小，造血功能恢复快，适用于骨髓受累或经过盆腔照射的患者。

2. CAR-T细胞免疫治疗

即嵌合抗原受体T细胞免疫疗法治疗复发性难治B细胞淋巴瘤取得疗效。

（五）中医治疗

恶性淋巴瘤在临床辨证中应首辨正气之盛虚。在疾病初期，正气尚存，治疗时以用攻法为主，兼顾脾肾；随着病情进展，正气逐渐耗散，治疗时应注意以扶正为主，兼顾祛邪；其次应辨痰之寒热。由于正气内虚是恶性淋巴瘤发病的内因，中晚期患者正气虚损情况更为突出，因此在临证中应妥善处理好扶正与祛邪的关系。

1.分证论治

（1）气郁痰结证：疏肝解郁，化痰散结。

【方药】逍遥散或半夏厚朴汤加减。

【常用药】柴胡、当归、白芍、茯苓、白术、煨姜、薄荷、半夏、厚朴、紫苏、生姜、炙甘草等。

【加减】郁较甚者可酌加香附、郁金以助行气解郁之功；胁肋疼痛者酌加川楝子、延胡索以疏肝理气止痛；咽痛者酌加玄参、桔梗以解毒散结、宣肺利咽。

（2）寒痰凝结证：温化寒痰，软坚散结。

【方药】阳和汤（《外科证治全生集》）加减。

【常用药】熟地黄、鹿角胶、白芥子、炮姜、胆南星、制附子、肉桂、甘草等。

【加减】兼气虚不足者加党参、黄芪；阴寒重者加附子；若肿块大而坚硬，可重用生牡蛎，酌加昆布、海藻、夏枯草；咳痰量多者加瓜蒌、海蛤粉；兼肝气郁滞、胁肋满闷者加青皮、香附、陈皮；肝火上炎见目赤口苦者加菊花、夏枯草；久病肝肾亏虚者加女贞子、桑椹子、枸杞子、菟丝子。

（3）痰热郁积证：清肝泻肺，疏郁化结。

【方药】黛蛤散合泻白散加减。

【常用药】青黛、滑石、海蛤壳、桑白皮、竹茹、夏枯草、地骨皮、生甘草、粳米等。

（4）痰瘀互结证：消瘀化痰，软坚化结。

【方药】膈下逐瘀汤加减。

【常用药】当归、桃仁、红花、川芎、赤芍、牡丹皮、鸡血藤、郁金、木香、延胡索、五灵脂、乌药、香附、枳壳、昆布、海藻、穿山甲、鸡内金、甘草等。

（5）阴虚火旺证：滋阴降火，软坚散结。

【方药】知柏地黄丸加减。

【常用药】熟地黄、山茱萸、山药、泽泻、茯苓、牡丹皮、知母、黄柏等。

【加减】午后低热者加用青蒿、鳖甲、地骨皮等;出血明显者可加仙鹤草、三七等;盗汗甚者加牡蛎、浮小麦等;癥块明显者加用鳖甲、牡蛎等。

2.常用中草药

(1)山豆根:味苦,性寒。具有清热解毒、清肺利咽、消肿止痛的功效。《仁斋直指方论》记载其“主治咽喉上膈热毒患瘰疬者”。适用于淋巴瘤中属热毒壅盛者。内服:煎汤,3~9g,或磨汁服。外用:适量,煎水含漱或捣敷。

(2)半边莲:味甘、淡,性寒。具有清热解毒、利水消肿的功效。《生草药性备要》记载其“敷疮,消肿毒”。适用于淋巴瘤中属热毒内盛、水湿阻滞者。内服:煎汤,10~30g,或鲜品捣汁内服。外用:适量,研末调敷或鲜品捣敷。

(3)土贝母:味苦,性微寒。具有清热解毒、消肿散结的功效。《本草纲目拾遗》记载其“治乳岩”“治疡疮”。《陕西中草药》记载其“清热解毒消肿”。适用于淋巴瘤中属热毒壅积、痰气互结者。内服:煎汤,10~30g;或入丸、散剂。外用:适量,研末调敷或熬膏摊贴。

(4)玄参:味甘、苦、咸,性微寒。具有泻火解毒、凉血滋阴的功效。《名医别录》记载其“主治暴中风,散颈下核、痈肿”。《药性论》记载其“能治暴结热,主热风头痛,伤寒劳复,散瘤瘿瘰疬”。适用于淋巴瘤中属热毒壅盛、阴液受损者。内服:煎汤,10~15g。

(5)牡蛎:味咸、涩,性凉。具有化痰软坚、滋阴解毒的功效。《本草求真》记载其“软坚化痰散结”“以茶引之,能消项上结核”。适用于淋巴瘤中属寒痰凝结者。内服:煎汤,10~30g,或入丸、散剂。外用:适量,研末调敷或作扑粉。

3.常用中成药

(1)小金丹(《外科证治全生集》):具有散瘀通络、祛痰化湿、消肿止痛等功效。适用于恶性淋巴瘤体质较好者。每次1支(0.6g),陈酒送下,每天2~3次。本品祛瘀散结之力较强,正虚者慎用,孕妇忌服。

(2)西黄丸(《外科证治全生集》):具有清热解毒、和营消肿的功效。适用于恶性淋巴瘤全身浅表淋巴结肿大,咽痛、鼻出血,小便短赤,大便秘结者。每次1丸,每天2次。

(3)大补阴丸(《丹溪心法》):由黄柏(盐炒)、知母、熟地黄、龟板、猪脊髓组成,有滋阴降火的功效。适用于恶性淋巴瘤证属肝肾阴虚，虚火上炎而见潮热盗汗、腰膝酸软、眩晕耳鸣等证候者。成人每次6g，每天2~3次。

(4)牛黄醒消丸：由牛黄、麝香、制乳香、制没药、雄黄等组成。具有消肿止痛、解毒散结的功效，用于肿瘤溃疡疼痛的治疗。

(5)片仔癀胶囊：由蛇胆、牛黄、三七等组成。可消炎止痛，适用于无名肿毒。每次4粒，每日3次。

(6)加味消瘰丸：由川贝母、生牡蛎、玄参、僵蚕、海蛤壳、海浮石等组成。五消痰散结，用于治疗瘰疬痰核。每次3g，每日2次。

4.外治法

(1)巴矾泥外敷：巴豆(带根)7个，红矾9g，大枣7枚，葱白(带皮)7个，混合后用乳钵捣烂如泥状，分3份备用。用时取1份药泥敷于劳宫或涌泉的单侧，外加纱布包扎，5天后取下药物，休息5天，如此在上述2穴之两侧交替用药泥敷贴，每次1穴，每敷5天，间隔5天，共25天将3份药泥敷完。

(2)拔毒活血散：泽漆30g、红花20g、白术30g、三棱30g、川乌15g、草乌15g、川葛15g、猫爪草15g、乳香10g、没药10g、麻黄10g、地鳖虫15g、皂矾15g、羌活20g、独活20g、当归15g，以上药物分别按规定炮制，粗粉过筛掺匀，装在布袋内缝口备用。先将药物在普通饭锅内热蒸30分钟左右，然后再洒酒50mL，为防止烫伤皮肤，用毛巾将药袋包好后敷于患处，待温度适宜时，再将毛巾去掉。每日2~3次，每次热敷时间应持续30分钟左右，反复间断热敷，每袋药物可用3~4天。

5.针灸治疗

【处方】取厥阴、少阳经穴为主。天井、少海、章门、百劳、肘尖、支沟、三阴交。

【方义】天井、少海相配泻三焦降心火而化痰浊，乃治瘰疬的成方；百劳、肘尖为经外奇穴，主治痰核瘰疬；章门主治马刀肿瘘；支沟泻三焦郁火，三阴交疏肝健脾益肾，两穴相配可行气活血。

【辨证配穴】寒痰凝滞加灸脾俞、丰隆以温化寒痰；气郁痰结加肝俞、太冲、丰隆以行气化痰；痰热蕴结加曲池、丰隆以清热除痰散结；肝肾阴虚加肝俞、肾俞、照海以滋肝肾之阴；气血两虚加气海、足三里以益气养血，可灸。

【随证配穴】高热者加十宣、大椎点刺放血；皮肤瘙痒者加血海、膈俞；胸胁胀痛者加阳陵泉、膻中、内关；脘痞纳少者加中脘、足三里；盗汗者加阴郄、膏肓；潮热者加大椎、劳宫。

【操作】毫针刺，补泻兼施。每日1次，每次留针30分钟，10次为1个疗程。亦可选用局部围针刺。虚证可加灸。电针用疏密波，频率为2~15Hz，持续刺激20~30分钟。

【耳针法】内分泌、皮质下、脑干、肝、心。选2~3穴，毫针刺，中强度刺激，每次留针30分钟，间歇运针2~3次，10次为1个疗程。或用揿针埋藏或王不留行籽贴压，每3~5天更换1次。

【穴位注射】百劳、肾俞、心俞、肝俞、丰隆等，每次取2~4穴，用胎盘针、胸腺肽或转移因子等药，注射量根据不同的药物及具体辨证而定。局部常规消毒，在选定穴位处刺入，待局部有酸麻或胀感后再将药物注入。隔日1次。

【挑治法】至阳、灵台附近及6~9胸椎夹脊处阳性反应点挑治，每周1次。

【火针】阿是穴、大椎、肘尖或肩髃火针点刺，每周1次。

五、小结

淋巴瘤作为临床特点不尽相同、诊断标准与医治方法各异的恶性肿瘤，在诊断时，需明确淋巴瘤患者的病理亚型和预后不良的分子病理改变，通过相关影像诊断技术明确患者分期，综合临床表现和实验室检查，依据各自的预后风险的评判标准，推断其预后。选择合理的治疗手段，如化疗、靶向治疗、生物免疫治疗、放疗、必要的手术治疗等。中晚期淋巴瘤化疗过程中有出现各种并发症的可能，而淋巴瘤的病因又尚未明确，所以日常生活中的预防就显得极其重要。预防措施中以远离各种诱发因素、积极治疗基础病变为主要原则。进行手术后已完成辅助治疗的患者，可采用中医巩固治疗，能够防止复发转移，改善症状，提高生存质量。放化疗完成后疾病稳定的带瘤患者，采用中医维持治疗，能够控制肿瘤生长，延缓疾病进展或延长下一阶段放化疗时间，提高生存质量，延长生存时间。

总之，淋巴瘤是一类高度异质性的血液肿瘤疾病，治疗效果因人而异，目前淋巴瘤的治疗已取得了很大进步。超声、CT等影像学检查用于高危人群淋巴瘤的早期筛查，可直接筛查有无淋巴结的肿大。对于长期接受射线照射及化学有害物质者，定期体检是极为重要的。霍奇金淋巴瘤已成为化疗可治愈的肿瘤之一，预后良好。未发生结外转移的非霍奇金淋巴瘤在积极治疗的基础上，其5年生存率也很高，但由于非霍奇金淋巴瘤易发生跳跃性转移，所以需要严格遵医嘱定期复查，以防引起其他系统疾患。

第五节 霍奇金淋巴瘤

霍奇金淋巴瘤(HL)是发生于淋巴系统的恶性肿瘤,通常起源于B淋巴细胞。病理学分型分为:经典型霍奇金淋巴瘤(cHL,约占95%)和结节性淋巴细胞为主型霍奇金淋巴瘤(NLPHL,约占5%)。前者又分为结节硬化型、淋巴细胞为主型、混合细胞型和淋巴细胞消减型。

一、临床特点

无痛性淋巴结肿大是霍奇金淋巴瘤最常见的临床表现,主要表现为颈部、纵隔淋巴结的肿大。病变从一个或一组淋巴结开始,通常由原发灶沿淋巴管道向邻近淋巴结区域有规律地逐渐播散。晚期可发生血行播散,累及脾、肝、骨髓、骨骼等部位。

二、治疗方式

cHL为侵袭性淋巴瘤,经规范化一线治疗,早期患者可达80%以上的治愈率,晚期患者也可达50%以上治愈率。一旦复发或者难治,二线或者三线挽救性化疗的有效率为70%~80%,但无法根治。即便新药物如Brentuximab vedotin(BV)或者PD-1单克隆抗体,也仅能获得缓解,无法根治,因此,复发/难治但年龄≤65岁的患者,一旦再次获得缓解,建议尽快考虑自体干细胞移植,这是目前唯一有希望获得长期缓解的途径。

(一)早期HL

根据有无预后不良因素,分为预后良好组和预后不良组。有任意一项预后不良因素即为预后不良组。

(1)预后良好组:ABVD×4周期+放疗;若不能放疗ABVD×6周期(建议2周期后PET-CT评效,根据结果调整后续治疗方案)。

(2)预后不良组:ABVD×6周期±局部放疗;部分预后极其不良患者可选择BEACOPP或ABVD/BEACOPP序贯方案±局部放疗(建议2周期后PET-CT评价,根据结果调整后续治疗方案）。

（二）进展期（或Ⅲ～Ⅳ期）

ABVD×6周期±局部放疗或增强剂量BEACOPP×（4~6）周期±局部放疗或ABVD×2周期+AVD×4周期或A（维布妥昔单抗）+AVD×6周期±局部放疗。

R/R HL治疗方案强调了Auto-HSCT的重要性。

（1）符合移植条件：二线挽救性化疗+大剂量化疗联合ASCT。

（2）不符合移植条件：二线挽救性化疗+信迪利单抗、替雷利珠单抗，卡瑞利珠单抗，赛帕利单抗，派安普利单抗，维布妥昔单抗。

（三）NLPHL

该类型不同于cHL，其细胞来源为成熟B细胞，属于惰性淋巴瘤，可长期生存，但复发率极高，尤其是进展期患者。治疗原则等同于边缘区淋巴瘤或者滤泡性淋巴瘤。该类型有20%的病例可能病理诊断有误，建议有经验的淋巴瘤病理医生会诊；部分病例有转化为大B细胞淋巴瘤的可能性，因此复发患者应再取病理明确诊断。

（1）早期局限病变：可单纯放疗或低强度化疗。

（2）早期伴危险因素及进展期患者：参考经典型HL或B-NHL治疗方案，如ABVD、CHOP方案。由于该类型肿瘤细胞CD20阳性，因此该类型治疗方案可选择利妥昔单抗单药治疗或联合化疗。但肿瘤细胞为CD30阴性或弱阳性，不适宜BV治疗。

其他治疗方式可参见本章第四节。

第六节 弥漫大B细胞淋巴瘤

弥漫大B细胞淋巴瘤（DLBCL）是NHL中最常见的类型，在欧美地区占成人NHL的30%~40%，我国占35%~50%。

一、临床特点

DLBCL中位发病年龄为50~60岁，男性略多于女性。DLBCL临床表现多样，依据原发部位和病变严重程度而不同，初起时多表现为无痛性淋巴结肿大，但淋巴结外的病变比例可达40%~60%，可原发于任何淋巴结外组织器官。临床病程呈侵袭性，表现为迅速增大的肿物。可伴有B症状（发热、盗汗、体重减轻）及LDH升高。

二、治疗方式

（一）初治患者

1. 低危（aaIPI=0）

推荐R-CHOP21×6周期±局部放疗；伴有大肿块或中低危（aaIPI=1）Pola-R-CHP×6周期+R×2周期。

2. 中高危（aaIPI=2）

临床试验R×8周期+CHOP21×（6~8）周期±局部放疗；R×8周期+CHOP14×6周期±局部放疗；Pola-R-CHP×6周期+R×2周期

3. 高危（aaIPI=3）

临床试验R×8周期+CHOP21×（6~8）周期±局部放疗；R×8周期+CHOP14×6周期±局部放疗；Pola-R-CHP×6周期+R×2周期

4. 无条件应用PR者可考虑CHOPE方案

一线治疗仅达部分缓解（PR）者可考虑放疗，或大剂量化疗联合自体造血干细胞移植（HDT-ASCT）±放疗，或进入难治/复发治疗流程；年轻高危患者达到CR推荐行HDT/ASCT。

5. 老年患者（>60岁）

老年高危患者可根据细胞起源或基因突变在诱导化疗中选择联合新药，包括来那度胺、伊布替尼等。≥75岁患者采用R-miniCHOP、R-Gemox等方案，可酌情联合新药。老年高危患者可给予来那度胺（10~15mg/d，21天/周期）维持治疗或不维持。

6. 原发睾丸弥漫大B细胞淋巴瘤

具有高继发中枢风险，应予积极中枢预防，诱导化疗结束后应给予睾丸区照射。

7. 高级别B细胞淋巴瘤，非特指型

该病理亚型侵袭性高，患者往往伴有骨髓及中枢侵犯、肿瘤符合及高IPI评分，预后不佳。治疗方案暂无共识，推荐进入临床试验。一线治疗可应用R-CHOP或DA-EPOCH-R方案，需联合腰穿+鞘注，可考虑一线HDT-ASCT巩固治疗。

8. 灰区淋巴瘤

WHO 2016版分类中更名为"B细胞淋巴瘤，为介于弥漫大B细胞淋巴瘤及经典型霍奇金淋巴瘤之间不能分类"的淋巴瘤，预后较cHL或PMBL更差。治疗方案暂无共识，一线治疗选择R-CHOP或DA-EPOCH-R方案，局限期病灶推荐局部放疗作为巩固治疗。

（二）复发或难治患者

1. 初次复发/进展

（1）符合移植条件：GDP±R、ICE±R、DHAP±R+ASCT；CAR-T（原发难治或12个月内复发患者推荐）。

（2）不符合移植条件：DHAP±R、ESHAP±R、ICE±R、GDP±R、ICE±R、DA-EPOCH±R、GemOx±R、MINE±R等。

2. ≥2次复发/进展

（1）符合移植条件异基因造血干细胞移植，临床试验，CAR-T。

（2）不符合移植条件DHAP±R、ESHAP±R、ICE±R、GDP±R、ICE±R、DA-EPOCH±R、GemOx±R、MINE±R等；临床试验；CAR-T等。

3. 判断能否接受自体造血干细胞移植（年龄、耐受性、并发症、经济情况等）

（1）适合自体造血干细胞移植者：挽救性化疗2期→评效CR/PR→挽救性治疗1~2周期，其间完成干细胞采集→自体移植±局部放疗。

（2）不适合自体造血干细胞移植、挽救性治疗失败、自体移植后复发者：个体化、姑息性治疗为主，以缓解症状、延长生命为基本原则和目标。

（3）骨髓侵犯不是自体干细胞移植的禁忌证，如骨髓能够达到CR，仍然建议行自体干细胞移植。

（4）利妥昔单抗用于难治/复发性DLBCL的注意事项：对难治/复发性患者只能提高缓解率，让更多患者有机会接受自体干细胞移植，但是不能提高治愈率；利妥昔单抗治疗期间出现疾病进展，或者在治疗结束后半年内出现疾病复发，视为利妥昔单抗耐药，可不再选择用于难治/复发性患者（美国FDA对利妥昔单抗耐药的定义）。

（5）推荐挽救性治疗方案

具体如下：DICE±R（异环磷酰胺、顺铂、依托泊苷、地塞米松）、GemOx±R（吉西他滨、奥沙利铂）、GDP±R（吉西他滨、地塞米松、顺铂）、ICE±R（异环磷酰胺、卡铂、依托泊苷）、DHAP±R（地塞米松、顺铂、阿糖胞苷）、DA-EPOCH±R（依托泊苷、环磷酰胺、长春新碱、表柔比星、泼尼松）、CEOP±R（环磷酰胺、依托泊苷、长春新碱、泼尼松）。

4. 中枢预防原则

具有高危因素的弥漫大B细胞淋巴瘤，继发中枢侵及概率超过10%，需要进行中枢预防。

第七节 滤泡性淋巴瘤

滤泡性淋巴瘤（FL）是一类起源于滤泡生发中心B细胞的恶性肿瘤，通常由中心细胞、中心母细胞/大转化细胞构成。好发于中老年人，主要侵犯淋巴结，其次为脾脏、骨髓和韦氏环。FL偶尔原发于结外部位，包括皮肤、胃肠道等。约85%的FL具有t(14;18)染色体异常，导致BCL2蛋白过度表达。

一、临床特点

特殊类型的滤泡肿瘤：主要包括原位滤泡肿瘤（ISFN）及十二指肠型FL，ISFN主要是外周型血中的t(14:18)(32;21)异常的B淋巴瘤异常增生，停留在滤泡的生发中心，实际上不是淋巴瘤，是一种原位滤泡疾病，在进展FL前无须治疗。十二指肠型FL指局限于十二指肠黏膜或黏膜下层的低级FL，很多患者可自愈，绝大多数不需要治疗。此外，WHO 2017版分类还提出了两个独立分类，分别是儿童型FL及伴IRF4异常的大B细胞淋巴瘤。儿童型FL具有缺乏BCL2重排及细胞增殖指数高的特点，一般病变比较局限，预后良好。伴IRF4异常的大B细胞淋巴瘤则在细胞起源上常为生发中心型，细胞强表达IRF4/MUM1，常同时表达BCL6伴高增殖指数，大部分病例有IGH/IRF4重排，有时同时有BCL6重排，但缺乏BCL2重排。这类淋巴瘤较儿童型FL侵袭性强，但对治疗反应良好。

二、治疗方式

（一）治疗原则

（1）FL1~2级为惰性淋巴瘤，治疗原则因临床分期不同而定。

（2）FL3级参照弥漫大B细胞淋巴瘤进行治疗FL3a级患者在诱导治疗后可考虑利妥昔单抗维持治疗。

（3）由于FL属于不可治愈性疾病，绝大多数患者将多次复发进展，因此任何治疗方案的选择均应以保护患者骨髓功能、保障后续治疗的长期可行性为前提，尽量避免应用对骨髓造血干细胞造成损伤的药物（如氟达拉滨、甲基苄肼）。

（二）治疗选择

1.Ⅰ~Ⅱ期

以积极治疗为主，患者有望得到长期疾病控制。①受累部位放疗（ISRT）（没有大病灶的Ⅰ期或者局限侵犯的Ⅱ期患者推荐）；②免疫治疗±化疗；③免疫治疗±化疗+ISRT；④观察（当化放疗的毒性超过可能的临床获益时，观察也是合适的选择）。

2.Ⅲ~Ⅳ期

此期属于不可治愈性疾病，需基于治疗指征选择治疗策略。

治疗指征：①有适合的临床试验；②有任何不适症状，影响正常工作生活；③终末器官功能受损：④淋巴瘤侵及骨髓继发的血细胞减少症：⑤巨块型病变（参照GELF高瘤负荷标准）；⑥病情持续进展。

GELF高瘤负荷标准（符合其中一项即可视为肿瘤负荷较高，该标准在较大程度上与治疗指征一致）：①受累淋巴结区≥3个，直径≥3cm；②任何淋巴结或者结外瘤块直径≥7cm；③B症状；④脾大；⑤胸腹腔积液；⑥白细胞$<1.0\times10^9$/L和（或）血小板$<100\times10^9$/L；⑦白血病（恶性细胞$>5.0\times10^9$/L）

3.治疗方案

初治FL以CD20单抗为基础的化疗。

(1)FL1-3a一线治疗:R/奥妥珠单抗-CHOP,R/奥妥珠单抗-CVP,苯达莫司汀+利妥昔单抗/奥妥珠单抗,来那度胺+利妥昔单抗。

(2)老年或体弱患者一线治疗:利妥昔单抗(优选),来那度胺+利妥昔单抗。

(3)一线维持或巩固治疗:利妥昔单抗(初诊时表现为高肿瘤符合),奥妥珠单抗。

(4)难治/复发性FL二线、三线或后续治疗:利妥昔单抗、来那度胺、来那度胺+奥妥珠单抗、奥妥珠单抗、林普利塞、度维利赛、瑞基奥仑赛。

(5)老年或体弱患者的二线治疗:烷化剂单药±利妥昔单抗。

第八节 套细胞淋巴瘤

套细胞淋巴瘤(MCL)好发于中老年男性,中位发病年龄60~65岁,多为Ⅲ~Ⅳ期,淋巴结起病常见,大多同时存在广泛的结外侵犯及骨髓侵犯。

一、临床特点

MCL分为白血病样非淋巴结性MCL、经典型MCL(其中母细胞型MCL是超高危MCL)及原位型MCL(可呈播散性,很少出现进展,是临床低风险人群)。细胞遗传学t(11;14)(q13;q32)异常导致核内CyclinD1高表达是其特征性标志。

二、治疗方式

MCL标准一线治疗是利妥昔单抗联合化疗。

(一)Ⅰ期患者或Ⅱ期不伴有大包块患者

可考虑化疗联合局部放疗或者单纯局部放疗。

（二）Ⅱ期伴有大包块患者或Ⅲ～Ⅳ期MCL患者

1. 年龄小于65岁且身体状况好

需要进行强化疗方案，例如BRAC500（BR+Ara-c）、R-hyperCVAD/MA、R-CHOP/DHAP、R-CHOP、hyper-Ara-C（2周期CHOP和1周期hyper-Ara-C交替），一线诱导达到CR/PR者行自体干细胞移植进行巩固治疗。移植后的患者可进行利妥昔单抗维持治疗。备注：hyper-Ara-C标准方案的剂量为3g/m^2，每12小时1次（第1~2天）；但Ara-C的骨髓抑制毒性较重，可酌情进行剂量的选择，如阿糖胞苷1g/m^2，每12小时1次（第1~2天）。

2. 大于65岁的老年患者或身体状况弱的患者

可选择BR、BR+伊布替尼、R-CHOP、VR-CAP、R2方案。无法进行自体干细胞移植的患者，可考虑进行利妥昔单抗支持治疗。

（三）维持治疗

患者初治应用BR治疗后，可应用利妥昔单抗维持；初治应用BR+伊布替尼治疗后可继续应用利妥昔单抗+伊布替尼进行维持。

（四）复发/难治性患者

可继续选择应用未应用的一线药物治疗，如包含有吉西他滨、苯达莫司汀、伊布替尼、来那度胺的方案。CAR-T治疗可作为治疗选择。一线治疗未行自体造血干细胞移植的患者仍可选择自体造血干细胞移植。2023年CSCO指南新增可BTK抑制剂阿可替尼用于一线伊布替尼治疗失败后的R/RMCL患者。

第九节 多发性骨髓瘤

多发性骨髓瘤（MM）目前仍然是一种不可治愈且复发率高的恶性血液肿瘤，约占血液系统恶性肿瘤的13%。多发性骨髓瘤MM是一种恶性浆细胞瘤，全球每年约16万新发病例，是血液系统第2位常见肿瘤目前仍无法完全治愈，其特征为骨髓浆细胞异常增生伴有单克隆免疫球蛋白或轻链M蛋白过度生成。MM常见于老年群体，且男性发病率远高于女性。在全球中MM患者数量达到80万人左右，属于罕见性恶性肿瘤之一。我国MM发病率低于欧美等国家，但由于人口基数庞大，每年仍有10万左右的新增患者。伴随人口老龄化的不断加剧、环境因素的改变、健康意识提高及检测能力的增强，我国多发性骨髓瘤患者发病率呈逐年增高趋势。在过去的时间里，多发性骨髓瘤治疗取得显著进步，免疫调节剂、蛋白酶抑制剂、单克隆抗体和CAR-T等方法在临床中得到应用，使得MM治疗进入免疫治疗阶段。

一、病因学研究

多发性骨髓瘤病因尚不十分明确，遗传因素、环境因素、化学物质、病毒感染、慢性炎症，以及抗原刺激等可能参与了骨髓瘤的发病，有学者认为HHV-8参与了多发性骨髓瘤的发生。

细胞因子白介素-6是促进B细胞分化成浆细胞的调节因子，进展性多发性骨髓瘤患者中骨髓白介素-6异常升高，提示以白介素-6为中心的细胞因子失调，导致骨髓瘤细胞增生。

二、病理类型

（一）病理学分类

多发性骨髓瘤也称为浆细胞骨髓瘤。

1.浆细胞白血病

外周血浆细胞数量占白细胞总数的20%以上，或者绝对值超过2×10^9/L，骨髓常呈高度的增生，肿瘤性浆细胞弥漫性浸润，患者化疗反应不敏感。

2.冒烟性和惰性骨髓瘤

与浆细胞骨髓瘤的诊断标准相同，但临床进展不同，若冒烟性骨髓瘤不治疗，5年以上的疾病也常无进展，而惰性骨髓瘤平均3年进展为典型浆细胞骨髓瘤。

3.骨硬化性骨髓瘤

以浆细胞瘤伴有单发或多发性硬化性骨病变为特征，常伴发POEMS临床表现。

4.分泌性骨髓瘤

血清和尿中无单克隆蛋白，但多数情况下经免疫组织化学染色，肿瘤细胞胞质内仍能发现κ或λ轻链蛋白。

（二）根据M蛋白的种类分型

1. IgG型

IgG型最常见，约占MM的50%，此型具有MM的典型临床表现。

2. IgA型

IgA型占MM的15%~20%，除具有MM的一般表现外，IgA易聚集成多聚体而引起高黏滞血症，易有高钙血症、高胆固醇血症等特点。轻链型，其单克隆免疫球蛋白是单克隆κ链或单克隆λ链，而重链缺如，此型占MM的15%~20%，此型瘤细胞常分化较差，增殖迅速，骨骼破坏多见，肾功能损害较重。

3. IgD型

IgD型占MM的8%~10%，除具有MM的一般表现外，尚具有发病年龄相对较年轻、髓外浸润、骨质硬化病变相对多见等特点。

4. IgM型

IgM型少见，仅占MM的1%左右，除具有MM的一般临床表现外，因其分子量较大且易形成五聚体而使血液黏滞性增高，故易发生高黏滞综合征是其特点。

5. IgE型

IgE型此型罕见。双克隆或多克隆型，此型少见，仅占MM的1%以下。

6.不分泌型

此型约占MM的1%，患者有骨髓中浆（瘤）细胞增生显著，骨痛、骨质破坏、贫血，正常免疫球蛋白减少，易发生感染等MM的典型临床表现，但血清中无M成分，尿中无单克隆轻链。

三、临床特点

（一）西医症状描述

多发性骨髓瘤患者起病比较隐匿，临床表现主要跟骨髓瘤细胞增生和异常免疫球蛋白血症有关。骨髓瘤细胞增生、骨重吸收的过程使骨质受到破坏，一般会累及脊柱、肋骨、骨盆、长骨。患者会出现背痛、骨盆痛，甚至骨折，常见的胸椎腰椎压缩性骨折和肋骨骨折。由于骨髓造血功能受到骨髓瘤细胞增殖的影响，患者往往会有贫血，出现头晕、乏力，同时大量异常免疫球蛋白产生，抑制正常免疫球蛋白的合成造成免疫缺陷，患者容易发生感染，比较多见的是肺炎、尿路感染，并且比较顽固而不容易控制。血液中异常的免疫球蛋白和游离轻链会使肾脏功能受到损害，患者会出现蛋白尿、血尿。另外，广泛的骨质破坏会引起血钙升高，患者表现为厌食、恶心、口渴、多尿、烦躁、心律失常，甚至会昏迷。

（二）中医症状描述

多发性骨髓瘤属于中医学的骨痹、血证的范畴。气滞血瘀型：患者症状可有胸肋部疼痛、腰痛、低热、纳差、乏力和面色少华，治疗主要是止血化瘀、清热解毒为主。痰毒瘀阻型：可出现肋骨疼痛、腰痛，还有神疲、乏力、精神疲软，治疗方法主要是软坚散结、解毒活血。本病有着不同的临床分期和临床分型，中医认为是本虚标实，肾虚为主，可毒犯骨髓，出现气滞、血瘀、痰阻、血热等病理表现。

四、治疗方式

多发性骨髓瘤是一种浆细胞恶性增殖性疾病，治疗从传统的化疗发展到现代的CAR-T疗法和靶向治疗方法。

（一）化疗

1.适合移植患者治疗

首选方案：VRD（硼替佐米/来那度胺/地塞米松）。

其他建议方案:VCD/VTD/PAD/IRD(硼替佐米/环磷酰胺/地塞米松;硼替佐米/沙利度胺/地塞米松;硼替佐米/多柔比星/地塞米松;伊莎佐米/来那度胺/地塞米松)。

特殊情况下应用方案:BD/RD/VTD-PACE(硼替佐米/地塞米松;来那度胺+地塞米松;地塞米松/沙利度胺/顺铂/多柔比星/环磷酰胺/依托泊苷/硼替佐米)。

高危患者推荐方案:VRd+X(CTX或多柔比星或CD38单克隆抗体)。

年轻PCL或广泛骨髓侵犯:VDTPACE或VDECP方案。

2.不适合移植患者的治疗

健康患者:首选VRd,可选择的方案包括IRd、VCd。其他方案包括IRd、ITd或Rd。衰弱患者:可选择的治疗方案包括Rd、Id。需要根据患者的年龄和身体状况调整化疗药物的剂量。

(二)CAR-T疗法和靶向治疗方法

目前治疗MM的药物主要有免疫调节药物(IMiD)、蛋白酶抑制剂(PI)、组蛋白去乙酰化酶抑制剂(HDACi)、靶向单抗类药物等,其中靶向治疗药物成为研发趋势。目前CD38、BCMA、CD138、CD47等均成为MM研究的热门靶点,其中BCMA是最为理想的治疗靶点。目前处于临床阶段的靶向BCMA疗法包含CAR-T、抗体偶联药物ADC、双抗3种,在2021年全球首款靶向BCMA CAR-T药物由Bluebird和Celgene共同研发成功。

根据2020年版的《中国多发性骨髓瘤诊治指南》指出,新诊断的MM患者多采用蛋白酶抑制剂联合免疫调节剂和地塞米松三药联合方案进行治疗;对于复发患者可采用达雷妥尤单抗治疗,且将CAR-T疗法列入治疗方案。

(三)支持治疗

1.骨病的治疗

(1)双膦酸盐适合骨痛及骨质疏松的患者,应用时监测肾功能;监测下颌骨坏死。

(2)放疗低剂量放疗(10~30Gy)。

2.高钙血症

水化/呋塞米利尿;双膦酸盐;皮质激素和(或)降钙素。

3.高黏滞血症

血浆置换。

4.贫血

输红细胞、EPO。

5.感染

抗生素/静脉丙种球蛋白。如大剂量应用地塞米松治疗时应进行疱疹及真菌的预防治疗。

（四）中医治疗

本病有着不同的临床分期和临床分型，中医认为是本虚标实，肾虚为主，可毒犯骨髓，出现气滞、血瘀、痰阻、血热等病理表现，治疗以补虚治本为主，可以活血化瘀、清热解毒、化痰散结、疏肝泄热为主要的治疗方法，通过分型辨治来达到祛邪扶正的目的。

1.辨证论治

（1）阴虚夹瘀：滋补肝肾，活血化瘀。

【方药】杞菊地黄丸合桃红四物汤加减。杞菊地黄丸重在滋阴补肾、清利头目。

【分析】方中熟地黄、山萸肉滋肾填精，山药补脾固精，茯苓淡渗脾湿，牡丹皮清泻虚火，泽泻通调水道，枸杞子、菊花清利头目。桃红四物汤为活血轻剂，方中桃仁、红花、当归、赤芍、川芎、熟地黄具有活血养血的功效。

【加减】肾阴虚明显者可酌加女贞子、旱莲草；无水肿者可减泽泻、茯苓；骨痛剧者可适当加用乳香、没药。

（2）阳虚痰阻：温补脾肾，化痰通络。

【方药】阳和汤合消瘰丸加减。

【分析】阳和汤中的熟地黄滋肾填精，鹿角胶补肾壮阳；肉桂、姜炭温阳散寒以通滞；白芥子祛除皮里膜外之痰；麻黄开发腠理，引导寒毒之邪从外解；生甘草解毒。消瘰丸中的玄参、贝母、牡蛎能化痰散结。可适当加入昆布、夏枯草、南星、山慈菇等以增强散结之功效。

【加减】水肿者可加猪苓、茯苓以利水消肿。

（3）气血两虚：滋肾填精，益气养血。

【方药】六味地黄丸合当归补血汤加减。

【分析】六味地黄丸中的熟地黄、山萸肉滋肾填精，山药补脾固精，茯苓健脾祛湿，牡丹皮清泻虚火，泽泻通调水道，黄芪、当归益气生血。方中可适当加用太子参、黄精、何首乌等益气生血之品。

(4)热毒炽盛：清热解毒，凉血救阴。

【方药】清瘟败毒饮加减。

【分析】方中石膏、知母、甘草、竹叶即白虎汤加减，清泻气分邪热；犀角、地黄、牡丹皮、赤芍、玄参即犀角地黄汤加味，凉血救阴；黄连、黄芩、栀子、连翘即黄连解毒汤加减，清热解毒。三组药物的配合，具有强大的清热解毒、凉血救阴的功效。

【加减】皮肤疖肿者加蒲公英、紫花地丁；腹泻者加白头翁；尿痛者加黄柏、白茅根。

2.中医三联平衡疗法

多发性骨髓瘤患者除了用以上方法治疗外，也可采用中医三联平衡疗法进行治疗，它贯穿肿瘤治疗全过程，各疗法整体协同、优势互补、整合治疗，是中医整体观念与辨证论治在临床治疗中的具体化，是每一个具体的康复疗法独立性与整体性的完美结合。

五、小结

多发性骨髓瘤(MM)是一种克隆浆细胞异常增殖的恶性疾病，在很多国家是血液系统第2位常见恶性肿瘤，多发于老年，目前仍无法治愈。随着伊沙佐米、达雷妥尤单抗等多款新药不断问世及检测手段的提高，MM的诊断和治疗得以不断改进和完善。CAR-T细胞治疗领域正在迅速发展，潜在靶点不断被发现，为MM治疗开辟了一个新领域。迄今为止，抗BCMA CAR-T细胞疗法的疗效和安全性数据最为亮眼，反应率高，严重不良事件发生率低。另一方面，已经发表的研究结果表明，与现有的药物相比，CAR-T细胞治疗可能对某些亚群(如EMD患者)有益。

多发性骨髓瘤在诱导期以化疗为主，中药以益气养阴、补肾生血为治法，其主要目的是对抗化疗所致的骨髓抑制等副作用；其次为增加机体的免疫力预防感染，促进正常造血功能恢复改善机体的一般状态，提高患者对化疗的耐受性。取得良好反应后应以中药为主，重点采用益气养阴，解毒抗癌等治法，延长患者的缓解期及生存期。常用的解毒抗癌中药有半枝莲、半边莲、龙葵、黄药子、七叶一枝花、白花蛇舌草等。在病程中若出现感染发热应及时使用抗生素。

参考文献

[1] SAYGIN C, CANNOVA J, STOCK W, et al. Measurable residual disease in acute lymphoblastic leukemia: Methods and clinical context in adult patients[J]. Haematologica, 2022,107(12):2783-2793.

[2] ALAGGIO R, AMADOR C, ANAGNOSTOPOULOS I, et al. The 5th edition of the World Health Organization classification of haematolymphoid tumours: Lymphoid neoplasms[J]. Leukemia, 2022, 36(7): 1720-1748.

[3] JABBOUR E, SHORT NJ, SENAPATI J, et al. Mini-hyper-CVD plus inotuzumab ozogamicin, with or without blin- atumomab, in the subgroup of older patients with newly diagnosed Philadelphia chromosome-negative B-cell acute lymphocytic leukaemia: Long-term results of an open-label phase 2 trial[J]. Lancet Haematol,2023,10: e433-e444.

[4] JABBOUR E, SHORT NJ, JAIN N, et al. Hyper-CVAD and sequential blinatumomab for newly diagnosed Philadelphia chromosome-negative B-cell acute lymphocytic leukaemia: A single-arm, single-centre, phase 2 trial[J]. Lancet Haematol,2022,9: e878-e885.

[5] CHIARETTI S, ANSUINELLI M, VITALE A, et al. A multicenter total therapy strategy for de novo adult Philadelphia chromosome positive acute lymphoblastic leukemia patients: final results of the GIMEMA LAL1509 protocol[J]. Haematologica,2021,106(7):1828-1838.

[6] JABBOUR E, SASAKI K, SHORT NJ, et al. Long-term follow-up of salvage therapy using a combination of inotuzumab ozogamicin and mini-hyper-CVD with or without blinatumomab in relapsed/refractory Philadelphia chromosome-negative acute lymphoblastic leukemia[J]. Cancer, 2021,127(12):2025-2038.

[7] POLLYEA DA, ALTMAN JK, ASSI R, et al. Acute myeloid leukemia, Version 3.2023, NCCN clinical practice guidelines in oncology[J]. J Natl Compr Canc Netw,2023,21(5):503-513.

[8] DÖHNER H, WEI AH, APPELBAUM FR, et al. Diagnosis and management of AML in adults:2022 recommendations from an international expert panel on behalf of the ELN[J].Blood,2022,140(12):1345-1377.

[9] ARBER DA, ORAZI A, HASSERJIAN RP, et al. International Consensus Classification of Myeloid Neoplasms and Acute Leukemias: Integrating morphologic, clinical, and genomic data[J]. Blood, 2022, 140 (11):1200-1228.

[10] PERL AE, LARSON RA, PODOLTSEV NA, et al. Follow-up of patients with R/R FLT3-mutation-positive AML treated with gilteritinibin the phase 3 ADMIRAL trial[J]. Blood, 2022,139(23):3366-3375.

[11] DAVER N, PERL AE, MALYJ, et al. Venetoclax plus gilteritinib for FLT3-mutated relapsed/refractory acute myeloid leukemia[J]. J Clin Oncol,2022,40(35):4048-4059.

[12] SHORT N, DINARDO C D, DAVER N, et al.Updated results from a phase Ⅰ/Ⅱ study of the triplet combination of azacitidine, venetoclaxand gilteritinib for patients with FLT3-mutated acute myeloid leukemia[J].Blood,2022,140(Suppl 1): 2007-2009.

[13] LI Y, ZHOU H, WAN C, et al. Venetoclax, cladribine plus low-dose cytarabine achieved high remission in patients with relapse/refractory acute leukemia: Preliminary results of a phase Ⅱ study[J]. Blood, 2022,

140(Suppl 1):3212- 3213.

[14] ALAGGIO R, AMADOR C, ANAGNOSTOPOULOS I, et al. The 5th edition of the World Health Organization Classification of Haematolymphoid Tumours: Lymphoid Neoplasms[J].Leukemia,2022,36(7):1720-1748.

[15] BORCHMANN P, PLUTSCHOW A, KOBE C, et al. PET-guided omission of radiotherapy in early-stage unfavourable Hodgkin lymphoma (GHSG HD17): A multicentre, open-label, randomised, phase 3 trial[J]. Lancet Oncol,2021,22 (2):223-234.

[16] LIU W, LIN N, FENG X, et al. Long-term survival benefit of anti-PD-1 therapy in patients with relapsed or refractory classical Hodgkin lymphoma[J]. Signal Transduct Target Ther,2023,8(1):356.

[17] KURUVILLA J, RAMCHANDREN R, SANTORO A, et al. Pembrolizumab versus brentuximab vedotin in relapsed or refractory classical Hodgkin lymphoma (KEYNOTE-204): An interim analysis of a multicentre, randomised, open-label, phase 3 study[J]. Lancet Oncol,2021,22(4):512-524.

[18] XU PP, HUO YJ, ZHAO WL. All roads lead to targeted diffuse large B-cell lymphoma approaches[J]. Cancer Cell,2022, 40 (2):131-133.

[19] SHI Q, HEY, YI HM et al. Positron emission tomography-adapted therapy in low-risk diffuse large B-cell lymphoma: Results of a randomized, phase Ⅲ, non-inferiority trial[J]. Cancer Commun (Lond),2023,43 (8):896-908.

[20] SHEN R, FU D, DONG L, et al. Simplified algorithm for genetic subtyping in diffuse large B-cell lymphoma[J]. Signal Transduct Target Ther,2023,8(1):145.

[21] LIU J, HU Y, ZHAO L, et al. Management and clinical outcomes of follicular lymphoma across continuous lines of treatments: A retrospective analysis in China[J]. Front Oncol,2023,13:1264723.

[22] LIU W, PING L, XIE Y, et al. A phase I pharmacokinetic study of copanlisib in Chinese patients with relapsed indolent non-Hodgkin lymphoma[J]. Cancer Chemother Pharmacol,2022,89(6):825-831.

[23] YINGZ, ZOU D, YANG H, et al. Preliminary efficacy and safety of Relmacabtageneautoleucel (Carteyva) in adults with relapsed/refractory follicular Iymphoma in China: A phase Ⅰ/Ⅱ clinical trial[J]. Am J Hematol,2022,97(12): E436-E438.

[24] SONG Y, ZHOU K, ZOU D, et al. Zanubrutinib in relapsed/refractory mantle cell lymphoma: Long-term efficacy and safety results from a phase 2 study[J]. Blood, 2022,139(21):3148-3158.

[25] WANG ML, JURCZAK W, JERKEMAN M, et al. Ibrutinib plus bendamustine and rituximab in untreated mantle-cell lymphoma[J]. N Engl J Med,2022,386(26):2482-2494.

[26] WU M, LI Y, HUANG H, et al. Initial treatment patterns and survival outcomes of mantle cell lymphoma patients managed at Chinese Academic Centers in the rituximab era: A real-world study[J]. Front Oncol, 2022,11:770988.

[27] DENG LJ, ZHOU KS, LIU LH, et al. Orelabrutinib for the treatment of relapsed or refractory MCL: A phase 1/2, open-label, multicenter, single-arm study[J]. Blood Adv,2023,7(16):4349-4357.

[28] DIMOPOULOS MA, MOREAU P, TERPOS E, et al. Multiple myeloma: EHA-ESMO clinical practice guidelines for diagnosis,treatment and follow-up[J]. Ann Oncol,2021,32(3):309-322.

[29] D'AGOSTINO M, CAIRNS DA, LAHUERTA JJ, et al. Second revision of the international staging system (R2–ISS) for overall survival in multiple myeloma: A European Myeloma Networ k(EMN)report within the HARMONY project[J]. J Clin Oncol,2022,40(29):3406–3418.
[30] ABDALLAH NH, BINDER M, RAJKUMAR SV, et al. A simple aditive staging system for newly diagnosed multiple myeloma[J]. Blood Cancer J,2022,12(1):21.
[31] KUMAR SK, CALLANDER NS, ADEKOLA K, et al. Multiple myeloma, Version 2.2024, NCCN clinical practice guidelines in oncology[J]. J Natl Compr Canc Netw,21(12):1281–1301.

索引